人体の構造と機能および疾病の成り立ち

人体の構造と生理機能

原田玲子
原田彰宏 編
小林直人

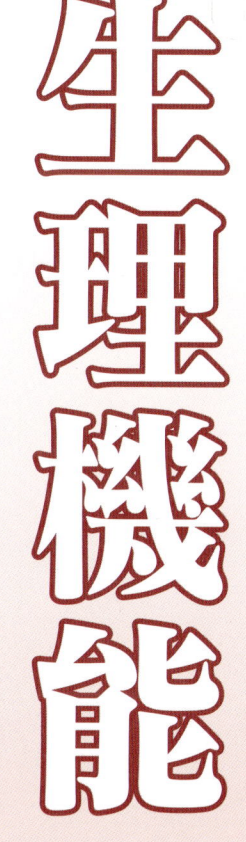

Structure and Physiological Function of Human Body

医歯薬出版株式会社

【編著者】

原田 玲子　Harada, Reiko（宝塚医療大学 教授）

原田 彰宏　Harada, Akihiro（大阪大学大学院医学系研究科 教授）

小林 直人　Kobayashi, Naoto（愛媛大学医学部総合医学教育センター長・教授）

【著者】

鍵谷 方子　Kagitani, Fusako（人間総合科学大学大学院 教授）

内田 さえ　Uchida, Sae（東京都健康長寿医療センター研究所 研究員）

This book was originally published in Japanese
under the title of :

JINTAI-NO KOZO-TO KINO OYOBI SHIPPEI-NO NARITACHI
JINTAI-NO KOZO-TO SEIRIKINO
(Structure and Function of Human Body, and Causes of Disease/
Structure and Physiological Function of Human Body)

Editors :
HARADA, Reiko ; HARADA, Akihiro ; KOBAYASHI, Naoto

© 2007 1st ed.

ISHIYAKU PUBLISHERS, INC.
　7-10, Honkomagome 1 chome, Bunkyo-ku,
　Tokyo 113-8612, Japan

表紙デザイン

M's 杉山光章　Sugiyama, Mitsuaki

はじめに

　生活習慣病が国民の健康問題の大きな課題である現代，管理栄養士に求められる知識はますます高度化しています．

　管理栄養士は医療，福祉，保健施設や学校，企業などにおいて，責任のある仕事を任されることが多いと思われます．施設内の人々の健康状態を把握し，異常があった場合にその原因をいち早く判断するために，人体に関する総合的な知識が要求されることでしょう．

　また医療現場においては，管理栄養士が医師や看護師などとチームを組み，患者一人ひとりを中心とした治療に取り組む制度が普及してきています．この"チーム医療"の場で建設的な意見交換を行うためには，管理栄養士にも人体の構造と機能について基本的な知識を習得していることが必要とされるのです．

　そこで2002年に改正された新ガイドラインの「人体の構造と機能および疾病の成り立ち」を「人体の構造と生理機能」，「疾病の成因・病態・診断・治療」，「栄養成分の構造と代謝」の3領域に分け，本書ではガイドラインの人体の構造と機能に関する全ての重要かつ基本的な知識を1冊にまとめています．

　細かい工夫も数多くありますが，基本的には図を用いて解りやすく説明することを第一目的として作成しています．管理栄養士国家試験では本書の1〜3章からの出題が多いと予想されますので，この領域に特には重点をおいています．一方，従来の教科書で記述の少なかった解剖学領域に関しても，コ・メディカルとしての基本的な知識が身につくように努めました．

　現代は多くの面で変化が激しく，新しい食品，サプリメントや薬品を目にする機会が増えつつあります．新しい物の価値や危険性を認識するためにも，人体の構造と機能についての知識を身につけた上で，生涯を通じて勉強を続けていく姿勢が大切であると感じます．本書は試験が終わった後も手元に置き，必要に応じて読み返したくなるような教科書であって欲しいと願っています．

　最後に，本書は故佐藤昭夫教授が編集した「人体の構造と機能（医歯薬出版株式会社）」から多くの図および文章を引用させていただいております．ここに改めて，心からの感謝の意を表します．同書の著者である人間総合科学大学　佐藤優子教授と，人間総合科学大学　鈴木はる江教授からは暖かい助言と貴重なコメントをいただき，深く感謝申しあげます．また，本書の執筆にあたり長期間に渡って多大な協力をいただいた医歯薬出版株式会社の皆様に，ここで厚くお礼申し上げます．

2007年11月　　　　　　　　　　　　　　　　　　　　編集者および執筆者一同

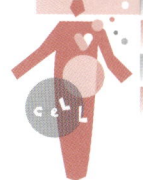

人体の構造と機能および疾病の成り立ち

人体の構造と生理機能
Structure and Physiological Function of Human Body

CONTENTS

はじめに …………………………… iii

1―人体の構造と機能

A 人体の構成 …………………………… 1
1. 人体の階層性
　―細胞，組織，器官，器官系― … 1
2. 細胞 …………………………… 2
3. 核と染色体 …………………………… 4
4. 遺伝と遺伝子 …………………………… 7
5. 細胞小器官 …………………………… 11
6. 生体膜 …………………………… 14
7. 組織 …………………………… 17

B 生体成分 …………………………… 20
1. 人体の構成元素 …………………………… 20
2. 人体の化学組成 …………………………… 21

C 生化学的方法の概論 …………………………… 22
1. 生体分子の分離・精製方法 …………………………… 22
2. 生体成分の構造決定方法 …………………………… 23

2―個体の調節機構と恒常性

A 情報伝達の機序 …………………………… 25
1. 情報伝達の種類と機能 …………………………… 25
2. 受容体による情報伝達 …………………………… 26
3. 細胞内シグナル伝達 …………………………… 27

B 恒常性 …………………………… 28
1. 恒常性とフィードバック機構 …………………………… 28
2. 体液・電解質バランス …………………………… 28
3. 酸塩基平衡 …………………………… 30
4. 体温の恒常性と調節 …………………………… 32
5. 生体機能や体内環境のリズム性変化 … 35

3―消化器系

A 消化器系の構造と機能 …………………………… 39
1. 消化器系とは …………………………… 39
2. 消化管の肉眼構造と機能 …………………………… 39
3. 消化管の組織構造 …………………………… 42
4. 消化管の運動 …………………………… 44
5. 消化管における消化 …………………………… 45
6. 小腸における吸収 …………………………… 47
7. 大腸による糞便形成と排便の仕組み … 49
8. 消化管ホルモンと消化液分泌の調節 … 50
9. 口腔における咀嚼と消化 …………………………… 51
10. 咽頭と嚥下運動 …………………………… 54
11. 肝臓と胆管の構造と機能 …………………………… 55
12. 胆嚢，胆管および膵臓 …………………………… 56
13. 腹腔内循環と門脈圧亢進症 …………………………… 57
14. 腹膜 …………………………… 59

v

4―循環器系

A 心臓血管系の構造と機能 ……… 61
1. 心臓血管系の概要 ………………… 61
2. 心臓の構造と機能 ………………… 62
3. 血管の構造と機能 ………………… 65
4. 血圧調節の機序 …………………… 66
5. 体循環系の血管 …………………… 68

B リンパ系 ……………………………… 72
1. リンパの生成とリンパ管の構造 …… 72
2. リンパ系器官 ……………………… 73

5―腎・尿路系

A 尿の生成と排泄 …………………… 75
1. 泌尿器系とは ……………………… 75
2. 腎臓の構造と機能 ………………… 76
3. 尿路の構造と機能 ………………… 80

B 体液とその調節 …………………… 82
1. 体液の量・組成・酸塩基平衡と浸透圧 … 82
2. 水・電解質の調節機構 …………… 83
3. 腎に作用するホルモン・血管作動性物質 … 85

6―内分泌系

A ホルモンの一般特性 ……………… 89
1. ホルモンの分類・構造・作用機序 … 89
2. ホルモン分泌の調節機構 ………… 91

B 内分泌器官と分泌ホルモン …… 92
1. 視床下部・下垂体とホルモン …… 92
2. 甲状腺とホルモン ………………… 95
3. カルシウム代謝調節ホルモン …… 97
4. 副腎皮質とホルモン ……………… 98
5. 副腎髄質とホルモン ……………… 100
6. 膵島とホルモン …………………… 101
7. 性腺と性ホルモン ………………… 103
8. レプチンとその他のホルモン …… 104

7―神経・精神系

A 神経系の一般特性 ………………… 105
1. 神経系の働きと分類 ……………… 105
2. 神経細胞とグリア細胞 …………… 106
3. 活動電位と軸索における興奮の伝導 … 107
4. シナプスと興奮の伝達 …………… 109
5. 反射 ………………………………… 110
6. 脳血流と脳脊髄液 ………………… 112

B 中枢神経系 ………………………… 113
1. 中枢神経系の構造 ………………… 113
2. 脊髄の構造と機能 ………………… 114
3. 脳幹の構造と機能 ………………… 114
4. 間脳の構造と機能 ………………… 115
5. 小脳の構造と機能 ………………… 116
6. 大脳半球の構造と機能 …………… 117

C 末梢神経系 ………………………… 120
1. 脊髄神経 …………………………… 120
2. 脳神経 ……………………………… 121

D 体性神経系 ………………………… 122
1. 運動系（運動神経）……………… 122
2. 感覚系または知覚系（感覚神経または知神経）……………………………… 123

E 自律神経系 ………………………… 124
1. 自律神経系の一般特性 …………… 124
2. 交感神経系の特徴 ………………… 126
3. 副交感神経系の特徴 ……………… 127

8—感覚器系と皮膚

A 刺激に対する感覚受容 ………… 129
1. 感覚とその種類 ………………… 129
2. 感覚の特徴 ……………………… 129

B 特殊感覚 ………………………… 130
1. 味覚と嗅覚 ……………………… 130
2. 視覚 ……………………………… 132
3. 聴覚と平衡覚 …………………… 134

C 体性感覚と皮膚 ………………… 135
1. 皮膚の構造と機能 ……………… 136
2. 体性感覚 ………………………… 138
3. 内臓感覚 ………………………… 139

9—呼吸器系

A 呼吸器系の構造と機能 ………… 141
1. 呼吸器系とは …………………… 141
2. 気道の構造と機能 ……………… 142
3. 肺の構造と機能 ………………… 144
4. 胸郭と呼吸運動 ………………… 145
5. 血液による酸素と二酸化炭素運搬の仕組み …………………… 146
6. 肺機能の測定 …………………… 148
7. 呼吸の調節 ……………………… 149

10—血液と造血器

A 血液・造血器の構造と機能 …… 151
1. 血液の成分と機能 ……………… 151
2. 骨髄，造血幹細胞，各血球の分化・成熟 …………………… 152
3. 血漿と血漿蛋白質 ……………… 153
4. 赤血球とヘモグロビン ………… 154
5. 白血球と免疫 …………………… 157
6. 血小板，止血機能，凝固・線溶系 … 159
7. 血液型 …………………………… 161

11—運動器（筋骨格）系

A 運動器（筋骨格）系の構造と機能 … 163
1. 運動器系とは …………………… 163
2. 骨の構造と機能 ………………… 164
3. 軟骨・関節と靱帯の構造と機能 … 167
4. 骨格筋の構造と機能 …………… 167

B 全身の骨と筋 …………………… 171
1. 頭部の骨と筋 …………………… 171
2. 体幹の骨と筋 …………………… 172
3. 上肢・上肢帯の骨と筋 ………… 174
4. 下肢・下肢帯の骨と筋 ………… 176

12—生殖器系

A 生殖器系の構造と機能 ………… 179
1. 生殖器とその発育過程 ………… 179
2. 男性生殖器の形態と機能 ……… 180
3. 女性生殖器の形態と機能 ……… 181
4. 性周期と排卵の機序 …………… 183
5. 性ホルモンとその調節 ………… 185
6. 受精・妊娠・分娩 ……………… 186

参考および引用図書 ………………… 189

索引 …………………………………… 190

1 人体の構造と機能

A 人体の構成

1. 人体の階層性―細胞,組織,器官,器官系―

1-a 器官と器官系

　本書ではこれから,「からだ」(人体)の中にある器官(内臓,臓器ともよぶ)を一つ一つ調べていくことにする.人体の中にはいくつもの器官があり,それぞれ別々の機能を担っている.器官を表す一般的な用語として「内臓」という言葉は日常生活の中でもしばしば使われるため,器官という考え方は比較的理解しやすい.

　しかし,人体には様々な器官があり,また様々な機能をもっているので,全ての器官の集合体として一括して理解しようとするのはたやすいことではない.そこで,この複雑で曖昧模糊とした人体という対象を整理し理解しようとするときには,同じ機能を分担しているいくつかの器官をまとめて考えることが多い.このように系統立てて器官をまとめたものを器官系とよぶ.例として,消化機能を担う消化器系,血液を全身に巡らせる循環器系,人体の機能を調節し統合する神経系などがある.目次を見れば,本書の構成も器官系別に整理されていることがわかるだろう.

1-b 人体の階層性

　人体の構成をいくつかの階層に分けて理解することにしよう(図 1-A-1).人体はいくつかの器官系から成り,器官系はいくつかの器官(内臓)で構成されている.器官や器官系は,われわれが目で見て観察できる大きさである(＝肉眼的,マクロのレベル).後述するように,器官はいくつかの組織という部品に分けることができる.組織とは細胞の有機的な集合体,つまり,ある決められた機能を果たすために都合がよいように細胞が配列している集まりである.細胞とは生命の単位と考えられる小さな構造で(図 1-A-2),組織や細胞を観察するには,光学顕微鏡が用いられる(＝顕微鏡的,ミクロのレベル).さらに,細胞の中には細胞小器官というより下位の階層をなす構造がある(図 1-A-2).例えていえば,細胞小器官は細胞にとっての内臓に当たる.細胞小器官の中には電子顕微鏡によって初めて同定されたものも少なくない.細胞小器官は,蛋白質などの生体高分子でできている.

　小腸を例にとって,この階層性をもう一度検討してみよう(図 1-A-1).小腸は人体の中の腹部にあり(図 1-A-1 の A),曲がりくねった長い管状の形の器官である(図 1-A-1 の B).小腸は消化器系という器官系の一部であり,消化器系は食べ物を消化してその中から栄養分

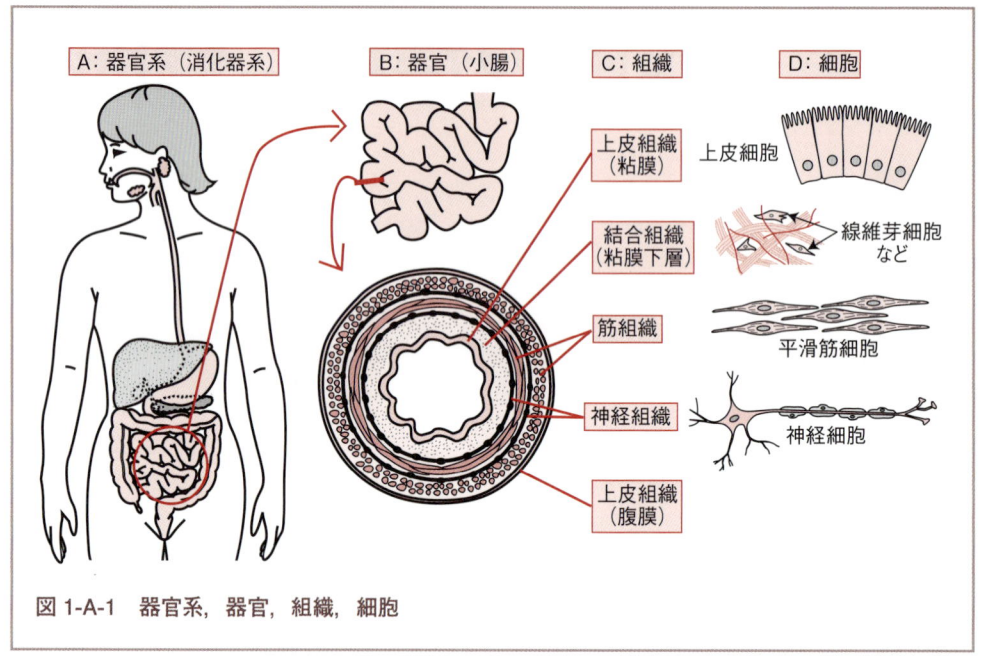

図1-A-1 器官系，器官，組織，細胞

を吸収し，さらに吸収した栄養素の一部を蓄えておく，という機能を担っている．消化器系の中でも小腸は特に，栄養分の吸収を担当する器官である．

　小腸を横断してその断面を光学顕微鏡で観察すると，食物に直接触れる粘膜とよばれる内側の層，平滑筋という筋でできた中央の層，外側の腹膜とよばれる層を区別することができる（図1-A-1のC）．粘膜の層の外側には，線維に富んだ粘膜下層が存在する．中央の筋層はさらに，小腸の断面の円周方向に筋細胞が走行している内側の筋層と，小腸の長軸方向に筋細胞が走行している外側の筋層とに分けられる．その二つの筋層の間には，小腸そのものの運動機能を調節する神経細胞のネットワークがある．これらの，粘膜，粘膜下層，筋層，腹膜，神経ネットワークのそれぞれが組織にあたる．粘膜は上皮組織，粘膜下層は結合組織，平滑筋（内臓筋）は筋組織，腹膜は漿膜とよばれる特殊な上皮組織（結合組織に分類する場合もある），神経細胞は神経組織にそれぞれ属している．

　上皮組織である粘膜をさらに拡大して観察すると，円筒形をした吸収上皮細胞とよばれる細胞が，重なることなく一層に並んで曲面を形成している（図1-A-1のD）．吸収上皮細胞の内腔面側には微絨毛（図1-A-2）とよばれる突起があり，吸収のための表面積を飛躍的に増加させている．細胞の中には球状あるいはラグビーボール状の形をした核があり，そのほかにもミトコンドリアなどの細胞小器官が含まれている（図1-A-2）．

2. 細胞

2-a 細胞とは

　細胞とは，外部から物質を取り込んで物質代謝を営み，分泌物や老廃物を外部に放出し，外界からの刺激に反応し，細胞分裂によって自らの複製を残す，という生命現象の基本単位である．細胞（cell）は，膜（細胞膜）で囲まれた「小さな部屋」である．真核生物（動物，

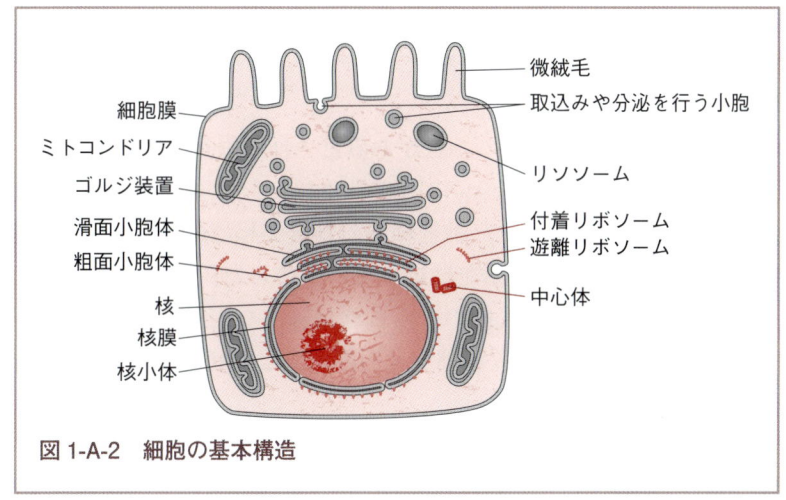

図 1-A-2　細胞の基本構造

植物，菌類）の場合，細胞の内部には核や細胞小器官があり，機能の分担・局在化が認められる（**図 1-A-2**）．原核生物（細菌などが属する）では，細胞の中に特定の構造物は認められない．

　一つの細胞で一つの個体となる単細胞生物と違い，多細胞生物ではそれぞれの細胞がお互いに分子レベルで情報を交換し合い，個体としての統制を保っている（多細胞生物は全て真核生物であり，もちろんヒトも多細胞生物でそれぞれの細胞は真核細胞である）．多細胞生物の細胞は，それぞれが好き勝手に活動していたのでは生命を維持できない．細胞同士の情報交換は，ホルモンや神経伝達物質のような生理活性物質による場合と，細胞同士が直接接触する場合とがある（第2章個体の調節機構と恒常性参照）．心臓の壁を作っている心筋細胞はお互いに電気的な刺激をやり取りすることで情報を伝えており，そのために心臓の壁全体が協調して収縮することができる．

2-b　細胞学の歴史

　歴史的には，1665年にイギリスのフック（Hooke）が，手製の顕微鏡を用いてコルクを観察し，その中に蜂巣状の小部屋を多数発見し，それを"cell"とよんだのが細胞についての最初の記載である．残念ながら，彼の発見した構造は植物の細胞壁が乾燥したものであった．現在では，彼が発見したのは生きた細胞そのものではなかったことがわかっている．

　細胞が生命の単位であることを主張したのは，ドイツのシュライデン（Schleiden）とシュワン（Schwann）である．彼らは1838年と1839年に相次いで細胞説，すなわち「生体は細胞と細胞の生産した物質とによって成立している」という考え方を主張した．ただし，彼らの「細胞説」は無構造の液体から細胞が生まれるとしていた点で不完全であった．

　この誤りはその後にドイツの病理学者ウィルヒョウ（Virchow）によって正された．彼は1855年に「細胞は細胞から」しか生まれないとした．これは現在では，細胞分裂によって細胞が2つに分かれることによってのみ数を増やすことができることとして理解されている．彼らを初めとする19世紀の科学者たちが「細胞学」を確立したのである．核は当時の光学顕微鏡でも観察できたが，細胞小器官を詳細に観察するためには電子顕微鏡が必要で

あった．細胞小器官の研究は20世紀後半に飛躍的に進むことになる．

2-c 細胞の形態

ヒトの成人の場合，全身で60兆個の細胞があるとされており，細胞の種類も200を超す．大きさは一般に直径10 μm程度（1 mmの100分の1）だが，直径7 μmの赤血球から直径200 μmの卵子まで様々である．また，神経細胞の軸索突起はときには1 mを越える長さになる．細胞の形も，白血球は球形，赤血球は中央のへこんだ円盤状（"白玉団子"の形によく似ている），皮膚の最表面である表皮の上皮細胞は扁平な円盤状，消化管などの粘膜の上皮細胞は立方体あるいは直方体，横紋筋細胞は円柱状，平滑筋細胞は紡錘体状と様々である（図1-A-1のD）．

細胞の内部には核や細胞小器官（図1-A-2）があり，細胞の外側には細胞外マトリクスとよばれる物質がある．細胞外マトリクスも細胞が作り出したもので，代表的な細胞外マトリクスである膠原線維（コラーゲン線維）は主に線維芽細胞によって合成され分泌される．

2-d 細胞における物質代謝

細胞内で行われる化学反応を総称して物質代謝あるいは代謝とよぶ．物質代謝には，物質を分解してエネルギーを取り出す異化作用と，エネルギーを消費しつつ物質を合成する同化作用とがある．また，細胞内へあるいは細胞外へという物質の輸送（吸収や排出）も物質代謝に含まれる．例えば，細胞は酸素を利用しながらブドウ糖（グルコース）を分解してATPという分子の中にエネルギーを蓄える一方，ATPのエネルギーを利用して多数のブドウ糖を結合させることによってグリコーゲンという多糖類を合成することができる．

また，物質代謝のほとんどは，化学反応を触媒する酵素とよばれる特殊な蛋白質によって行われる．ある物質代謝に関わる酵素の遺伝子などが異常になると，細胞の機能異常が起こることがあり，これを代謝異常とよぶ．遺伝子異常による代謝異常は，頻度は少ないが重症で難治なものが多い．最近では一部の代謝異常は遺伝子治療の対象になると考えられている．

2-e 細胞の死

細胞は，感染や血流の減少，物理化学的要因によって傷害を受けると，壊死（ネクローシス）という状態に陥り死滅することがある．ネクローシスのような受動的な細胞死にたいして，個体をより良い状態に保つための能動的な細胞死はアポトーシス（プログラムされた細胞死）とよばれる．アポトーシスは，生物の発生過程で不要な細胞を除去したり（例えば指と指の間の細胞が死滅することによって指が形作られる），癌化などの異常をきたした細胞を抹殺したりするのに働く．

3. 核と染色体

3-a 核の形態と機能

核（細胞核）は，膜（核膜）に包まれた球体で，ほとんど全ての細胞の中に認められる（図1-A-2）．核の中には1ないし数個の核小体（仁とよばれることもある）という小さな球体が

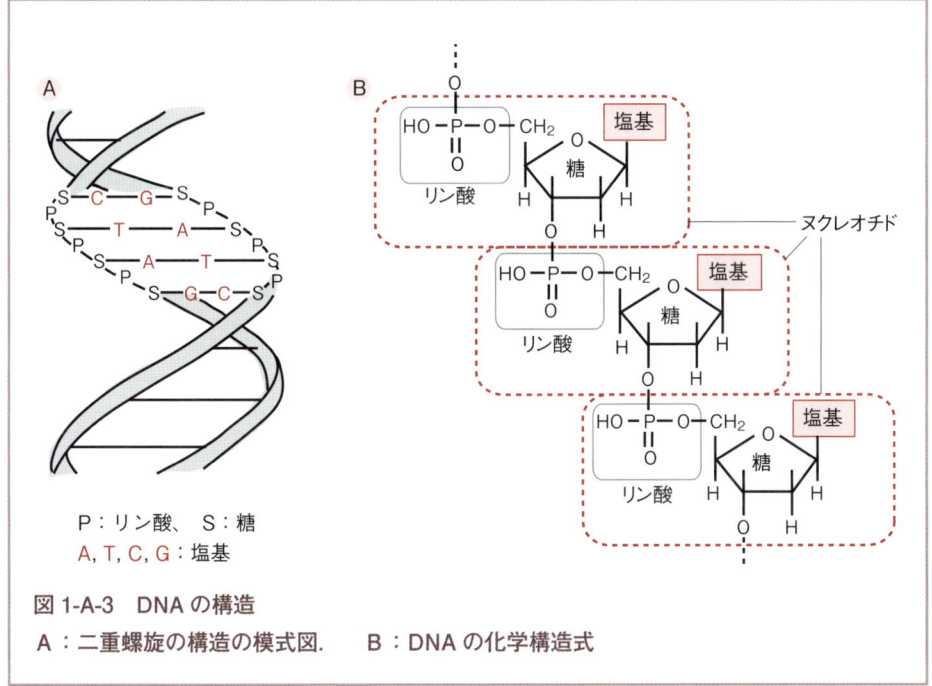

図 1-A-3　DNA の構造
A：二重螺旋の構造の模式図．　B：DNA の化学構造式

ある．

　通常，核は細胞当たり1個だが，哺乳類の赤血球は成熟する過程で脱核するので核をもたないし，反対に骨格筋細胞や破骨細胞は核を複数もつ多核細胞である．核の形は一般には球状ないしラグビーボール状であるが，白血球のうちの好中球は馬蹄形あるいは分葉状の複雑な形態をした核をもっている（多形核白血球とよばれる）．多くの場合には核は細胞の中央付近にあるが，骨格筋細胞では細胞内に収縮装置を発達させているため核が細胞の辺縁部に押しやられている．

　核には，遺伝物質であるDNA（デオキシリボ核酸，図 1-A-3）という酸性の物質が大量に保存されている．核小体にはRNA（リボ核酸）が多く含まれている．核の中では，細胞分裂時のDNAの複製，DNAから伝令RNAへの転写，核小体におけるリボソームRNAの合成などが行われる（図 1-A-4）．

　細胞が二つに分裂して数を増やすプロセスを細胞分裂とよぶ．細胞周期の間期（細胞がそれ自体の活動を活発に行っているときで，細胞分裂しない時期）には核は核膜に包まれているが，分裂期には核膜と核小体は共に消失し，染色体（後述，図 1-A-5 参照）が観察されるようになる．細胞分裂が終わると核は再び現れる．

　アポトーシスの際には，細胞が丸くなって体積が減少し，細胞質の変化に先立ってまず核が崩壊し，DNAが短い断片に切断される．

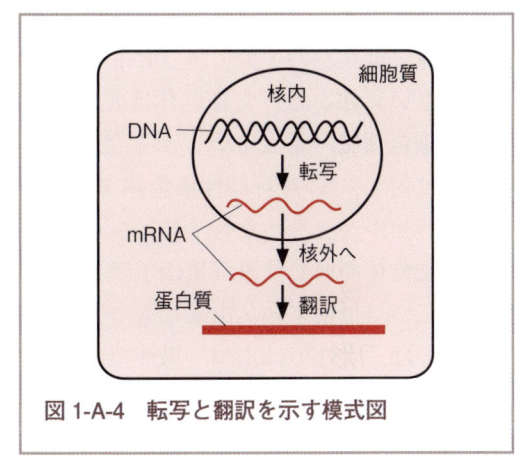

図 1-A-4　転写と翻訳を示す模式図

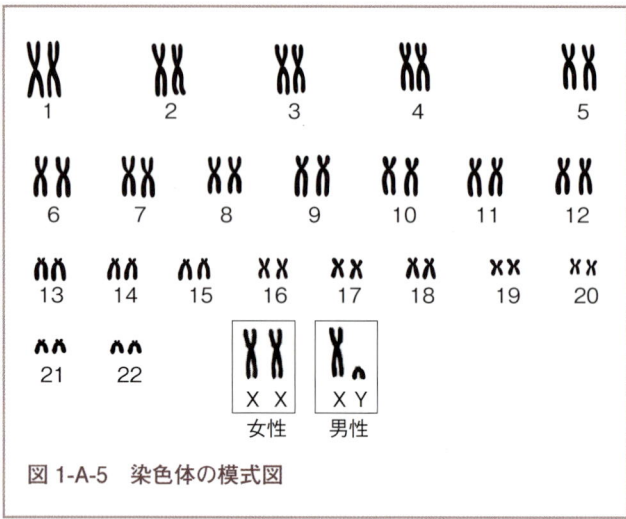

図 1-A-5　染色体の模式図

3-b　染色体

　細胞の核の中を光学顕微鏡や電子顕微鏡で観察すると，核小体以外の部分も決して均一ではないことがわかる．細胞の核の中で塩基性色素に特によく染まる部分を染色質（クロマチンまたは染色糸）といい，塩基性蛋白であるヒストンがDNAと結合したデオキシリボ核蛋白からできている．細胞が二つに分裂する細胞分裂の際に，染色質は染色体（クロモゾーム，図 1-A-5）という棒状の構造に凝縮する．染色体の中では，ヒストンなどの特殊な核蛋白の働きによって，DNAが極めて規則的かつ高密度に畳み込まれている．染色体は遺伝物質であるDNAを保護する機能があり，染色体が形成されてしまうと遺伝情報を活用する（＝遺伝情報の発現）ことはできなくなる．例えていうなら，貴重な財産（＝遺伝子）を二つに分けるときに，いくつものトランク（＝染色体）に丁寧に詰め込んで運び出す，ということである．

　それぞれの細胞のなかにある染色体は，全て母方（＝卵子）から受け継がれたものと父方（＝精子）から受け継がれたものとが対をなしている．対になる染色体同士を相同染色体とよぶ．染色体の数は生物の種によって決まっており，ヒトの染色体は23対46本である．このうち，男性と女性で大きさの異なる1対の染色体を性染色体，それ以外の22対を常染色体とよぶ．性染色体には大型のX染色体（ヒトの染色体の中で一番大きい）と小型のY染色体（同じく一番小さい）がある．常染色体は大きい方から順に番号がついている．ヒトの場合には，1番（常染色体で一番大きい）から22番（常染色体で一番小さい）までが常染色体で性差がないのに対し，23対目は性染色体で男女で大きさが異なっている（図 1-A-5）．性染色体の組み合わせがＸＸなら女性，ＸＹなら男性となる．

　相同染色体の同じ位置（遺伝子座）には同じ遺伝子がある．つまり，全ての細胞は同じ遺伝子を二つ（母由来と父由来）もっていることになる．ただし，X染色体にしかない遺伝子については，女性では二つ，男性では一つだけもつことになる．なお，同じ遺伝子座にある遺伝子でも，少しずつ性質が異なることがある．これらの遺伝子を対立遺伝子という．典型的な例はABO式血液型の遺伝子である．この場合，対立遺伝子としてA，B，Oとよばれ

る3種の遺伝子があるが，遺伝子座は全て同じである．

3-c 性と染色体

　細胞分裂の際にはDNAの全てが複製されて2倍になり，その後それぞれの染色体が2本に分かれて，2つの細胞（娘細胞という）に公平に分配される．この結果，分裂する前の細胞と分裂した後の細胞（2つの娘細胞）では，染色体の構成は全く同じである．

　一方，生殖細胞（配偶子：卵子と精子）が形成されるときには，1回目の細胞分裂（2nが複製するので2×2＝4n，これが分裂するので再び2n，ヒトの場合にはn＝23）に引き続いて，遺伝情報の複製を伴わずに細胞がすぐに2回目の分裂を行う（2nが分裂するので2÷2＝1n）ため，遺伝情報の量も染色体数も半減（1n）した細胞が4つできる．染色体の数が半数になるので，この現象を減数分裂とよぶ．女性の性染色体はXXであるので，全ての卵子の性染色体はXとなる（X卵子）が，男性の性染色体はXYであるので，精子はX精子とY精子とが同数できることになる．

　卵子と精子が受精すると，再び遺伝情報量や染色体数が元の状態（2n）に戻る．生殖細胞が受精したときにXXの組み合わせになればその受精卵は女性に，XYの組み合わせになれば男性になる．卵子はX染色体をもつものしかできないので，YYの組み合わせはあり得ない．Y染色体は非常に小さい染色体である（図1-A-5）が，胎児に精巣を作らせる精巣決定因子の遺伝子などをもっている．このため，Y染色体をもつ胎児は男性となるようにプログラムされるのである．

　生殖細胞（特に卵子）の形成の際に染色体の数に異常があると，受精卵の染色体数にも異常が生じることがある．性染色体がX染色体1本だけ（XO）の場合にはターナー症候群，XXYの組み合わせならクラインフェルター症候群となる．また，常染色体の数の異常として，第21染色体が3本あるダウン症候群があげられる．

4. 遺伝と遺伝子

4-a 遺伝と遺伝子とゲノム

　「カエルの子はカエル」といわれるように，子供が親に似ているのをよく経験する．このように，ある性質（遺伝形質とよばれる）が次の世代に伝えられることを遺伝とよぶ．遺伝という現象自体は古来から経験的には知られてきたと思われるが，学術的には，オーストリアの修道士であったメンデル（Mendel）が庭園の植物の花の色や実の形状の遺伝現象を観察し，1865年にその法則性について発表した時から研究が始まったといえよう．メンデルは，何か未知の要素が親から子へと受け継がれていくことで遺伝現象が起こるという学説を初めて唱えた．ただし現実には，1900年に「再発見」されるまで，メンデルの業績は日の目を見なかったという．

　ある形質の遺伝を司る因子を，その形質の遺伝子（gene）とよぶ．遺伝子は生殖細胞（卵子・精子）を経由して次世代に伝えられる．現在，遺伝子はDNAという非常に長い鎖状の物質で作られており，細胞の核の中に貯蔵され，細胞分裂時には染色体の形をとって娘細胞に伝えられることがわかっている．染色体そのものがそうであったように，全ての遺伝子は母方

から受け継がれたものと父方から受け継がれたものとで対をなしている．したがって，細胞は（ひいては個体は）全ての遺伝子を2セットもつことになる．ただし，常染色体上の遺伝子は2セットあるが，男性の場合は性染色体上の遺伝子は1セットしかない．生殖細胞が作られる減数分裂の際には，対をなしていた遺伝子（2セット）は半分（1セット）に分けられ，精子が卵子と受精した時点で遺伝情報が再び元の状態（2セット）に戻る．

親から子へと伝えられて行く遺伝情報の全てのことを，ゲノムとよぶ．ヒトのゲノムはDNAの約30億塩基対分ある．1988年に多くの国が参加して始まったヒト・ゲノム・プロジェクトは，約15年をかけてヒトの全DNAの配列を明らかにした．このプロジェクトの結果，ヒトには22,000～25,000の遺伝子があると想定されている．ヒト・ゲノム・プロジェクトの成功の後，現在は霊長類をはじめとして多くの生物のゲノムの解読が完了あるいは実行中であり，解読された成果が次々にインターネット上で公開されている．

2万個以上の遺伝子は，30億塩基対のDNAの長い鎖の上に密に並んでいるのではなく，むしろ飛び飛びに存在していて，それらの間にはまだ機能のわからない部分が多くある．約30億塩基対のヒト・ゲノム情報のうち，直接蛋白質の構造を指定している部分（遺伝子，後述）はたかだかその5～10%である．

ヒトの遺伝情報を"百科事典"に例えてみよう．46冊セットの百科事典に書かれている情報の全てがゲノムである．ゲノムの情報は46冊の分冊，すなわち染色体に分かれているが，全ての分冊はペアになっている（相同染色体）．23対のペアの一方は母方から，もう一方は父方から受け継いできたものである．また，23対のペアのそれぞれからランダムに一方の分冊を選び，23冊のセットを次の世代に送る（生殖細胞の染色体数は半分）．それぞれの分冊のページをめくってみると，書いてある内容の意味がわかるページが所々にある．このページの内容が一つの遺伝子にあたる．現在のわれわれには，遺伝子以外の部分の意味は残念ながらほとんど分からない．この"百科事典"は23冊セットの合計で30億文字分（30億塩基対）あるが，文字の種類は4種類（DNAの4種類の塩基，後述）しかない．

4-b 遺伝子の本体

遺伝子を作っている物質はDNA（デオキシリボ核酸）である．DNAとRNAはともに核酸とよばれる物質でお互いによく似ているが，DNAが安定で分解されにくいのに対し，RNAは酵素などによって分解されやすく，細胞の中での寿命は短いものが多い．ヒトを含むほとんどの生物ではDNAが遺伝物質の本体をなしているのに対し，RNAはその"コピー"（伝令RNA，後述）などとして用いられている．ただし，一部のウイルス（エイズウイルスやC型肝炎ウイルスなど）ではRNAが遺伝物質を作っている．

DNAはヌクレオチドという構成単位が延々とつながった巨大な分子であり，全体では二本の鎖がねじれながら絡み合った二重螺旋の構造をなしている（図1-A-3, 7）．ヌクレオチドは，塩基（窒素を含む有機塩基）・五炭糖・リン酸の3つの成分から構成される．また，塩基と五炭糖が結合した分子をヌクレオシドとよび，ヌクレオシドがリン酸とエステル結合したものがヌクレオチドである．塩基は，DNAではアデニン（A）・シトシン（C）・グアニン（G）・チミン（T）の4種であるが，RNAではチミンの代わりにウラシル（U）が使われる．五炭糖は，DNAではデオキシリボース，RNAではリボースである．DNAの塩基

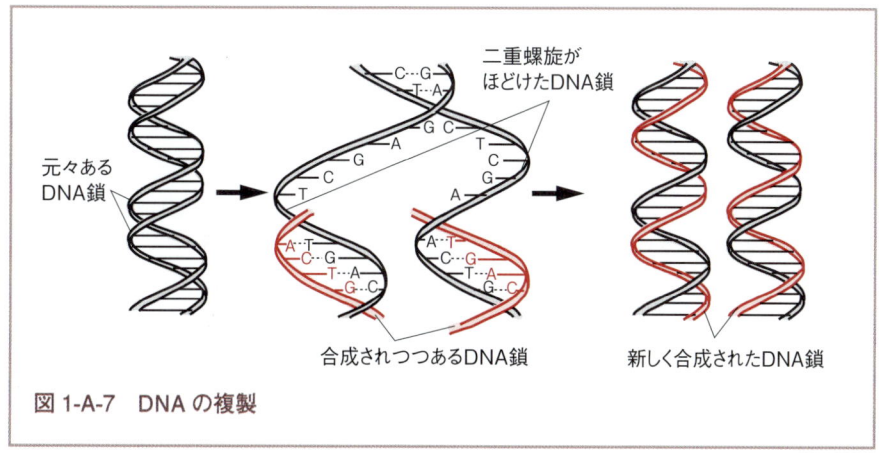

図 1-A-6 塩基対の構造

図 1-A-7 DNA の複製

は二重螺旋の内側を向いて並んでいる．これに対して，糖とリン酸は DNA の長い鎖の骨組みを作っている．DNA の鎖のそれぞれには極性（5'端→3'端）があり，2本の鎖は反対方向を向いて逆平行に配列している．

塩基は「AとT（U）」「CとG」が相補的な結合によって必ずペア（＝塩基対）になっている（図 1-A-6）．これ以外の組み合わせは許されないので，細胞分裂時に DNA を複製する際に遺伝情報を確実にコピーすることができる．相補的な結合は水素結合という弱い結合であり，共有結合のような強固なものではないので，DNA を複製したり（図 1-A-7）遺伝情報を取り出したりするときには，この結合を切ることによって二重螺旋を解くことができる．DNA は DNA ポリメラーゼや DNA トポイソメラーゼなどの多くの酵素の働きによって，ATP のエネルギーを利用して複製される．

このような DNA の二重螺旋構造モデルは1953年にワトソン（Watson）とクリック（Crick）によって提唱された．彼らは1962年にウィルキンス（Wilkins）と共にノーベル医学生理学賞を受賞した．

4-c　遺伝情報とその発現

遺伝子の情報は，ヌクレオチドの塩基の配列によって記録されている（遺伝暗号）．現在では，遺伝子とは蛋白質の構造を規定する単位と理解されている．つまり，「どの様な（＝

アミノ酸の配列）蛋白質を，いつ（＝受精から死までのどの時期に），どこで（＝どの細胞で），どのくらい作るか」を指定するのが遺伝子の機能である．遺伝子の情報が取り出されて細胞の中で利用されることを，遺伝情報の発現という．遺伝情報の発現は，転写と翻訳の二つのステップで行われる（図 1-A-4）．

　DNA に"書き込まれた"の情報（塩基の配列）を元にして"DNA のコピー"としての伝令 RNA（メッセンジャー RNA, mRNA）を合成することを転写（transcription）という．転写の際にも，DNA と RNA の塩基同士の相補的結合を利用して正確に情報を"写し取る"ことができる．また，伝令 RNA に"コピー"された遺伝暗号を"読み解き"，指定されたアミノ酸を順次結合することで蛋白質を合成することを翻訳（translation）という．伝令 RNA は，蛋白合成の場であるリボソーム（図 1-A-2 参照）まで遺伝情報を運ぶ役目をもつのでこの名がある．アミノ酸をリボソームまで運ぶ分子は転移 RNA とよばれる別のタイプの RNA である．伝令 RNA や転移 RNA，さらにリボソームの構成成分であるリボソーム RNA は，DNA とは違って 1 本鎖である．

　遺伝子の中で最終的に伝令 RNA の配列に用いられる部分をエキソン（exon），その間にある部分をイントロン（介在配列 intron）という．エキソンのかなりの部分は蛋白質のアミノ酸配列を指定している．また，その遺伝子の転写（コピーすること）を開始する点のすぐ上流に，転写を行う酵素である RNA ポリメラーゼが結合するプロモーターとよばれる配列（T と A に富む TATA 配列など）がある．さらに，プロモーターより上流（あるいはときにイントロンの中）に，その遺伝子の発現を制御するエンハンサー（enhancer）とよばれる配列がある．プロモーターやエンハンサーの領域には数々の転写調節因子が結合し，遺伝子の発現（いつどこでどれだけの量の蛋白質を合成するか）を制御する．

4-d 転写と翻訳

　遺伝子の転写（図 1-A-4）は，核の中で RNA ポリメラーゼによって DNA と相補的な配列をもつ伝令 RNA 前駆体がコピーされることから始まる．例えば，DNA の「ＡＣＧＴ」という配列は RNA では「ＵＧＣＡ」となる．この後，核の内で伝令 RNA 前駆体の 5′ 端にキャップ構造といわれる特殊な配列が付加され，さらに反対側の 3′ 端に 100〜200 塩基のアデニン〔ポリ（A）〕が付加される．キャップ構造やポリ（A）は，伝令 RNA の核外への輸送，安定性や翻訳の制御などのために重要である．さらに，イントロンに対応する部分が伝令 RNA 前駆体から切り取られて伝令 RNA が完成するが，このステップをスプライシングという．この後，伝令 RNA は核膜に開いた核膜孔から核外へ運び出され，細胞質内のリボソームあるいは粗面小胞体へと運ばれる（図 1-A-2 参照）．

　遺伝子の翻訳（図 1-A-4）はリボソーム（図 1-A-2 参照）によって行われる．リボソーム上では，伝令 RNA の塩基配列のなかのコドン（codon）という暗号を解きながら蛋白質が合成される．コドンは 3 つ並んだ塩基の配列で，塩基 3 つで 1 種のアミノ酸を指定する．例えば，AUG というコドンはメチオニンというアミノ酸を指定する．UAA・UAG・UGA の 3 種のコドンには対応するアミノ酸がないので，そこで蛋白合成が終了する（ストップ・コドン）．蛋白合成に利用されるアミノ酸は 20 種あり，そのそれぞれに特異的な転移 RNA がある．転移 RNA にはそれぞれのアミノ酸のコドンに相補的に結合する部分があり，この

部分が伝令RNAと結合することで，指定されたアミノ酸が指定された順にリボソーム上に並ぶ．さらにアミノ酸同士がペプチド結合で順次連結され，これを繰り返すことによって指定された蛋白が合成されて行く．

4-e 遺伝子と疾患

遺伝子は様々な原因による突然変異によって変化し，病気の原因となることがある．遺伝子の突然変異の多くは，DNAの一部が欠損したり重複したり，塩基が変化したりすることによって起こる．また，突然変異を起こした遺伝子が遺伝する場合には，疾患が次の世代に受け継がれるが，これを遺伝性疾患という．

ペアになった染色体に合計二つある対立遺伝子のうち，その一つだけが病的遺伝子である場合でもその病気になる場合，その遺伝形質は優性であるという（優性遺伝）．病的遺伝子二つがそろって初めてその病気になる場合，その病気の形質は劣性であるという（劣性遺伝）．また，常染色体上にある遺伝子が関係する遺伝を常染色体性遺伝，性染色体上の遺伝子が関係する遺伝を伴性遺伝という．多くの遺伝性疾患は常染色体性劣性遺伝だが，伴性遺伝（後述）や優性遺伝の疾患も数少ないが知られている．なお，優性・劣性とはその遺伝子が司る形質が表れやすいか表れにくいかを示す用語であり，優れていたり劣っていたりするという意味ではないことに注意すべきである．

遺伝性疾患には，男性にしか発症しない（あるいは患者のほぼ全てが男性）病気があるが，これはなぜだろうか？病的遺伝子が常染色体上にあるときにはその病気は男女の差なく発生する．ところが，病的遺伝子がX染色体上にある場合には，その病気は圧倒的に男性に多く発生する．これは，病的遺伝子自体は劣性の性質をもつものの，性染色体のペアがＸＹである男性ではＹ染色体にはこの病的遺伝子を補うはずのもう一つの相同染色体がないからである．これに対し，女性（性染色体はＸＸである）の場合には病的遺伝子が一つあっても相同染色体上のもう一つの遺伝子がこれを補完するため，多くの場合には発病せず保因者（病的遺伝子を伝えるだけ）となる．ただし，保因者である母親から生まれる男児（性染色体はXY）は発病する可能性（予想される確率は50％）がある．この様な遺伝形式を伴性劣性遺伝とよび，その例として，血友病やデュシェンヌ型筋ジストロフィーがある．

同じ遺伝子にもいくつかの種類があることもある．これを遺伝子多型という．例えば，血液型（ABO型のほか，Rh型やMN型などがある）や組織適合抗原（HLA）の遺伝子が多型を示す．また，遺伝子の中のある一つの塩基だけが人によって異なることを一塩基多型（SNP，スニップ）という．ある遺伝子の多型によって病気のなりやすさや薬の効き方が違うことがあり，近い将来様々な遺伝子の多型を調べることでその人に合った"テーラーメイド"医療が可能になると考えられている．

5. 細胞小器官

5-a 細胞小器官と細胞質

細胞の中で，特定の機能を発揮するために特別に分化した構造を細胞小器官（細胞内小器官，オルガネラ）とよぶ（図1-A-2）．ただし通常，核（細胞核）は細胞小器官に含めない．

細胞小器官全体では，細胞の体積の約半分を占める．細胞小器官には，単位膜に包まれたミトコンドリアや，膜をもたない中心体やリボソームなどがあり，ほとんどは電子顕微鏡を使わないと見えないくらい小さい．これらの細胞小器官が細胞の機能のうちいくつかをそれぞれ分担して受けもつことにより，細胞は効率的に機能することができる．さらに，細胞内の膜系を介した相互の連絡や，細胞質基質に溶けている情報伝達物質の働きによって，細胞全体の統制が図られている．

それぞれの細胞はほとんどの細胞小器官を備えているが，それぞれの細胞の機能に応じて，特定の細胞小器官が特に発達することがある．例えば，物質を盛んに合成して分泌する細胞には蛋白合成装置としての粗面小胞体が多く，物質輸送を活発に行う細胞にはエネルギー産生装置としてのミトコンドリアが多く，収縮に専門化した骨格筋細胞には細胞骨格でできた収縮装置が発達している．

細胞質とは，細胞から核を除いたもので，細胞膜は含むものとすることが多い．これに対して，原形質とは細胞の生きている部分を構成する全てのことで，細胞膜，核，細胞質，全ての細胞小器官を含む．また，細胞質基質（サイトゾル）とは，細胞質の中で核や細胞小器官以外の無構造の部分を指し，水や無機・有機イオンのほか，糖質・脂質，解糖系を初めとする代謝系の酵素，などが含まれる．細胞質は，核で行われる反応（DNAの複製とRNAの合成）以外の全ての物質代謝の場であり，また細胞骨格（後述）による細胞運動の場でもある．細胞分裂時には，染色体を二つに等分に分ける核分裂に続いて，細胞質が二分して二つの娘細胞を生じる（細胞質分裂）．

5-b　ミトコンドリアとATP

細胞にとってのエネルギー源として，ブドウ糖などの糖質のほか，脂質や蛋白質も用いられる．蛋白は，飢餓状態の時には分解されてエネルギーとなる．これらを分解してエネルギーを得る過程は，細胞質基質で行われる第一の過程（解糖）と，ミトコンドリアで行われる第二の過程（酸化的リン酸化）とに分けられる．ミトコンドリアは，酸素を使って糖を分解したときに発生する化学的エネルギーを，ATPという分子（後述）の高エネルギーリン酸結合の中に蓄える（ATPの合成）．酸素を利用するため，これを細胞内呼吸ともよぶ．細胞にとって酸素はDNAや蛋白質を傷つけることもあるため時には有害でさえあるが，ミトコンドリアは細胞の中で酸素を有効にかつ安全に利用することができる．

ミトコンドリアは，長径2〜6μm・短径0.2〜1μmの細長い細胞小器官で，全体を包む外膜と，折れ曲がってクリスタ（クリステ）とよばれるひだを作っている内膜とからできている（図1-A-2参照）．外膜と内膜も単位膜（後述）である．内膜に包まれたもっとも内側の部分はミトコンドリア基質とよばれ，ミトコンドリアでのエネルギー代謝のほとんどは内膜とミトコンドリア基質とで行われる．基質の中にはクエン酸回路（TCA回路，クレブス回路）の酵素が含まれ，内膜の中には電子伝達系（呼吸鎖）に属する酵素が埋め込まれている．ミトコンドリアは，精子（泳ぐため）や筋細胞（収縮するため），肝細胞（様々な物質代謝を行うため）や上皮細胞（様々な物質を輸送するため）など，エネルギーを大量に必要とする細胞に特に多く存在する．

ミトコンドリアは核とは独立した独自のDNA（＝独自の環状DNA，ヒトのミトコンド

リアの場合には16,569塩基対）をもっていて，細胞分裂時には，染色体の核分裂とは別に自己複製する．ミトコンドリア独自の遺伝子は核外遺伝子ともよばれ，核に含まれる遺伝情報とは異なり，卵子（＝母方）からしか次世代に伝えられない（母性遺伝，ミトコンドリア遺伝）．ミトコンドリアは元々は独立した好気性細菌であったが，これが細胞内に寄生し後に細胞小器官として取り込まれたと考えられている．これを細胞内寄生説とよぶ．

ATP（アデノシン三リン酸）は，アデノシン〔有機塩基であるアデニン（DNAの"文字"でいえば"A"）とリボースという五炭糖が結合した分子〕にリン酸が三分子つながって結合したものである．アデノシンは核酸の成分にもなっているヌクレオシドの一つである．アデノシンにリン酸が一つ結合した分子はアデノシン一リン酸（AMP），二つ結合した分子はアデノシン二リン酸（ADP）である．

ATPの3つのリン酸のうち，端に近い側の二つのリン酸残基は高エネルギーリン酸結合で結合している．高エネルギーリン酸結合を作るときには通常のリン酸の結合よりも高いエネルギーを必要とするが，その代わりにATPが分解されてADPになったときに大きなエネルギーを放出する．例えていえば，ATPの中にエネルギーが"充電"されていると考えてもよいだろう．しかも，ATPが分解されて生じたADPをミトコンドリアにもっていけば，糖と酸素とリン酸を材料としてミトコンドリアがADPを再びATPに"充電"してくれるのである．

ATPの産生はまず，細胞質基質での解糖から始まる．解糖には酸素は必要ないが，解糖ではブドウ糖1分子からATPはたった2分子しか合成されず，2分子のピルビン酸を生じる．これに対し，ミトコンドリアでは，解糖系で産生されたピルビン酸をクエン酸回路で効率よく分解する．さらに，電子伝達系での酸化的リン酸化により，酸素を利用して1分子のピルビン酸から15分子のATPが合成される．1分子のグルコースが酸素を消費しながら（＝好気的条件下）完全に分解されて二酸化炭素と水になった場合には，最大38分子のATPが産生される．

5-c リボソームと小胞体

リボソームは大小二つのサブユニットが結合したダルマ型をしており，RNA（リボソームRNA，rRNA）と蛋白質からできている．リボソームの直径は約30 nm（1 nmは1 mmの100万分の1）ととても小さい（細胞のサイズは10 μmであり，約300倍違うことに注意）．

リボソームの一部には溝があるが，そこに伝令RNA（mRNA）が結合し，転移RNA（tRNA）が運んできたアミノ酸を指定されたとおりに順につないで蛋白質を合成する（翻訳）．リボソームには，後述する小胞体の表面に結合して粗面小胞体を作る付着リボソームと，小胞体には結合しない遊離（自由）リボソームとがある．遊離リボソームはしばしば伝令RNAにそって数珠上につながり，ポリリボソームあるいはポリソームとよばれる（図1-A-2参照）．

小胞体は単位膜で包まれた平べったい袋状で，表面にリボソームが結合した粗面小胞体と，リボソームが結合していない滑面小胞体がある．上述の通り，粗面小胞体の表面にはリボソームが多数結合しており，蛋白合成を行っている．粗面小胞体の一部は核膜と結合し連絡している．一部の蛋白質は粗面小胞体からゴルジ装置へと送られる．蛋白合成の盛んな細胞，例えば抗体を産生するB細胞やペプチドホルモンを分泌する内分泌細胞は，粗面小胞体を発達

させている．一方，滑面小胞体の機能は様々で，筋細胞ではカルシウムイオンを貯蔵しているが，ステロイドホルモンを分泌する内分泌細胞ではステロイド代謝を行っている．

5-d ゴルジ装置

ゴルジ装置（ゴルジ体）では，薄い袋状の構造が数枚重なっており，さらにその周囲に小さな袋（ゴルジ小胞）が集まっている（図1-A-2）．ゴルジ装置は核の近くにある．ゴルジ装置では，粗面小胞体で作られた蛋白質に糖や脂質を結合させ，さらに産物を閉じ込めた小胞（膜に包まれた小さな袋）の輸送先が分けられる．

5-e リソソーム

リソソームは，細胞外から取り込まれた異物や古くなった細胞小器官などを酵素によって消化・分解してしまう．過酸化水素を利用して分解を行う細胞小器官は特にペルオキシソームとよばれる．

5-f 細胞骨格

細胞質の中には種々の蛋白質でできた線維状の構造があり，細胞の形態形成や細胞の運動に関わっているほか，細胞内での小胞の輸送のためのレールともなっている．このような線維状の構造を総称して，細胞骨格とよぶ．細胞骨格の主な要素には，アクチン線維（ミクロフィラメント）・微小管（微細管）・中間径線維（10 nm 線維）があり，共同して細胞の形態を形成・維持するほか，それぞれ異なった機能も担っている．

微小管やアクチン線維は，細胞内の小胞の輸送や鞭毛・線毛の運動，細胞の変形や移動，筋細胞の収縮（11章運動器系参照）などに関与する．このような運動の際にもATPのエネルギーが利用される．細胞分裂の際に染色体を娘細胞に分配する分裂装置は，微小管によって形成されている．抗癌剤（抗腫瘍薬）のあるものは微小管をターゲットとしており，分裂装置の機能を阻害して細胞分裂を抑えることができる．

中間径線維の構成分子には細胞特異性があり，がん細胞が発生した元の細胞を同定するマーカーとしても用いられる．例えば，サイトケラチンは上皮細胞に多い中間径線維蛋白なので，サイトケラチンを発現しているがん細胞は上皮細胞に由来すると考えられる．

6. 生体膜

6-a 細胞膜と単位膜

全ての細胞は細胞膜に包まれている（図1-A-2）．細胞膜によって細胞は外部から遮断され，独立した機能を営むことができる．

細胞膜や細胞小器官を包む膜など，細胞に認められる全ての膜は単位膜（生体膜）とよばれる．単位膜は，リン脂質と蛋白質からなる厚さ5 nmの膜で，リン脂質は疎水性の部分を単位膜の内側に，親水性の部分を外側に向けており，透過型電子顕微鏡では電子密度の高い2層が電子密度の低い層を挟むように見える（図1-A-8）．これを脂質二重層という．脂質二重層にはコレステロールも含まれ，膜の流動性・安定性を調節している．平均的な単位膜

では，重量の約40％が脂質，約60％が蛋白質である．

細胞膜の構造については，1972年にシンガー（Singer）とニコルソン（Nicolson）によって提唱された流動モザイクモデルが有名である．彼らは，細胞膜ではリン脂質の二重層の中に蛋白質が埋め込まれており，蛋白質は膜内を自由に移動できると考えた．細胞膜に埋め込まれている膜内蛋白は，疎水性アミノ酸を多く含むドメインが脂質二重層の中に埋まり，親水性アミノ酸を多く含むドメインが細胞外や細胞質内に向いている．ただし現在では，細胞膜中の蛋白質や脂質の移動はかなり制限されていることが分かっている．

核膜は一枚の単位膜ではなく，単位膜でできた平べったい袋状の形をしている．核膜の内側と外側の膜をそれぞれ内膜と外膜とよぶが，核膜孔は内膜と外膜を貫いている孔である．前述したとおり，ミトコンドリアも内膜と外膜をもっている．

6-b　細胞膜を介した物質の輸送

細胞膜の主成分であるリン脂質が疎水性であるため，脂溶性物質（＝疎水性物質，脂質には溶けるが水には溶けにくい）は比較的簡単に細胞膜を通るが，水溶性物質（＝親水性物質，水には溶けるが脂質には溶けにくい）は細胞膜を通過できない．また，酸素や二酸化炭素，一酸化窒素などのガスは比較的自由に細胞膜を通過できる．したがって，水溶性物質が細胞膜を通過するためには，通り道となる特別の分子が細胞膜の中に埋め込まれていることが必要である．

エネルギーを消費して濃度勾配に逆らって（薄い方から濃い方へ）物質が運ばれる場合，これを能動輸送，エネルギーを消費せずに濃度勾配に従って（濃い方から薄い方へ）物質を輸送することを受動輸送という．能動輸送はさらに，直接ATPを分解して得たエネルギーを利用して基質を輸送する一次能動輸送，一次能動輸送によって成立したナトリウムイオンなどの濃度勾配を利用して別の基質を輸送する二次能動輸送，二次能動輸送によって成立した物質（例えば，水素イオン）の濃度勾配を利用してさらに別の基質を輸送する三次能動輸送に区別されることがある．

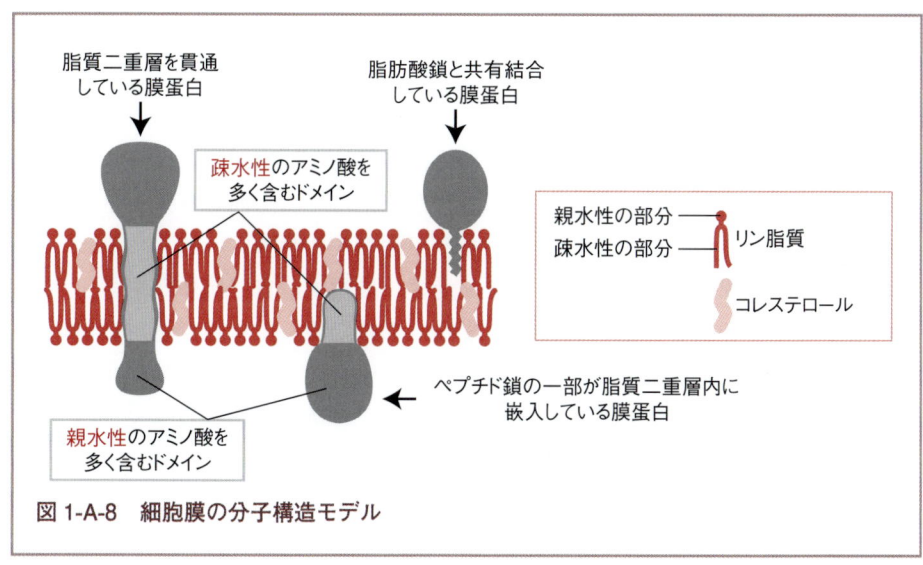

図1-A-8　細胞膜の分子構造モデル

一次能動輸送を担当できる蛋白はポンプ，二次・三次能動輸送を担当する蛋白質は輸送体（トランスポーター）ないし担体あるいは共輸送体などとよばれる．これらの酵素は細胞膜を貫通していて，その中央に膜を貫通する穴が開いている．ポンプ分子はATPを分解して得たエネルギーを利用し，分子の立体構造を変化させて，中央の穴を通してイオンや低分子量分子を濃度勾配に逆らって輸送する．

　種々の分泌蛋白質は，単位膜で包まれた分泌顆粒などから，エクソサイトーシス（開口分泌）によって細胞から外に放出される．一方，細胞膜が内側にくびれて細胞外から物質を取り込む現象は，エンドサイトーシス（飲食作用）とよばれる．

6-c　細胞の興奮と細胞内情報伝達

　一次能動輸送の代表例は，ナトリウムポンプ，別名ナトリウム・カリウム・ATPアーゼ（Na-K-ATPase）である（図2-B-3参照）．この蛋白分子はポンプの一種で，ナトリウムイオン（Na^+）3分子を細胞外へ，カリウムイオン（K^+）2分子を細胞内へ，各々の濃度勾配に逆らって同時に輸送し，その際に1分子のATPを分解してADPを生じる．ATPを分解して得た化学エネルギーが，濃度勾配に逆らってイオンを輸送する際のエネルギーに使われる．Na-K-ATPaseが正常に機能して細胞内外のイオン濃度の差を作っているということは，その細胞が生きている証拠でもある．また，このポンプの働きにより，細胞内ではカリウム濃度が高く，細胞外ではナトリウム濃度が高い．さらに，細胞内は細胞外に比べてマイナスの電位をもっている（分極している）．これを静止電位または静止膜電位とよぶ．

　受動輸送を行う分子はチャネルとよばれる．チャネルには，ナトリウム・イオンしか通過させない分子，カリウム・イオンしか通過させない分子，水分子しか通過させない分子など様々なものがあり，全て膜内に埋め込まれた膜内蛋白である．ナトリウム・チャネルにも，特定の物質が結合した際にのみ穴が開くもの，細胞膜内外の電位が変化したときにのみ穴が開くものなどがあり，それぞれ特定の条件下でのみナトリウム・イオンを通過させる．これによって，細胞は様々な条件下で興奮（脱分極）することができる．神経細胞や筋細胞が興奮するときには，一時的にナトリウム・チャネルが開いて細胞内外の電位差は0に近くなり（脱分極），さらにプラスにまでなる．これを活動電位とよぶ（図7-A-5参照）．

　細胞膜の表面には，受容体（レセプターまたはリセプター）とよばれる蛋白質が顔を出し，それぞれ特有の物質（その受容体にとってのリガンドとよぶ）と結合することができる．リガンドが受容体に結合すると，それぞれの受容体に特異的な反応が起こり，細胞内情報伝達系（細胞内シグナル伝達系）により細胞内へ情報が伝えられる．同じリガンドでも，受容体が違うと細胞内で伝わる情報が異なることがある（図2-A-2参照）．

　バセドウ病では甲状腺の甲状腺刺激ホルモン受容体に対する自己抗体ができ，ホルモンではなく病的な抗体がその受容体を刺激してしまう．このため，甲状腺が過剰に働いて様々な症状を起こす．また，重症筋無力症では骨格筋のアセチルコリン受容体に対する自己抗体ができ，この受容体の機能が阻害されて神経からの刺激が骨格筋に伝わらなくなってしまう．

7. 組織

7-a　4大組織

　ある一つの器官（内臓）は，いくつかの「部品」の組み合わせによって構成されている（図1-A-1）．ある機能を発揮するために，ある一定のルールに基づいて，同じあるいはよく似ている細胞が集合した構造を組織とよび，これが器官の「部品」となる．

　19世紀中頃にスイスのケリカー（Kölliker）は光学顕微鏡による観察によって，上皮組織・結合組織・筋組織・神経組織の4大組織を分類した．この分類法は，現在までほとんど変わらず用いられている．上皮組織を特徴づけるのは細胞間結合であり，上皮細胞同士を強固に接着することによって，文字通り水も漏らさない細胞のシートを形成させている．結合組織は細胞が合成して細胞外へ分泌した豊富な細胞外マトリクスが特徴である．また，筋組織の筋細胞は発達した細胞骨格（特にアクチン線維系）によって収縮力を生み出すことができる．さらに，神経組織の構成要素である神経細胞（ニューロン）は，細胞膜を介した物質輸送の中でも特にイオンの輸送系を発達させ，膜電位の変化による細胞の興奮を伝える機能をもっている．

7-b　上皮組織

　上皮組織は体の表面や内腔面を覆うもので，皮膚の表皮，消化器や呼吸器の粘膜などが代表である．腺も上皮組織から作られ，ホルモンを血管内に分泌するものを内分泌腺，粘液や汗などを体外へ分泌するものを外分泌腺という．また，感覚器系において外界の情報を神経系に伝えるために特殊化している上皮（例：嗅上皮）を感覚上皮とよぶ．血管の内壁を覆うのは内皮，漿膜（心膜，胸膜，腹膜）を作るのは中皮とよばれる．内皮や中皮は，上皮組織に分類される場合と，上皮組織からは除外される場合とがあり，注意が必要である．

　「がん」の中で，上皮組織に由来する悪性腫瘍を癌（癌腫），結合組織や筋組織に由来する悪性腫瘍を肉腫とよぶ．

　上皮組織は形によって，以下のように分類される（図1-A-9）．

①単層上皮：1層の上皮細胞が配列しているもの．血管内皮や肺胞上皮のように扁平な細胞が1層に並んだものを単層扁平上皮，尿細管上皮のように立方形の細胞が並んだものを単層立方上皮，小腸粘膜上皮や卵管粘膜上皮のように円柱状の細胞が並んだものを単層円柱上皮とよぶ．

②多列上皮：気管支上皮のように丈の高い細胞と低い細胞があるため2～3列にみえるものをいう．線毛をもつ場合が多く，多列線毛上皮とよばれる．多列上皮の細胞は，森の中の高さの異なる木がすべて地面からはえているように様々な高さの細胞が基底膜についているため，単層上皮の一種と考えることができる．

③移行上皮：膀胱上皮や尿管上皮のように，機能に応じて上皮の形態が変化するものをいう．上皮同士のずれが起こりやすい構造になっており，膀胱が空の状態では十数層にも重なってみえるが，尿が充満した状態では2～3層の扁平上皮のようにみえる．

④重層上皮：表皮や口腔粘膜のように扁平な細胞が何層にも積み重なっているものを重層扁平上皮とよぶ．保護機能が強い．重層上皮の細胞は石垣のように積み重なっている．

7-c 結合組織・支持組織

広義の結合組織は支持組織ともよばれ，体内に広く分布し，組織や器官を互いに結合したり，身体を支えたりする．細胞外マトリクス（細胞外物質）が非常に豊富であるという特徴をもち，細胞はそれに埋もれたように散在する．細胞間マトリクスは基質と線維からなり，組織の密度・堅さ・弾力などを決める上で重要である．

代表的な線維としては膠原線維（コラーゲン線維）と弾性線維（エラスチン線維）が重要である．膠原線維はコラーゲンという，人体にもっとも豊富に含まれている蛋白質（全蛋白質の約30%を占める）から構成される．コラーゲンの生成にはビタミンCが必要とされるため，長期に渡ってビタミンCが欠乏すると，皮膚や粘膜，歯肉からの出血などの症状を呈する（壊血病）．

結合組織（広義）は細胞の種類により以下のように分類される（図1-A-10）．

①結合組織（狭義）：疎性結合組織（皮下組織，血管外膜など），緻密結合組織（真皮など），強靭結合組織（腱，靭帯など），脂肪組織などに分けられる．結合組織の細胞成分

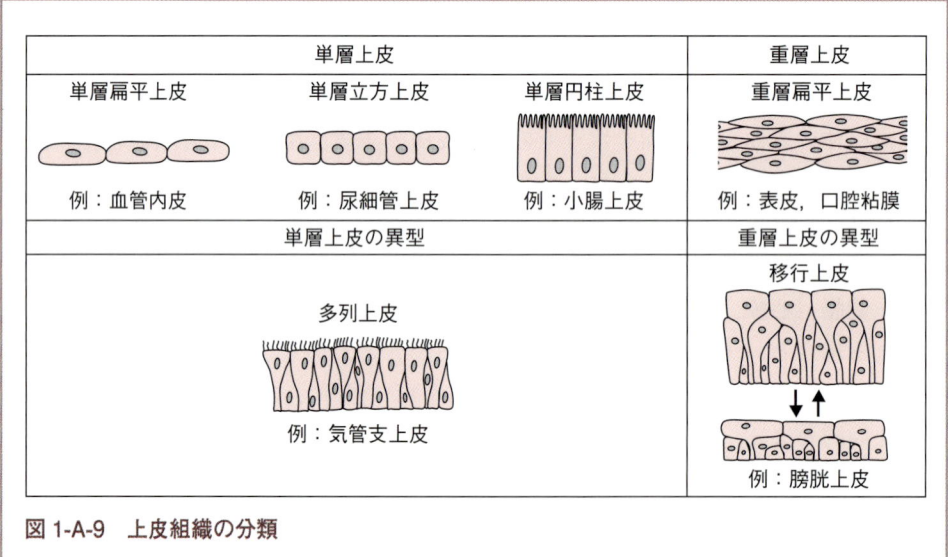

図1-A-9 上皮組織の分類

図1-A-10 結合組織（広義）の分類

としては線維芽細胞が重要であり，このほかにも脂肪細胞や免疫に関与する細胞（マクロファージや肥満細胞，リンパ球など）が分布する．線維は線維芽細胞によって作られ，膠原線維と弾性線維が重要である．基質には蛋白やヒアルロン酸，水分などが含まれる．

②軟骨組織：軟骨細胞と，軟骨細胞によって作られた細胞外マトリクス（軟骨基質という）からなる組織で，圧迫と屈曲に対して柔軟性を示す．軟骨基質はコンドロイチン硫酸などのプロテオグリカンや膠原線維を主成分とし，水分に富む．軟骨の中にはほとんど血管や神経はない．

軟骨組織はさらに以下のように分類される．

　ⅰ）硝子軟骨：半透明な軟骨で体内に広く分布する（例：関節軟骨，気管軟骨，鼻軟骨）．
　ⅱ）弾性軟骨：大量の弾性線維を含み，弾力性に富む（例：耳たぶの耳介軟骨）．
　ⅲ）線維軟骨：大量の膠原線維を含み，圧迫や牽引に強い（例：背骨の間の椎間板）．

③骨組織：骨基質のリン酸カルシウムと炭酸カルシウムにより骨の硬さと強さを生じる．細胞成分としては，骨芽細胞，骨細胞，破骨細胞が重要である〔11章運動器（筋骨格）系参照〕．

④血液・リンパ：液体の細胞間質をもつ結合組織（広義）とみなされる（10章血液・造血器・リンパ系参照）．

7-d 筋組織

筋組織には，骨格筋，心筋，平滑筋（内臓筋）の3種がある．筋細胞は刺激を受けて興奮し，収縮蛋白（アクチンとミオシン）の相互作用によって収縮する．筋線維は筋細胞と同じ意味で使われる．

骨格筋細胞と心筋細胞では筋節（サルコメア）とよばれる収縮装置の構造が規則的に並んでいるため，光学顕微鏡で横紋が見える（横紋筋）．一方，内臓や血管の筋は横紋のない平滑筋である．また，骨格筋は体性神経系に支配される随意筋であるが，心筋と平滑筋は自律神経系に支配される不随意筋である（図1-A-11）．

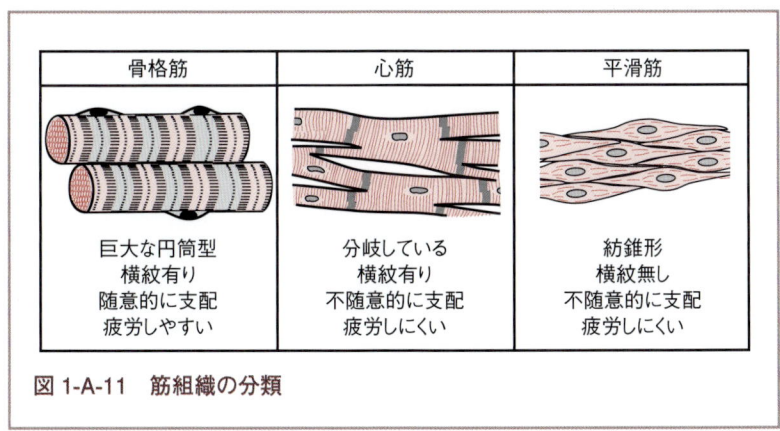

図1-A-11　筋組織の分類

7-e 神経組織

神経組織を作るのはニューロン（神経細胞）とグリア（神経膠細胞）である．数の上ではグリアの方が多く，脳の中では前者が約2割，後者が約8割の比率で含まれる．

ニューロンは，核のある細胞体，枝分かれをしていて刺激を受ける樹状突起，長く伸びていて刺激を伝え次の細胞に刺激を与える軸索（軸索突起）からなる．軸索の中を電気的活動が伝わっていくことを伝導という．またニューロン同士の接点をシナプスといい，シナプスでは，情報の送り手側のニューロンから分泌された神経伝達物質（ニューロトランスミッター）が情報の受け手側のニューロンの受容体（レセプター）に結合することによって情報が伝えられる．これを伝達という（第7章神経・精神系参照）．

グリアは神経細胞の保護や栄養を受けもっている．中枢神経系のグリアには，ミエリン（髄鞘）を作るオリゴデンドロサイト（希突起膠細胞，乏突起膠細胞）や血液脳関門の形成に関与するアストロサイト（星状膠細胞），などがある．末梢神経のミエリンはシュワン細胞が作る．

B 生体成分

1. 人体の構成元素

1-a 水と有機化合物

体重が50 kgのヒトを考えてみよう．生体の重量の約6割は水（H_2O：ただし小児では水の比率は約7割，新生児では8割になる），残りの約4割は生体高分子を中心とした有機化合物（分子構造上，炭素を軸として構成された分子）である．したがって，その人の体重のうちの30 kgは水の重さであることになる．水は酸素と水素の化合物，有機化合物の場合には炭素，水素，酸素，窒素が主な構成元素であるから，この4つの元素を合計すると生体の重量の約96％を占めることとなる．

1-b 水

水は元素ではないが，ほとんどあらゆる有機化合物が水に溶けているあるいは水と相互作用しているので，特別に扱うことにする．水の1分子は1つの酸素原子と2つの水素原子とからなり，分子全体としては電気的に中性である．すなわち，プラスやマイナスの電荷を帯びていない．しかし，水の1分子を詳細に調べると，電子が水素原子から酸素原子の方に引き寄せられているため，酸素原子の周囲はややマイナスの電荷を，水素原子の周囲はややプラスの電荷を帯びている．これを，水分子は極性をもっている，という．

水分子の極性のおかげで，電荷を帯びているイオンなどの分子は水と相互作用することができるため，水との親和性（親水性）が高い．反対に，極性のない分子，あるいは極性の小さい分子は水との親和性が低い．有機化合物の代表である炭化水素（炭水化物の骨格を作っている分子）は，それ自体は極性がないので親水性が低い．しかし，炭化水素の鎖にイオン化する分子（カルボキシル基やアミノ基などの残基）が結合すると，その分子はプラスやマ

イナスの電荷を帯びることになり，親水性が高くなる．

1-c　3大栄養素を構成する元素：CHO＋NSP

　炭水化物，蛋白質，脂質の3大栄養素（マクロ栄養素）は，主に炭素（C）・水素（H）・酸素（O）の3つの元素からできている．ただし，蛋白質には窒素（N）が多く含まれているほか，硫黄（S）を含むものがある．特に，硫黄による化学結合は蛋白質の立体構造を維持するために重要である．また，細胞膜の脂質二重層を形成するリン脂質など，リン（P）を含む脂質がある．3大栄養素以外の重要な生体高分子として核酸(DNAとRNA)があるが，核酸も炭素・水素・酸素・窒素・リンからできている．このため，炭水化物や脂質が代謝された結果の産物は水と二酸化炭素であるが，蛋白質や核酸の代謝産物には窒素を含む物質（具体的には尿素と尿酸）がある．

1-d　無機質

　ヒトの体には様々な無機質（ミネラル，電解質）が含まれている．上述の硫黄やリンも無機質に含まれる．

　ナトリウム（Na）はナトリウムイオンとして生体内に広く分布する．特に細胞外に多く，血漿や組織液の中の主要な陽イオン（プラス・イオン）である．生体の浸透圧の調節や細胞の興奮（活動電位）に不可欠であり，ナトリウムの総量は体液の総量と相関する．

　一方，塩素（Cl）イオンは細胞外液の主要な陰イオン（マイナス・イオン）である．

　カリウム（K）は細胞内の主要な陽イオンである．つまり，ナトリウムイオン（Na$^+$）は細胞外に多くカリウムイオン（K$^+$）は細胞内に多い（図2-B-3，表2-B-1参照）．生きている細胞の多くは膜の内外に電位差を生じている（静止電位）が，これはカリウムイオンによるところが大きい．

　マグネシウム（Mg）も栄養上不可欠な元素で，多くの酵素が活性をもつためにマグネシウムイオンを必要とする．

　カルシウム（Ca）は無機質の中で特別な意味をもっている．ヒトの体内に含まれるカルシウムのうち99%（約1kg）は，リンとカルシウムの複合体であるリン酸カルシウム（ヒドロキシアパタイト）として骨の中に蓄えられている．一方，細胞内のカルシウムイオンは重要な細胞内シグナル伝達物質であり，筋の収縮を引き起こしたり，酵素活性を調節したりする．

　鉄（Fe）も特別な機能をもつ無機質である．赤血球にはヘモグロビンという鉄を含む蛋白質が大量に含まれており，ヘモグロビン分子の中の鉄に酸素が結合するために赤血球は酸素を運搬することができる．この他，亜鉛（Zn），銅（Cu），コバルト（Co）なども，微量ではあるがヒトにとって不可欠な無機質である．

2. 人体の化学組成

2-a　3大栄養素の化学組成

　炭水化物（糖質）は，ブドウ糖（グルコース）やガラクトースなどの単糖がグルコシド結

合でつながったものであり，単糖の数が少なく鎖の短いものはオリゴ糖，長いものは多糖ともよばれる．グリコシド結合にはαとβの2種類の結合様式があり，これによって多糖の多様性が生じる．

蛋白質は，20種類のアミノ酸がペプチド結合でつながったものであり，アミノ酸が少なく短いものはポリペプチドとよばれることもある．20種類のアミノ酸のうち，ヒトは9種類（成人では8種類）を自分では合成できず，栄養として摂取する必要があるため，これらを必須アミノ酸とよぶ．

脂質のうちの中性脂肪は，脂肪酸とグリセロールがエステル結合したものであり，脂肪酸の種類によって多様性が生じる．中性脂肪はエネルギー源として重要である．リン脂質は細胞膜などの単位膜の成分として不可欠である．一方，コレステロールは全く異なる構造の分子で，ステロイドとよばれる基本的な構造に脂肪酸が結合している．コレステロールは細胞膜に含まれるほか，ステロイドホルモンなどの原料としても不可欠である．脂肪酸の中で，ヒトが合成できず，栄養として摂取する必要があるものを必須脂肪酸とよぶ．

2-b 遺伝物質の化学組成

核酸の化学組成は既に述べた．デオキシリボースないしリボースという五炭糖が4種類の塩基と結合したものがヌクレオシド，ヌクレオシドにリン酸がエステル結合したものがヌクレオチドであり，ヌクレオチドが重合して核酸を構成する（図1-A-3）．

C 生化学的方法の概論

1．生体分子の分離・精製方法

1-a 沈殿法

蛋白質や核酸などの生体高分子は水に溶けた状態で存在するが，ある条件下では水に溶けられなくなり沈殿する．これによって生体高分子を濃縮することができ，精製のスタートとなる．

蛋白質は，溶液中の硫酸アンモニウム（硫安）濃度を高めることにより，活性を保ったままで沈殿する（硫安沈殿）．沈殿物を遠心法などによって集め，透析法などによって硫酸アンモニウムを除く（脱塩）と，試料の中から蛋白質（ただし多くの種類の蛋白質が含まれる）だけを取り出すことができる．

核酸は水には溶けるがアルコールには溶けないため，溶液中のエタノール（エチルアルコール）濃度を高めることにより沈殿する（エタノール沈殿）．沈殿物を集めて適当な水溶液を加えると，核酸は再び可溶化する．

1-b アフィニティー・クロマトグラフィー

抗原と抗体，酵素と基質，リガンドとレセプターのように，ある特定の物質同士が非常に強固に結合することがある．このような特異的相互作用を利用して物質を精製する方法を，

アフィニティー・クロマトグラフィー（アフィニティー精製法）という．例えば，物質Aが物質Bと特異的かつ強固に結合するとする．物質Aを適当な担体（極めて小さなビーズのような形で，大きさの違いや磁気などを利用して後から集めやすいものが選ばれる）に結合しておき，物質Bを含む試料溶液と反応させると，物質Bは物質Aと結合する．担体の性質を利用してこれらを回収すると，担体に結合した物質Aに物質Bがさらに結合した状態で回収される．適当な方法で物質Aと物質Bの結合をはずしてやれば，物質Bが高純度で精製される．現在このような方法を応用したキットが多種類市販されており，伝令RNAなどを簡単に素早くかつ高純度に精製することが可能である．

1-c 遺伝子組替え技術

現在，治療薬として用いられているインスリンや成長ホルモンは，生体から調整されたものではなく，遺伝子組替え技術を応用して産生されたものである．これにより，複雑な構造をもつ分子を安価に大量に産生し，薬品として利用することが可能になる．遺伝子組替え技術には，制限酵素によるDNAの切断，遺伝子増幅法による特定の遺伝子断片の大量増幅，大腸菌などを利用した遺伝子クローニング，ベクターによる遺伝子断片の大腸菌などへの導入などの多くのプロセスが含まれる．

2. 生体成分の構造決定方法

2-a 生体高分子の構成要素の配列を決める方法：シークエンサー

蛋白質はアミノ酸の重合体，核酸はヌクレオチドの重合体である．蛋白質の構造や機能，核酸の遺伝情報は，その構成単位（アミノ酸やヌクレオチド）の配列（＝並べる順序）によって決まっている．したがって，この配列を決める手法や装置が活躍することになる．英語で配列のことをシークエンス（sequence），配列を決める装置をシークエンサー（sequencer）という．DNAの塩基配列や蛋白質のアミノ酸配列の情報は人類共通の財産と考えられ，インターネット上などに公開されている．ただし，企業が解析した情報を有料化したり特許を認定したりすべきかどうかについては議論がある．

蛋白質シークエンサー（アミノ酸配列分析装置）は，蛋白質のアミノ末端からアミノ酸を一つずつ切断し，切断されたアミノ酸を同定することでアミノ酸配列を決定する．これをエドマン分解法という．現在はこのプロセスはほとんど自動化されており，1回の分析で30残基程度の配列が決定できる．

DNAシークエンサーも自動化された装置だが，アミノ酸配列分析と比べるとその効率ははるかに高い．

初期には酵素反応を利用して5'末端から配列を決める方法（サンガー法）が採用されていたが，最新の次世代DNAシークエンサーではサンガー法ではなく様々な別の原理が採用されている．DNAシークエンサーの性能が向上したおかげで，一人ひとりの全ゲノム情報を解読することが可能になりつつある．

2-b 微量の物質の構造を決める方法：質量分析法

ヒト・ゲノム・プロジェクトなどにより，ヒトの遺伝子の塩基配列や遺伝子に指定された蛋白質のアミノ酸配列が次々に明らかにされている．このようにして蓄えられた情報をコンピューターの助けを借りて上手く利用すると，ごく微量の蛋白質（の断片）のアミノ酸の配列を決めることができ，それによって対象とする未知の蛋白質を同定することができる．

例えば，対象とする蛋白質を酵素などによって断片化し，断片の質量を極めて正確に測定する．これを質量分析法（マススペクトロメトリー）とよばれ，そのための装置はマススペクトロメーターとよばれる．得られた数値をコンピューター上のデータベースと照合し，当てはまる組み合わせを選ぶことで，アミノ酸の配列を決定するのである．

2-c 蛋白質の立体構造を明らかにする

蛋白質は実際には3次元的に折り畳まれた複雑な形状をしており，その機能発現のためには3次元的な構造こそが重要である．蛋白質の立体構造はそのアミノ酸配列によって決まっているはずであるが，現在のところアミノ酸配列（一次構造）から立体構造（三次構造）を予測することは極めて難しい．蛋白質の立体構造は，X線結晶構造解析や核磁気共鳴（NMR）などにより決定できる．

受容体（レセプター）などの機能蛋白の立体構造がわかると，その分子の重要な部位に結合する薬物を人工的にデザインすることが可能となる．このようにしてつくられる薬物を分子標的薬と呼び，すでに抗癌剤（抗腫瘍薬）として用いられているものもある．

2 個体の調節機構と恒常性

A 情報伝達の機序

　自然界に生きる全ての生物は，体内に物質を取り込み，体の構成に必要な物質を作ったり，物質を分解して取り出したエネルギーを使って活動し，不要になった物質を排泄し，生活を営んでいる．さらに成長，増殖も行って種の保存をはかっている．生物が示すこのような生命の営みを生命現象という．

　アメーバのように1個の細胞からなる単細胞生物の場合には1個の細胞の中で全ての生命現象が起こるが，ヒトを始めとする多細胞生物の場合には，様々な種類の細胞が各々独自の機能を分担，発揮することによって一つの個体としての生命現象を営んでいる．それぞれの細胞が相互に深い関わりを保ちながら働くために，様々な情報伝達の方法が発達している．

1. 情報伝達の種類と機能

1-a 情報伝達の種類

　細胞間の情報の伝達は，隣接した細胞同士が直接結合することによる連絡と，分泌性の生理活性物質（化学シグナル）による連絡とに大別できる．前者の例としては，ギャップ結合を介した心筋細胞の興奮の伝導があげられる（図 4-A-5）．後者の生理活性物質による連絡

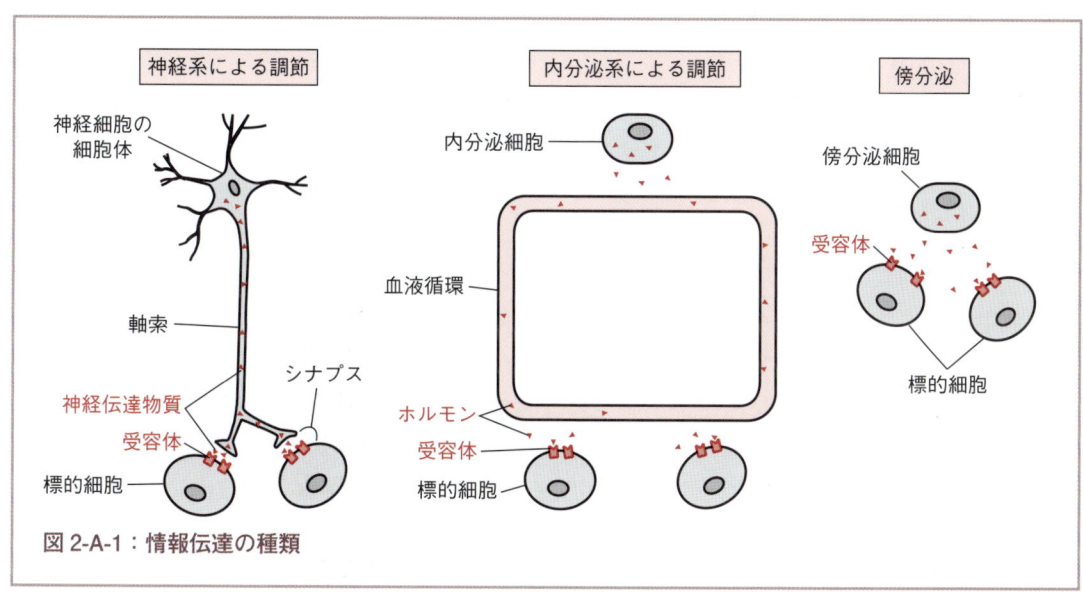

図 2-A-1：情報伝達の種類

では，神経系による調節と内分泌系による調節とが重要である．神経系による調節では神経伝達物質が，内分泌系による調節ではホルモンが生理活性物質として働く（図2-A-1）．

生理活性物質の種類は，一酸化窒素やグリシンのように低分子のものから，ペプチド，ステロイド，蛋白質など，非常に多様である．またアドレナリンのように，神経伝達物質としてもホルモンとしても作用するような生理活性物質もある．

1-b 神経系による調節

神経細胞は軸索とよばれる細く長い突起を標的細胞まで伸ばし，そこでシナプスとよばれる非常にすき間の狭いつなぎ目を作る．神経細胞の細胞体で生じたシグナルは，電気シグナルとして高速で軸索を伝導し，シナプスにおいて神経伝達物質とよばれる化学シグナルに変換されて，標的細胞に伝えられる．非常に速く正確な情報伝達が可能である．

神経系は意識的な調節を行う体性神経系と，無意識的な調節を行う自律神経系とに分けられる．

① 体性神経系：脳で意識的（随意的）に制御され，身体の運動や感覚を司る．
② 自律神経系：内臓臓器などを無意識的（不随意的）に調節し，循環や消化などの自律機能を司る．交感神経系と副交感神経系とで構成される．交感神経系は，身体が種々の活動を行うのに適合するよう働く作用がある．一方，副交感神経系は，交感神経系とは主に拮抗的に働き（休む，リラックスする），次回の活動に備えるために身体を回復させ，新たなエネルギーを蓄えるよう働く作用がある．

1-c 内分泌系による調節

内分泌腺から分泌されるホルモンが，血液循環を介して全身に運ばれ，そのホルモンに対する標的細胞に特異的に作用する．液性調節ともよばれる．神経性調節と比較して時空間的には厳密なコントロールができない一方，遠く離れた器官に，広い範囲で大きな影響を持続的に与えることができる，いわばコストのかからない調節である．

1-d 傍分泌

放出された生理活性物質がすぐ近くの細胞に作用する場合は傍分泌とよばれる．例として炎症反応の際に放出されるプロスタグランジンがあげられる．

2. 受容体による情報伝達

血液中に分泌されたホルモンが微量で，かつ標的細胞にのみ作用を及ぼすのは，標的細胞がそのホルモンに対して特異的に反応する受容体（レセプター，リセプター）をもつためである．またシナプスにおいても，標的細胞は受容体を介して短時間で情報を受け取る仕組みが発達している．受容体はほとんどが蛋白質で，水溶性の化学シグナルに対する受容体は細胞膜上に存在し，疎水性の化学シグナルに対する受容体の多くは細胞質と核内に存在する（第6章内分泌系参照）．

ある受容体に親和性をもった物質を，その受容体のリガンドという．リガンドのうち，受

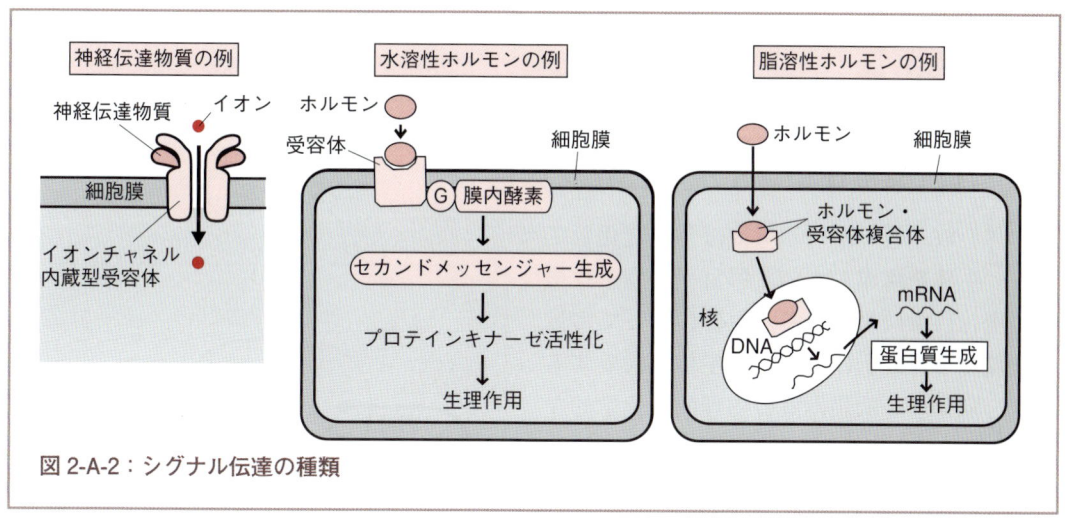

図 2-A-2：シグナル伝達の種類

容体に作用してホルモンや神経伝達物質と同様の機能を及ぼす物質はアゴニスト（作用物質）とよばれ，反対に阻害する物質はアンタゴニスト（拮抗物質）とよばれる．

3. 細胞内シグナル伝達

標的細胞が受容体を介して化学シグナルを受け取ると，細胞内では様々な反応が生じる．これら一連の反応をシグナル伝達とよぶ（図 2-A-2）．シグナル伝達に関する研究は，現在も日進月歩で進んでいる分野である．

① 神経伝達物質によるシグナル伝達：受容体が細胞膜上のイオンチャンネルであることが多く，イオンチャンネル連結型受容体とよばれる．シナプスにおいて放出された神経伝達物質が受容体に結合すると，イオンチャンネルが一過性に開閉して標的細胞の興奮性を変化させる（第 7 章神経・精神系の項参照）．

② 水溶性ホルモンによるシグナル伝達：ペプチドホルモンおよび副腎髄質ホルモンなどの水溶性ホルモンは細胞膜上の受容体に作用する．G 蛋白連結型受容体を介した情報伝達では，ホルモンが受容体に結合すると，受容体に G 蛋白質が連結・活性化され，これが膜内酵素を活性化させ，セカンドメッセンジャー（cAMP など）を生成する．セカンドメッセンジャーは各種の蛋白質リン酸化酵素（プロテインキナーゼ）を次々と活性化し（リン酸化カスケード），その結果，細胞の生理作用が発現する．このほかに受容体自体が酵素活性を有する（酵素連結型受容体とよばれる）経路もある．

③ 脂溶性ホルモンによるシグナル伝達：ステロイドホルモン（副腎皮質ホルモンと性ホルモン）および甲状腺ホルモンなどの脂溶性ホルモンは細胞膜を透過して細胞内の受容体と結合し，核内に入り DNA に作用する．その結果 mRNA の合成量が変化し，特定の蛋白質の合成（遺伝情報の発現）が促されて生理作用が発現する．

B 恒常性

1. 恒常性とフィードバック機構

生体を取り巻いている環境は常に変化している．生体を構成している器官や器官系は環境の変化に常に対応して，生体にとっての最適な環境を作り上げている．生体を構成する細胞を取り巻く細胞外液の物理的・化学的な性質，例えば血液の電解質組成，pH，浸透圧，温度などは驚くほど安定に保たれている．

フランスのベルナール（Bernard）は，1865 年に生体を形成する各器官や各組織・細胞は生体の内部環境のもとにあり，この内部環境が一定に保たれることが生命維持に重要であると示唆した．その後，1929 年に米国のキャノン（Cannon）は，内部環境はそれほど一定なものではなく，むしろある範囲

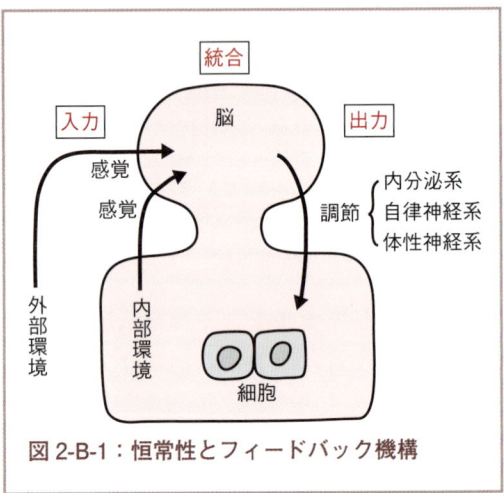

図 2-B-1：恒常性とフィードバック機構

内で変動すると考え，生体が外部から独立して，ある範囲内に保たれた内部環境を脳が維持するメカニズムを，恒常性（ホメオスタシス）とよんだ．恒常性とは安定な状態を意味するが，固定した状態を意味するものではない．生体には，例えば身体の位置を変えても血圧が一定に保たれる仕組みや，環境温（気温など）が変化しても体温が一定に保たれる仕組みなどのように，様々なホメオスタシスの維持機構が備わっている．

恒常性はフィードバック機構によって調節されている（図 2-B-1）．生体の内外からの多様な情報は，意識的または無意識的な感覚性情報の入力として，常に脳に送られている．これらの情報は脳で統合されて，その結果，神経系や内分泌系の出力を介して内臓や運動機能の効果器の活動が内部環境を適切に調節する．内分泌系による調節が無意識に行われるのに対し，神経系による調節には，無意識に行われるもの（自律神経系）と意識的に行われるもの（体性神経系）とがある．内分泌系，自律神経系，体性神経系は互いに密接な関連を保ちながら恒常性の維持に働いている（第 7 章神経・精神系の項参照）．

2. 体液・電解質バランス

2-a 細胞内液・細胞外液と静止電位

人間の身体は約 60 兆個の細胞から構成されていると考えられている．これらの細胞の中は細胞内液で満たされ，周りは細胞外液に取り囲まれている．細胞外液は体液ともよばれ，血漿やリンパ液，そして細胞間を満たす間質液（組織液ともいう）に区分される（図 2-B-2）．ただし，細胞内液と細胞外液とを合わせて広義の体液とよぶこともある．

図 2-B-2：細胞内液と細胞外液

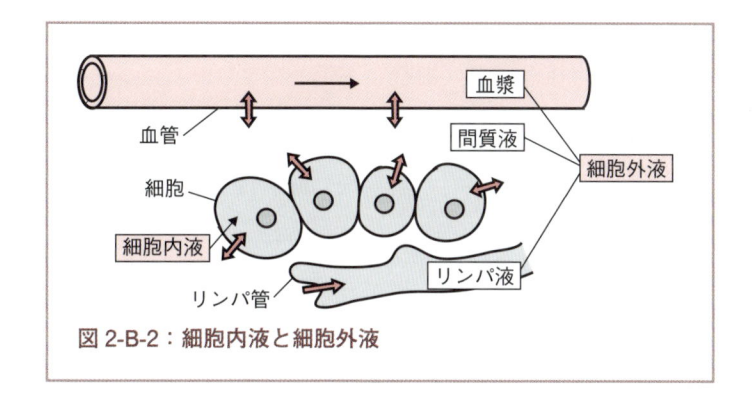

　細胞が機能を発揮するためには，多種多様の酵素を働かせる必要がある．酵素などの蛋白質は多くの負電荷をもち，正電荷をもつ多数の無機イオンと結合している．細胞内にはほかにも，糖やアミノ酸などが対イオンと結合して存在している．これらの有機分子により，細胞内には大きな浸透圧が生じる．

　細胞内液を細胞外液と同じ浸透圧に保つために，細胞は常に Na^+ イオンを細胞内から細胞外へ汲み出している．この汲み出しを行っているのが，細胞膜上にあるナトリウムポンプ（Na-K-ATPase）である．ナトリウムポンプは ATP の加水分解による能動輸送（一次能動輸送）で，1サイクルで3個の Na^+ を細胞外に汲み出し，同時に2個の K^+ を細胞に取り入れる（**図 2-B-3**）．結果として，細胞外液では陽イオンとしてはNa^+ イオン，陰イオンとしてはCl^- イオン（塩素イオン）が多いのに対し，細胞内液では陽イオンとしてはK^+ イオン，陰イオンとしては蛋白と重炭酸イオン（HCO_3^-）やリン酸イオン（PO_4^{3-}）などが多いという，不均等なイオン分布が生じる（**表 2-B-1**）．

　動物細胞の多くでは，このナトリウムポンプを作動させ続けて，細胞内の浸透圧を一定の範囲に保つために，全エネルギー（ATP）の30％以上ものエネルギーを費やしている．

　細胞内の K^+ が濃度勾配に沿って細胞外に拡散しようとする力と，細胞外の K^+ が細胞内

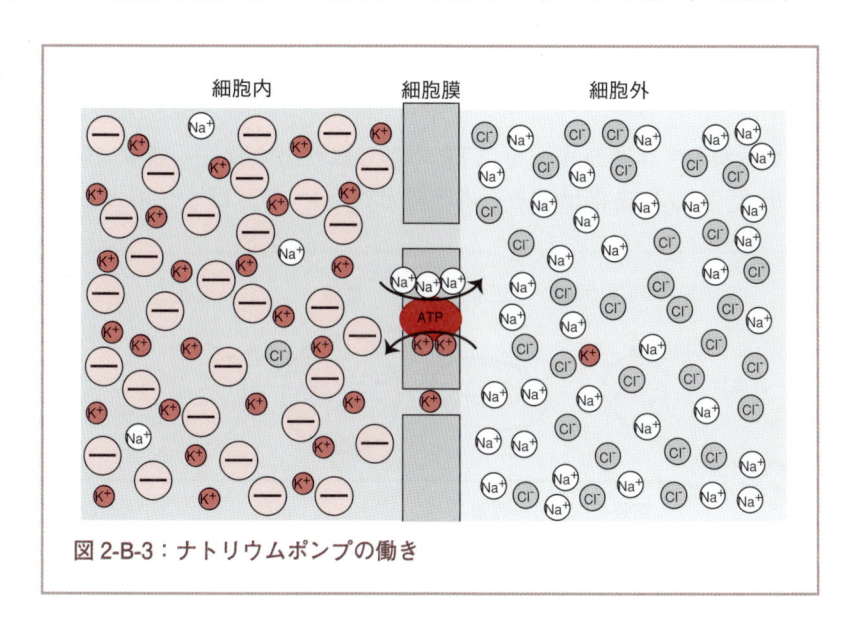

図 2-B-3：ナトリウムポンプの働き

の陰イオンに電気的に引き寄せられて細胞内へと流入しようとする力が釣り合って，細胞内には細胞外に比べて，負電位が生じる．細胞膜の内側と外側との間にあるこの電位差（膜電位）を静止電位（静止膜電位）という（第7章神経・精神系参照）．

表 2-B-1：細胞内液と細胞外液の主なイオン分布

	主な陽イオン	主な陰イオン
細胞外液	Na^+	Cl^-
細胞内液	K^+	蛋白 HCO_3^-, PO_4^{3-}

2-b 体液の浸透圧の恒常性

体液（細胞外液）の電解質のイオン濃度や浸透圧などは常時ほぼ一定に保たれており，このことは細胞が生きていくために必要不可欠である．

正常な状態では細胞内液と細胞外液の浸透圧は等しいが，細胞外液の浸透圧が変動すると，浸透圧を同じにする向きに水が細胞膜を透過する．例えば細胞を細胞内液より高張な食塩水に入れると，細胞から水が吸い出され，細胞は収縮する．反対に細胞を低張液（純水など）に入れると，細胞内に水が流入し，細胞は膨張し，さらに破裂することもある（図 2-B-4）．

細胞外液の浸透圧を生じさせる主なイオンは Na^+ と Cl^- である．例えば，水を飲まずに塩分を多量に摂取すると，体液の浸透圧が上昇するため，水は細胞内液から細胞外液に移動する．また，体液の浸透圧の上昇は脳にある浸透圧受容器を刺激して抗利尿ホルモン（バソプレシン）を分泌させ，これが腎臓に作用して尿量を減少させる．浸透圧受容器の刺激は同時に渇きの感覚を起こして水分摂取量を増やす．その結果，細胞外液量が増加して浸透圧を基準値に戻す．逆に，多量の飲水などによって体液の浸透圧が低下すると，水は細胞外液から細胞内液に移動する．同時に抗利尿ホルモン分泌が減少して尿量が増加し，細胞外液量が減少して浸透圧が基準値に戻る（第5章腎・尿路系参照）．

3. 酸塩基平衡

3-a 血液のpHの恒常性

血液のpHは通常 7.40 程度（7.35～7.45）で，わずかにアルカリ性に傾いた状態で一定に保たれている．

細胞は有機物を分解してエネルギーをATPの形で取り出す時に，通常は酸素（O_2）を取り込んで二酸化炭素（CO_2）を排出する（内呼吸という）．CO_2 は水に溶けて炭酸（H_2CO_3）

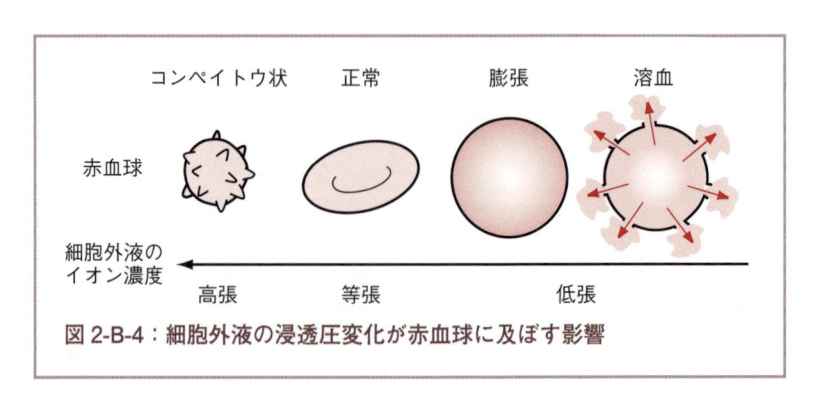

図 2-B-4：細胞外液の浸透圧変化が赤血球に及ぼす影響

図 2-B-5：血液のpHの恒常性を保つ仕組み

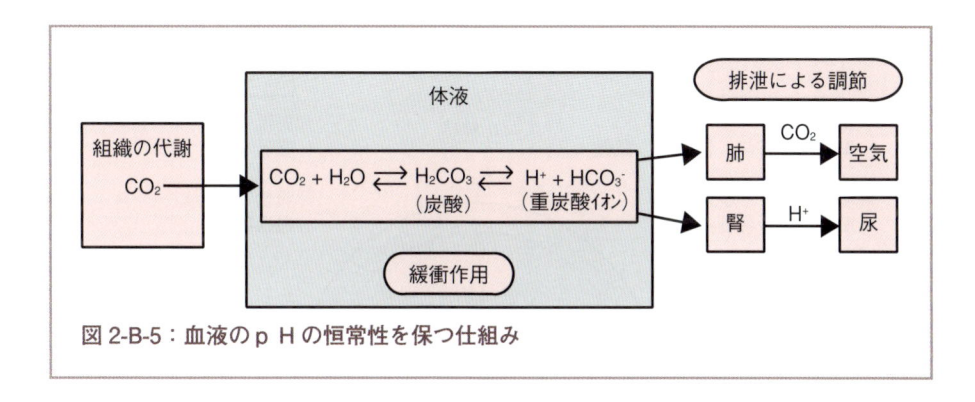

となり，重炭酸イオン（HCO_3^-）とH^+に解離する．つまりCO_2はH^+を生じるため，血液は酸性に傾きやすい．生体中では血液の緩衝作用によって酸を中和し，さらにCO_2は肺から呼吸（外呼吸）によって放出され，H^+は腎臓から排泄され，その結果，血液のpHは基準範囲に保たれる（図 2-B-5）．

① 血液の緩衝作用：緩衝系とは，酸やアルカリを少し加えてもpHが変化しにくいシステムで，弱酸と，共通イオンをもつ強電解質塩基類を組み合わせて作られる．血液の中に溶けている重炭酸塩，リン酸塩，血漿蛋白や赤血球中のヘモグロビンなどが緩衝作用をもつ．

② 呼吸によるpHの調節：肺は呼吸によって血中のCO_2を呼気中に放出することにより，血中H^+を減らす働きを担う．血液中のCO_2あるいはH^+濃度が上昇して酸性に傾こうとすると，呼吸運動が亢進し，血液中のCO_2が肺から多量に空気中に排出されてpHは基準範囲に戻る．

③ 腎臓によるpHの調節：腎臓は体内の過剰なH^+を尿中に排泄し，HCO_3^-を再吸収して体液pHを調節する．逆に，過剰なHCO_3^-を尿中に排泄することもできる．時間ないしは日単位でゆっくりと作動するが，その働きは最も強力である．

3-b 酸塩基平衡障害

血液のpHが基準範囲（7.35～7.45）を超えて酸性側に向かう状態をアシドーシス（実際にはpHが，7よりわずかに大きな弱アルカリ性であっても），pHがよりアルカリ性側に向かう状態をアルカローシスとよび，どちらも病的状態である（図 2-B-6）．体液のpHは6.8以下か7.8以上になると死に繋がる．アシドーシスもアルカローシスも，呼吸性の機序によるものと代謝性の機序によるものに分けられる．

① 呼吸性の機序による酸塩基平衡障害：呼吸器の疾患などでCO_2が排出されずに血液のpHが低下する（酸性に傾く）ことを呼吸性アシドーシスという．逆に過呼吸などでCO_2が過剰に排出されて血液のpHが高くなる（アルカリ性に傾く）ことを呼吸性アルカローシスという．

② 代謝性の機序による酸塩基平衡障害：代謝性アシドーシスは，腎機能の低下で体液中のH^+が排泄されずに血液のpHが低下すると生じる．また下痢でアルカリ性の腸液が大量に失われる際や，糖尿病でケトン体が大量に体内に蓄積した場合（糖尿病性ケトアシ

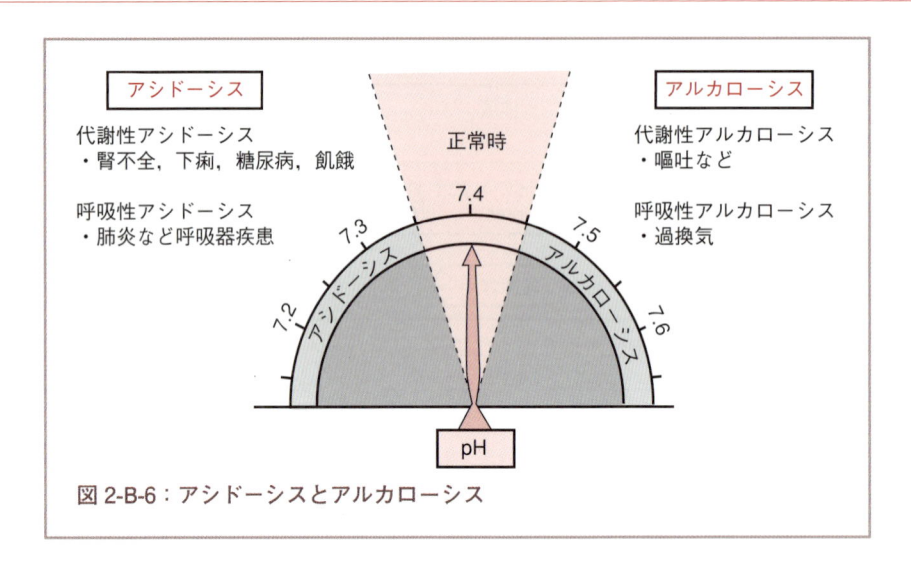

図2-B-6：アシドーシスとアルカローシス

ドーシス），飢餓などでも起こる．代謝性アルカローシスは激しい嘔吐により胃液中の塩酸が失われた場合などに起こる．

4. 体温の恒常性と調節

　生体では多くの細胞が生きるエネルギーを得るために，常時ブドウ糖を酸素で燃やし続けている．細胞はその燃やして得たエネルギーの約40％をATPの中に貯えておいて使うことができる．しかし，残りの約60％は熱となる．これによって身体は体熱をもち，暖かくなる．
　外気温が変化しても体温は37℃前後の狭い範囲内に保たれる．酵素反応を始め種々の生体反応は，ある温度範囲内でのみ働くので，体温を保つ仕組みは生きていくうえで不可欠といえる．体温調節には，外気温の変化を皮膚や脳内の温度受容器で感受して脳へ伝え（入力），視床下部にある体温調節中枢で統合し，体熱の産生と放散を神経系と内分泌系を介して調節する（出力），というフィードバック機構が働く．

4-a 体温の部位差
　体の深部が環境温の影響を受けにくいのに対し，体の表面は外気温などの環境温の影響を非常に受けやすい．各々を核心温度，外殻温度とよんで区別している（図2-B-7）．核心温度は一般に最も環境温の影響を受けにくい直腸温で，外殻温度は皮膚温で代表される．腋窩温は皮膚温であるが，腋窩を閉じた状態で5分間以上測定することによって外気温に影響されにくくなり，核心温度の目安として用いることができる．健康成人の体温は腋窩温で36.0〜36.7℃であり，口腔温は36.5〜37.0℃，直腸温は37.0〜37.5℃である．皮膚温も身体部位によっても大きく異なり，一般に体幹部から四肢の末梢に移行するにつれて低温となる（図2-B-8）．

4-b 体熱の産生（産熱）
　体熱の産生は産熱とよばれ，主として代謝活動によって生じる．

図 2-B-7：環境温による裸の人間の身体各部位の温度

図 2-B-8：体温の部位差

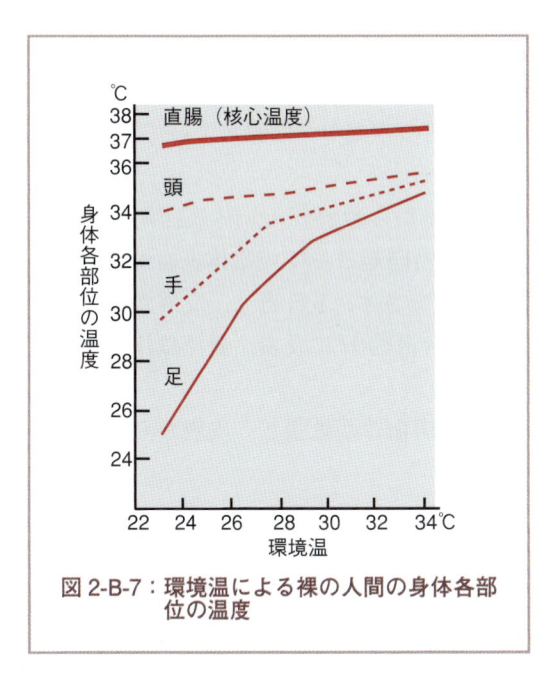

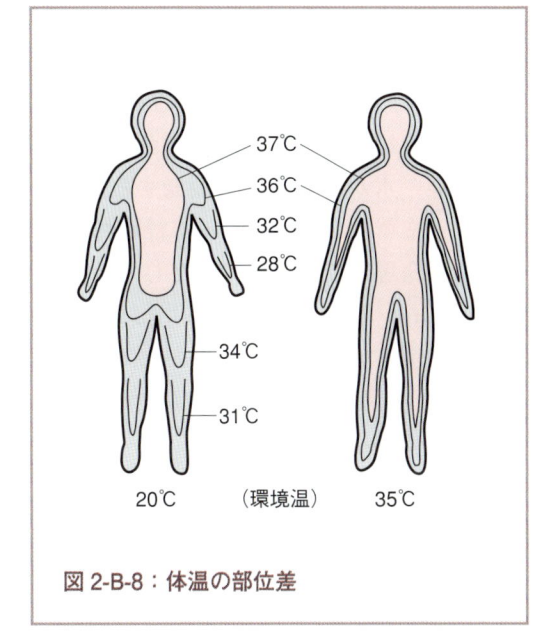

① 基礎代謝：細胞は絶えず代謝（物質の合成と分解）を行っているが，この際にエネルギーが放出される．目の覚めている状態で，生命を維持するのに必要な最小限の代謝量を基礎代謝量（BMR）という．基礎代謝によって放出されるエネルギーの一部は産熱に働く．例えば，内呼吸によって1モルのブドウ糖（180 g）が分解されると686 kcalのエネルギーが作られ，そのうちの420 kcalは熱に変わる．臓器別でみると，筋肉（骨格筋）や肝臓による代謝が，産熱に大きく寄与する．

② ホルモンの作用：甲状腺ホルモンには代謝促進作用があり，長時間にわたり熱産生を増大する．副腎髄質ホルモンはグリコーゲンを分解して血糖値を高め，産熱を促す．黄体ホルモンにも代謝促進作用があり，排卵直後から月経に至るまでの間の基礎体温を上昇させる（第12章生殖器系参照）．

③ ふるえ産熱：寒い時には，体性神経系の働きによって骨格筋が不随意的に細かく律動的に収縮して，ふるえによって産熱を増やす．

④ 皮膚血管収縮：寒い時には自律神経の作用によって皮膚血管は収縮し，放熱の防止に役立つ．

⑤ その他：筋の収縮に伴って起こる熱の発生は，特に運動時に著しい．食物摂取後にも熱が発生する（食事誘発性産熱反応または特異動的作用とよばれる）．また，新生児では肩甲骨の間などに褐色脂肪組織とよばれる代謝の活発な脂肪組織があり，これが産熱に重要な役割を果たす．

4-c 体熱の放散（放熱）

体熱の拡散は放熱とよばれ，主として体表面から行われる．環境温25℃の安静時では，放射による放熱が約50％，伝導と対流による放熱が30％，蒸発による放熱が20％程度であるが，この割合は条件で大きく異なる．

①放射：体表からの赤外線放射による熱移動．
②伝導と対流：伝導とは，人体からそれと接している他の物質に熱が流れることである．例えば，冷たい空気に接すると，体熱は身体から周囲の空気中へ伝導によって失われる．空気の対流があると，放熱はさらに効果的に行われる．
③蒸発：水が体表面から蒸発する際に，気化熱が体熱から奪われる．体表面からの蒸発は不感蒸散と発汗によって行われる．不感蒸散とは常時起こっている体表面からの水分の蒸発現象で，一般に汗としては意識されないものをさす．1日当り，皮膚から600〜700 ml，肺から150〜450 mlの不感蒸散があり，合計約1lに及ぶ．発汗は汗腺からの分泌現象で，汗の蒸発により放熱を起こす．
④皮膚血管拡張：暑い時は自律神経の作用によって皮膚血管が拡張し，皮膚からの放熱が盛んになる．

4-d 体温の調節

①快適温度：無風，湿度40〜50％，中くらいの放射条件の安静時では，裸体では外気温29℃前後，普通の外出着では外気温21℃前後で暑さも寒さも感じない．この条件では産熱は最小であり，皮膚血管の収縮と拡張によって放熱が調節される．
②外気温低下時：甲状腺ホルモンや副腎髄質ホルモン分泌亢進によって代謝が亢進し，体性神経系の働きによって，ふるえ産熱の増大が起こる．同時に自律神経の作用により皮膚血管が収縮し，体表からの放熱を防いで，核心温度は正常に維持される（図2-B-9）．さらに外気温が低下し，生理的調節の限界の範囲を越えると低体温になる．核心温度が33〜34℃になると意識が失われ，25〜30℃では心筋に細動が起こり，死に至る．
③外気温上昇時：外気温が上昇すると，皮膚血管の拡張や発汗などにより皮膚からの放熱が高まり，体温の上昇が防がれる（図2-B-9）．発汗による放熱は，外気温が30℃を越えると急激に増大しはじめ，35℃以上になると発汗が著しく増して体温の上昇を防ぐ．同時に腎臓からの水分排泄が抑制され，体内からの水分喪失を防ぐ．高温環境下ではほかにも熱産生を減少させるために，食欲不振になったり運動量が減少したりする傾向が

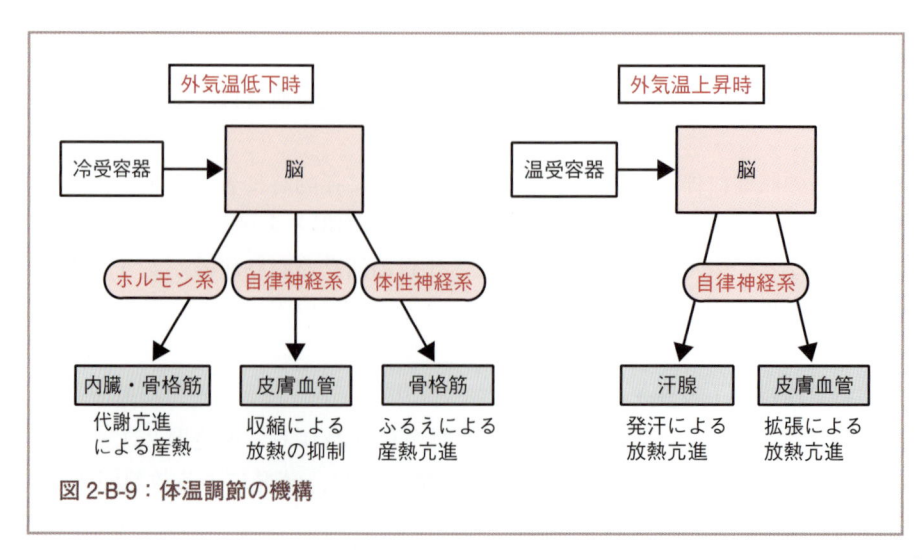

図2-B-9：体温調節の機構

ある．また呼吸が増加し，呼気を介して放熱が増える（あえぎ呼吸）．外気温がさらに高まり生理的調節の限界を越えると，高体温となり，生命は危険にさらされる．体温（直腸温）が43℃を越えると蛋白質の変性が起こり，脳の神経細胞は特に障害されやすく，やがて死に至る．

4-e 体温調節の異常

①発熱：正常では体温を一定レベルに保とうとする機構があり，このレベルをセットポイントとよぶ．発熱はなんらかの病的な原因で，セットポイントが正常よりも高いレベルにずれることによって起こる．発熱を起こす物質を発熱物質とよぶ．発熱物質には，細菌，ウイルスなどの外因性発熱物質と，生体内で産生される内因性発熱物質とがある．発熱物質は，外気温に関係なく脳の体温調節中枢に作用して，産熱機能を高め放熱機能を抑制する．発熱の原因が取り除かれると，亢進した産熱機能は元に戻り，発汗などの放熱機能が高まり，体温は元に戻る．アスピリンなどは，上昇しているセットポイントを正常に戻す作用があるため，解熱剤として用いられる．

②熱中症：高温に長時間さらされたり，暑い環境で運動した際などに，産熱と放熱のバランスが異常になって生じる障害を総称して熱中症という．熱痙攣（けいれん）（手足の痙攣や筋肉痛など），熱疲労（けんたい）（倦怠感や嘔吐など），熱射病（意識障害など）の順に重くなる．熱射病では体温調節中枢が障害され，発汗や皮膚血管拡張もみられなくなり，体温が40℃以上に上昇する．体温調節中枢障害のため解熱剤は効かないので，冷たい水で体を拭いて風を送るなどして体温を下げるが，意識障害が長引く例では死亡することもある．

③低体温：直腸温が35℃以下の場合を低体温とよぶ．気温が著しく低い場合のほか，老人や飲酒後など，体温調節機能が低下している時に寒冷に晒されたような場合にみられる．

5. 生体機能や体内環境のリズム性変化

5-a 生体リズムとは

昼夜で変動する生物の活動リズムを日内リズムあるいは日周期とよぶ．進化の過程で，昼間に活動する昼行性の生物と夜間に活動する夜行性の生物が発生した．しかし光から隔離（かくり）した世界に生物をおいても，生物の活動はおよそ24時間の周期を示す．すなわち，生物は生理機能の日内リズムを遺伝子レベルで外部環境とは独立して作る体内時計を備えており，そのリズムが昼夜のリズムに同期しているのである．

昼夜の区別のつかない環境に人間を置くと，正確ではないが，およそ24時間の周期で睡眠と覚醒（かくせい）を行う．この生体の本来もっているおよそ24時間周期を日内リズム（概日リズム，サーカディアンリズム）とよぶ．日内リズムのうち最も顕著なものは睡眠と覚醒のリズムである．さらに自律機能や内分泌機能においても日内リズムがみられる．これらの日内リズムは，身体の外部からの刺激，特に光の明暗の刺激によって調節される．

体内リズムにはこのほかに，心拍動や呼吸リズムのように1日より短いリズムや，女性の月経周期や季節のリズム（基礎代謝は冬には亢進し，夏には低下する）のように1日より長

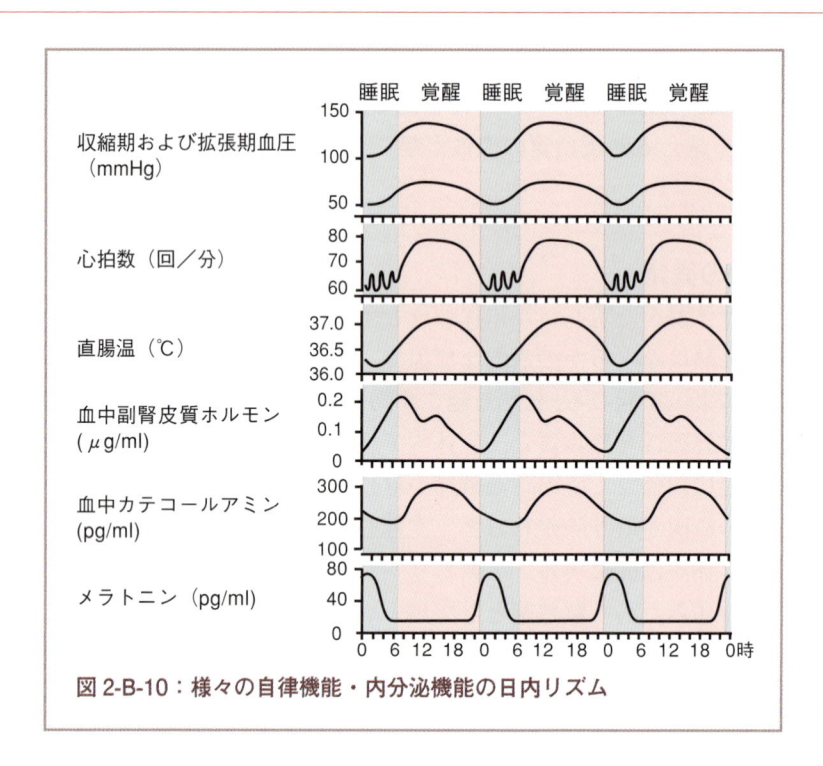

図 2-B-10：様々な自律機能・内分泌機能の日内リズム

いリズムもある．

5-b 自律機能・内分泌機能の日内リズム

自律機能・内分泌機能の多くは睡眠と覚醒のリズムに同調して日内リズムを示す．例えば覚醒時には体温や血圧，心拍数などが高まり，活動しやすい状態になる（**図 2-B-10**）．一般に日中には交感神経系の活動が高まり，夜間には副交感神経系の活動が高まって体を休める傾向がある．

①体温の日内リズム：人間の体温は規則正しい日内リズムを示す．1日のうちの早朝の睡眠中に最も低く，その後少しずつ上昇して夕方にピークを示し，その差は約1℃以内である．

②循環器系の日内リズム：心拍数や血圧は日中高まり夜間睡眠時に低くなる傾向がある．

③ホルモンの日内リズム：多くのホルモンの血中濃度は日内リズムを示す．例えば成長ホルモンは夜間に多く分泌される．また，副腎皮質ホルモンの血中濃度は活動に先立って早朝に高まり，深夜に最も低くなる．このリズムは急に睡眠時間をずらしたり徹夜をしたりしても保たれるが，夜勤の生活を長く続けていると，活動のリズムに適応して夕方増加するようなリズムに変わってくる．

5-c 日内リズムの変更，正常化とメラトニン

生体の日内リズムは外部環境によって著しい影響を受けている．昼夜の明暗の変化や日常生活の中での社会的要因などによって日内リズムが無理に変えられてしまうことがある．例えばジェット機で時差が12時間前後もある外国に急に着くと，現地時間に合わせて睡眠と覚醒のリズムを強制的に調整しようとする．しかし自律機能や内分泌機能のリズムは意識状

態のリズムとは一緒に調整されずに，別々に働く時期がある．昼夜のリズムと体内のリズムにずれが生じ，胃腸障害や睡眠障害など身体に様々な不調が起こる．これをジェットラグ（時差ボケ）とよぶ．

　日内リズムに最も影響を与えるものは光（明暗変化）で，リズム異常の患者に対して，光照射による治療が行われている．脳の松果体から分泌されるメラトニンは，光によって分泌が抑制され，夜間に多く分泌される（図2-B-10）．メラトニンは睡眠作用をもつのみならず，同調促進作用をもつといわれているため，メラトニンを服用してジェットラグなどの状態の改善に役立たせようとする考え方がある．

3 消化器系

A 消化器系の構造と機能

1. 消化器系とは

1-a 消化器系の構造
　食物中の栄養素を吸収可能な形に分解（消化）し，吸収するシステムを消化器系という．消化器系は，食物が分解・吸収されながら通過する消化管と，消化・吸収に関わる付属の器官よりなる（**図3-A-1 左**）．
　①消化管：口腔に始まり，咽頭，食道，胃，小腸，大腸を経て肛門に終わる．口腔から肛門までの長さは成人で約9mで，摂取した食物が通過するのに約24〜72時間かかる．
　②消化に関わる付属の器官：消化液などを合成・分泌する唾液腺，膵臓，肝臓，胆嚢がある．肝臓は体内に取り込んだ栄養素を身体に必要な物質に再合成する器官としても重要である．

1-b 消化器系の機能
　食物は口腔内で咀嚼され，唾液と混和されて，柔らかな食塊となって嚥下運動によって胃に送られる．食塊は消化管の蠕動運動によって砕かれ，消化液と混和されつつ輸送される．胃液，膵液，腸液などに含まれる酵素の働きによって食塊は吸収可能な形に分解される．糖質はブドウ糖などの単糖類，脂肪は脂肪酸やモノグリセリドなど，蛋白質はアミノ酸に分解された後，大部分が小腸で吸収される．食物中の無機質，ビタミンおよび水分も吸収され，残渣は直腸に送られて，糞便として排泄される（**図3-A-1 右**）．

2. 消化管の肉眼構造と機能

2-a 食道
　食道は咽頭の下から胃に達する管で，食塊は食道の蠕動運動によって移送される．長さは約25cmで，食物が通らないときは前後に扁平な形である．食塊の通過によって傷つかないように，食道の粘膜は重層扁平上皮からなり，食道腺からは粘液が分泌される．筋層は，食道の上部1/3は横紋筋，下部1/3は平滑筋よりなり，その中間部では横紋筋と平滑筋が混在する．
　食道の胃への移行部では，下部食道括約筋という平滑筋が自律神経で調節され，胃内容の

図 3-A-1：消化器系の概観（左）と消化器系の機能（右）

図 3-A-2：胃の構造

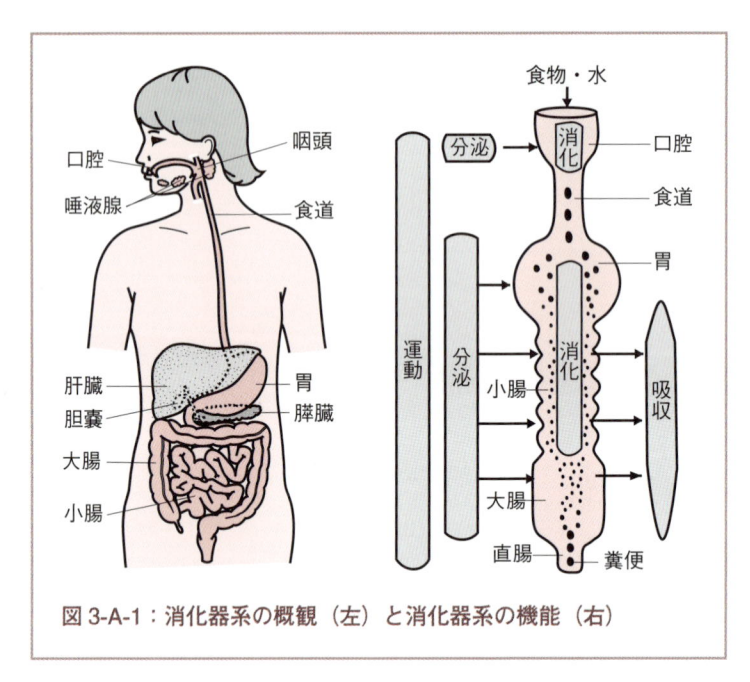

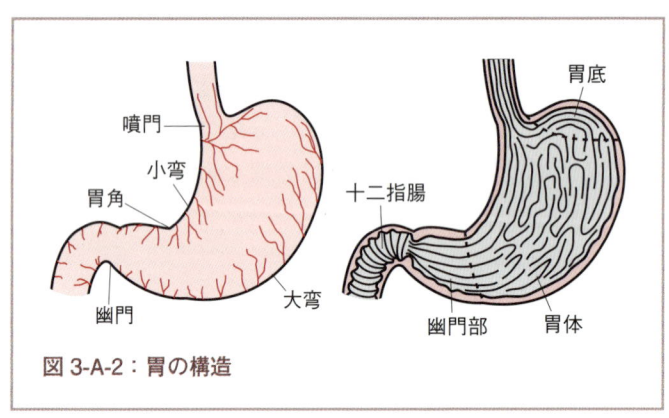

食道への逆流を防いでいる．新生児では食道胃接合部を閉じる機能が未熟なため，胃内容が食道に逆流しやすい．食道は，起始部，気管分岐部の後ろを通る部分，横隔膜を貫く部分の3ヶ所でやや細くなっており，狭窄部（生理的狭窄部）とよばれる．この3ヶ所で食物がつかえやすい．

2-b 胃

胃に入った食塊は，胃の蠕動運動によって胃液と混和される．そこで胃運動による機械的な消化と消化酵素による化学的な消化を受け，流動性の糜汁とよばれる粥状液になって，少量ずつ十二指腸に送られる．胃は上腹部の左側に位置し，J字形をした袋状の臓器で，食物が満たされた状態では1〜1.5l程度の容積となる（図3-A-2）．胃は内容物の量により，その形や大きさをさまざまに変える．

胃の入口の噴門は第11胸椎の左側付近に，出口の幽門は第1腰椎の右側付近に位置する．胃は大部分を占める胃体と幽門に向かって細くなった幽門部に分けられる．胃体のうち，噴

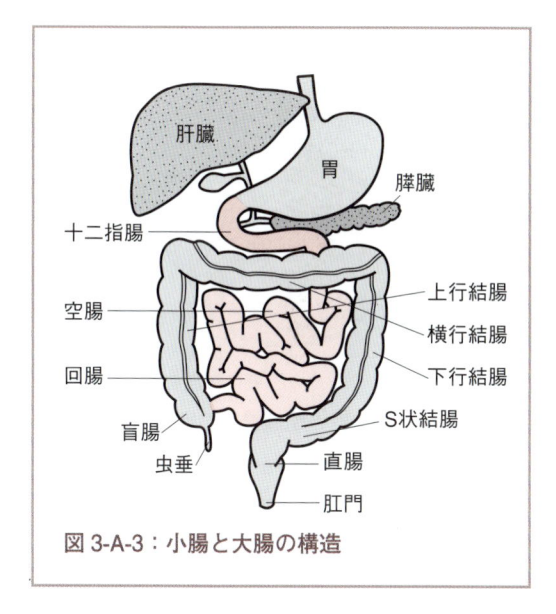

門よりも左上後方に横隔膜に沿って膨れ出た部分を胃底とよんで区別する場合もある．J字形に湾曲した胃の外縁は大弯，内縁は小弯という．小弯の胃体と幽門部の境には，胃角とよばれるくびれがある．

図3-A-3：小腸と大腸の構造

2-c 小腸

小腸は食物の消化と吸収の双方に重要な場である．ここで内容物は長く滞留し，最終的に吸収可能な栄養素にまで消化され，大部分の栄養素が吸収される．消化は，小腸運動による機械的な消化と，膵液（膵臓から分泌される），胆汁（肝臓から分泌される），腸液（腸壁から分泌される）による化学的な消化によってなされる．

小腸は十二指腸とそれに続く空腸と回腸よりなる長さ約6〜7mの管状臓器である（図3-A-3）．

①十二指腸：幽門部に続く，長さ約25cm（指の幅12本程度の長さ）の部分で，膵臓の右側を囲むようなC字状の形をしている．十二指腸には，膵臓の導管（膵管）および胆嚢からの総胆管が合流して開口しており，膵液および胆汁が流入する．この開口部を大十二指腸乳頭（ファーター乳頭）という．この周辺では括約筋（オッディ括約筋という）が発達しており，膵液と胆汁の排出を調節している．

②空腸と回腸：十二指腸に続く細長い管で，空腸と回腸の境目は明らかでないが，およそ上部2/5を空腸，下部3/5を回腸とよぶ．腹腔内で空腸と回腸は複雑に蛇行しているが，一般に空腸は左上部に，回腸は右下部に存在する．空腸と回腸を覆っている腹膜は，腸間膜となって背側の腹壁に繋がる．血管やリンパ管，神経などは，腸間膜の間を通って腸管に分布する（図3-A-6参照）．

2-d 大腸

回腸から大腸へ送られた半流動性の内容物は，ここで主に水分とNa^+の吸収を受け，固形物となって大腸末端部へ送られ，最終的に糞便として体外に排泄される．大腸は，小腸より太く直径約5〜8cmで，長さは約150〜170cmの管状臓器である．盲腸，結腸および直腸に区分される（図3-A-3）．

①盲腸：盲腸は，回盲弁よりも下方に伸びた袋状の約5cmの長さの部分をいう．盲腸の盲端からつきでる細長い突起を虫垂とよぶ．盲腸と虫垂は右下腹部に位置する．虫垂にはリンパ小節が多数存在し，感染などの際に炎症（虫垂炎）を起こすことがある．

②結腸：上行結腸，横行結腸，下行結腸，S状結腸に区分される．上行結腸は盲腸に続く部分で，腹腔の右側を上行し，横行結腸となって胃の下を横切って腹腔の左側で下行結腸となって下行し，腸骨稜の高さでS状結腸に移行する．S状結腸はS字状に蛇行して

仙骨の前面で直腸に移行する．
③直腸：S状結腸に続く部位で，長さは約20cmである．仙骨の前面に沿って下行し，尾骨を過ぎたところで後方に屈曲して肛門に至る．肛門には発達した輪走筋（平滑筋）からなる内肛門括約筋と，これを取り囲む外肛門括約筋（横紋筋）がある．

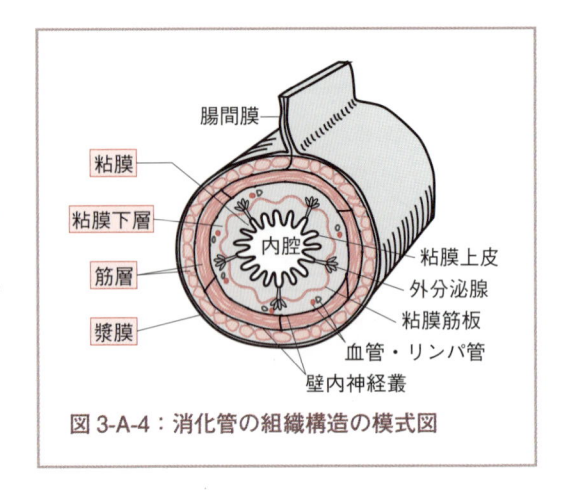

図3-A-4：消化管の組織構造の模式図

3. 消化管の組織構造

消化管は消化や吸収に適した構造をもつ．
消化管の壁は各部位によって差はあるが，一般に内側から粘膜，粘膜下層，筋層，漿膜の順に配列する（図3-A-4）．

①粘膜：消化管の最も内側を覆う．消化液を分泌する外分泌腺が開口する．粘膜上皮，粘膜固有層，粘膜筋板よりなる．
②粘膜下層：結合組織よりなる．ここには血管やリンパ管が存在する．
③筋層：消化管運動をもたらす平滑筋組織よりなる．筋の走行により輪走筋や縦走筋などに分けられる．
④漿膜：消化管の外側表面を覆う結合組織よりなる膜（腹部消化器では腹膜ともいう）．
⑤壁内神経叢：粘膜下層や筋層間には壁内神経叢があり，消化管の平滑筋や分泌腺の機能を適切に調節する．粘膜下層にある神経叢はマイスネル（マイスナー）神経叢，筋層の間にある神経叢はアウエルバッハ神経叢とよばれる．

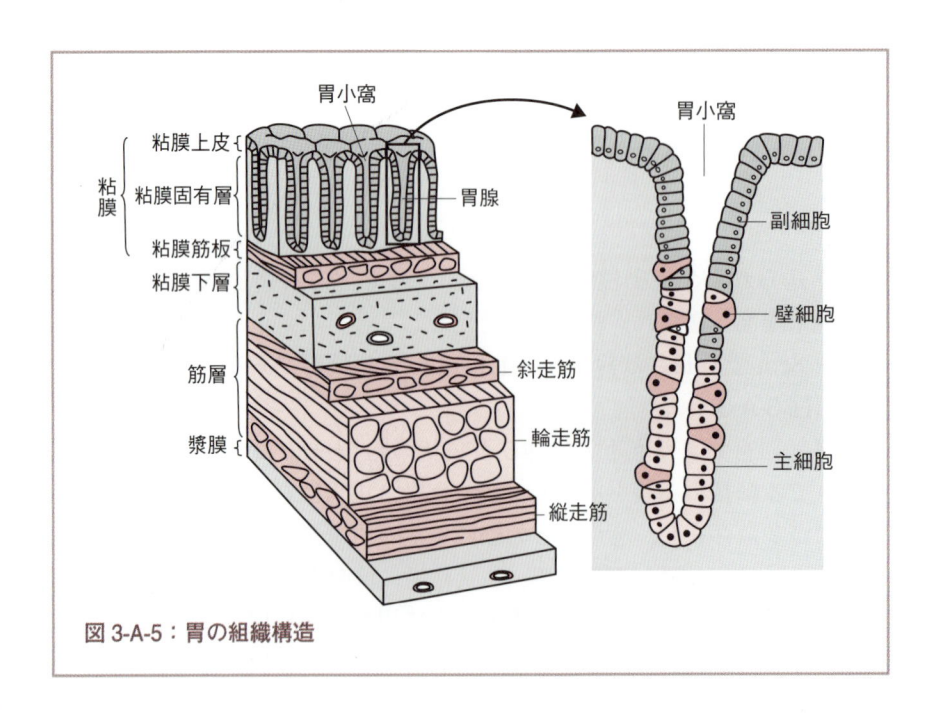

図3-A-5：胃の組織構造

3-a 胃の組織構造

　胃の内面にある粘膜は複雑なヒダを形成する（図3-A-5）．粘膜の表面には胃小窩とよばれる無数の小孔がある．胃の粘膜表面と胃小窩の壁は，単層円柱上皮に覆われている．胃小窩の底には胃腺（胃底腺）が開口して胃液を分泌する．胃腺には主細胞，壁細胞（傍細胞），副細胞（頚部粘液細胞）の3種類の細胞がある．主細胞はペプシノーゲンを分泌し，壁細胞は塩酸を分泌し，副細胞は粘液（ムチン）を分泌する．

　胃の筋層は内側から，斜走筋，輪走筋，縦走筋の3層の平滑筋からなる．幽門部では輪走筋層が著しく肥厚して幽門括約筋を形成し，幽門の開閉を行い，胃内容の十二指腸への排出と，十二指腸液の逆流防止に働いている．

3-b 小腸の組織構造

①粘膜：小腸粘膜には多数の輪状ヒダがあり，その上に無数の絨毛が突出している（図3-A-6）．絨毛の表層は，吸収上皮細胞とよばれる細長い単層円柱上皮に覆われ，この細胞にも微絨毛とよばれるブラシのような細かい突起が並んでいる．このため小腸の粘膜上皮の表面積はきわめて大きい．

　吸収上皮細胞の微絨毛の表面には消化酵素が組み込まれている．栄養素はここで最終的な消化を受けた後，吸収上皮細胞に吸収される．また，絨毛の根本には陰窩という穴が存在し，腸腺（リーベルキューン腺）が開口する．これは腸液を分泌する．

　絨毛は伸縮運動を行っており，物質の吸収を促進する．絨毛の中には豊富な毛細血管網がある．絨毛内の毛細血管は物質透過性が高く，大部分の栄養素がこの毛細血管によって運びさられる．また，絨毛内にはリンパ管も発達しており，脂質などの運搬を行う．

②粘膜下層：緩い結合組織で，血管とリンパ管網が発達し，マイスネル神経叢もここに存在する．十二指腸の粘膜下層は十二指腸腺（ブルンネル腺）という粘液腺で充満している．

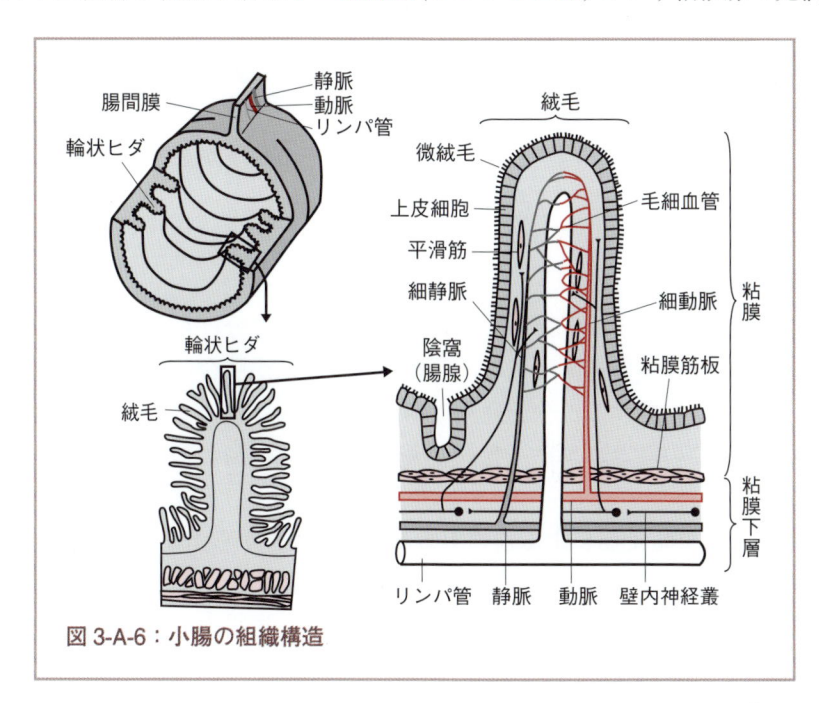

図 3-A-6：小腸の組織構造

③筋層：内輪・外縦（内側の輪走筋・外側の縦走筋）の2層の平滑筋からなり，その間をアウエルバッハ神経叢が点在する．
④漿膜：空腸と回腸を包む漿膜（腹膜）は，背側で合わさって腸間膜となり後腹壁に付く．血管・リンパ管・神経は腸間膜を通って出入りする．十二指腸の大部分は腸間膜を持たず，直接後腹壁に固定されている．

3-c 大腸の組織構造

大腸の粘膜では，ヒダは半月ヒダとよばれ，小腸と異なって絨毛はなく，陰窩が発達している．陰窩の壁と粘膜表層は吸収上皮細胞と，粘液を分泌する杯細胞で覆われている．

大腸の筋層は，内輪・外縦の2層からなるが，外縦走筋の一部は密に集まって，幅約1cmの3本の帯状に分布する．これを結腸ヒモという．結腸ヒモに沿って，腹膜垂という脂肪の入った袋状の構造が下がっている．盲腸の3本のヒモは全て虫垂に集まり，S状結腸から直腸への移行部で消失する．結腸ヒモが発達しているため，結腸壁には規則的な膨らみ（結腸膨起）とくびれがみられる．これらの特徴は小腸ではみられないので，小腸と大腸を外表から区別する指標になる．

4. 消化管の運動

4-a 胃運動

食物は胃で2〜4時間滞留する間に糜汁となり，胃酸によって殺菌もされる．
①内容物の受け入れ：胃に食塊が入ると，反射性に胃壁は弛緩し，胃内圧をあまり高めずに胃内容積を増やす．
②蠕動運動：胃に食塊が入ってしばらくすると，蠕動運動が始まる．蠕動は毎分約3回の頻度で胃体上部に始まり，ゆっくりと幽門に向かって伝えられる．一般に，胃内容が多く胃壁が伸展されるほど，蠕動の収縮度は強くなる．蠕動によって胃内の食塊は撹拌され，胃液と混和されて糜汁となる．
③内容物の排出：蠕動運動が幽門部に及ぶと，幽門部の内圧が高まり，糜汁は幽門から少量ずつ十二指腸に送り出される．

4-b 小腸の運動

小腸の運動は，分節運動，振子運動，蠕動運動の3種類に分けられる（図3-A-7）．
①分節運動：輪走筋による運動である．収縮部と弛緩部が隣合って現れ，次いで収縮部が弛緩し，弛緩部が収縮する．分節運動は腸内容の混和に役立つ．
②振子運動：縦走筋の働きにより，腸管の縦方向に伸縮運動が起こる．内容物と消化液の混和に役立つ．
③蠕動運動：主として輪走筋による運動である．糜汁が胃から十二指腸に送り込まれると，十二指腸に蠕動運動が生じ，この蠕動は連続的に肛門側に伝播して，糜汁を移送する．
④回盲弁の開閉：回腸から盲腸へと連なる回盲部には，盲腸内に突出した括約筋からなる回盲弁があり，内容物の逆流を防いでいる．小腸内容が少量の時には回盲部の括約筋が

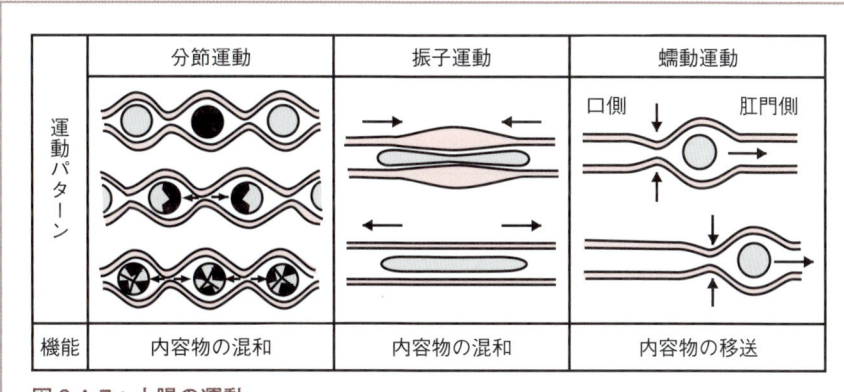

図 3-A-7：小腸の運動

収縮して，小腸内容を長く滞留させる．ここに糜汁がある程度たまると回盲弁の括約筋は弛緩し，回腸の蠕動が盛んになって糜汁は盲腸へと送られる．また胃に食物が入ると，反射的に回腸の蠕動運動が盛んになり，回盲弁が開く．

4-c 大腸の運動

①大腸は分節運動，蠕動運動の他，逆蠕動（口側に向かっての移送）も行う．これらの運動は概して弱く，内容物は停滞しがちである．

②大腸では輸送を一気に行う大蠕動（総蠕動）が1日数回起こる．大蠕動では，横行結腸からS状結腸にかけての広範囲の平滑筋が同時に収縮して，内容物は一気に直腸へ運ばれる．大蠕動はしばしば摂食後数分以内に起こるが，これは胃の充満によって起こる（胃大腸促進反射または胃結腸反射とよぶ）．

4-d 消化管の運動の調節

消化管の運動の調節は，内因性には消化管壁の平滑筋自体の性質（伸展されると収縮するという性質）や，壁内神経叢によって行われる．壁内神経叢が先天的に欠損しているヒルシュスプルング病では，蠕動運動が消失する．

消化管の運動の調節は，外因性には自律神経によって調節される．特に副交感神経による調節は重要で，消化管運動を亢進させ，括約筋を弛緩させる．消化管に分布する副交感神経の大部分は迷走神経を通るが，直腸や肛門への副交感神経は骨盤神経叢を通る．一方，交感神経は一般的に消化管の運動を抑制する．

5. 消化管における消化

消化には咀嚼や消化管運動による機械的消化と，消化酵素による化学的消化（表3-A-1）がある．消化はまた，管腔内消化と最終消化の二段階に分けられる．第一段階の管腔内消化は，唾液，胃液，膵液中の消化酵素による消化過程である．第二段階の最終消化は，小腸上皮細胞の微絨毛付近に分布する消化酵素による膜消化と，小腸上皮細胞内の酵素による細胞

表 3-A-1：消化酵素による化学的消化

栄養素＼消化液	唾液 (pH 6〜7)	胃液 (pH 1〜2)	膵液 (pH 約8)	膜消化	最終分解産物
でんぷん	アミラーゼ → 麦芽糖		アミラーゼ → 麦芽糖	マルターゼ →	ブドウ糖
蔗糖				スクラーゼ →	果糖 / ブドウ糖
乳糖				ラクターゼ →	ガラクトース / ブドウ糖
蛋白質		ペプシン → オリゴペプチド	トリプシン キモトリプシン → ペプチド	オリゴペプチダーゼ →	アミノ酸
脂肪		リパーゼ	リパーゼ	→	脂肪酸 / モノグリセリド

内消化によって営まれる．

5-a 口腔における消化

食物は咀嚼運動により噛み砕かれて，適当な大きさの食塊となる（機械的消化）．また，唾液腺から消化酵素である唾液アミラーゼが分泌され，でんぷんを加水分解する（化学的消化）．

5-b 胃における消化

蠕動によって胃内の食塊は撹拌され，胃液と混和され，殺菌されて，糜汁となる．

胃液は胃粘膜にある胃腺から分泌される．胃液は一般に無色透明で，1日の分泌量は1〜3lである．胃液のpHは1〜2で，強い酸性である．胃液の主成分は，ペプシノーゲン，塩酸（HCl），粘液で，その他に各種電解質なども含まれる．

① ペプシノーゲン：胃腺の主細胞から分泌される．不活性型のペプシノーゲンは塩酸の作用によって活性型のペプシンとなり，蛋白質を分解する．また，ペプシノーゲンはペプシンの作用によってもペプシンになる．

② 塩酸：胃腺の壁細胞から分泌される．胃内容の殺菌，消毒作用を有する．また，ペプシノーゲンを活性化してペプシンにし，ペプシンの作用を促進する（ペプシンは強酸性でのみ働く）．十二指腸でのセクレチン分泌の促進も重要である（後述）．

③ 粘液（ムチン）：胃腺の副細胞から分泌される．粘液は胃の内面を覆い，胃粘膜が塩酸によって傷害されるのを防ぐ．粘液分泌が不十分だったり，塩酸の分泌が多くなったりすると，胃潰瘍の原因となる．ストレスの際に分泌の高まる副腎皮質ホルモンは，胃の粘液分泌を抑える．

④内因子：幽門部ではビタミンB₁₂の小腸での吸収に必要な内因子が分泌される．胃全摘手術の後は，内因子の欠乏によりビタミンB₁₂が吸収されず，ビタミンB₁₂を非経口的に投与しないと悪性貧血とよばれるタイプの貧血を生じる．

5-c 小腸における消化

小腸において糖質，蛋白質，脂肪などの各栄養素は，膵液に含まれる消化酵素の働きにより管腔内消化を受けて，それぞれ麦芽糖（マルトース）などのオリゴ糖，ペプチド，脂肪酸とモノグリセリドなどに分解される（表3-A-1）．小腸上皮細胞の微絨毛の膜には，オリゴ糖分解酵素やオリゴペプチダーゼが組み込まれていて，オリゴ糖を単糖類に，ペプチドをアミノ酸に分解する（膜消化）．膜消化によって得られた単糖類やアミノ酸などの栄養素は，小腸内で細菌の増殖に使われないように，すぐに効率よく小腸上皮細胞に吸収される．小腸上皮細胞はアミノ酸のほかに，ジペプチドやトリペプチドを吸収することも可能で，これらは小腸上皮細胞内のペプチダーゼによってアミノ酸に分解される（細胞内消化）．

①膵液：無色透明な液で，膵臓から1日におよそ1〜1.5*l*分泌される．重炭酸ナトリウム（NaHCO₃，炭酸水素ナトリウムともいう）を含み，弱アルカリ性であるため，胃から送られてきた内容物を中和する．膵液酵素の至適pHは中性に近いものが多いため，重炭酸ナトリウムによる中和は消化作用にとって不可欠である．

膵液の消化酵素には，糖質を分解するアミラーゼ，蛋白質を分解するトリプシンとキモトリプシン，脂肪を分解するリパーゼ，および核酸を分解するヌクレアーゼなどがある（表3-A-1）．トリプシンとキモトリプシンは，各々不活性なトリプシノーゲンとキモトリプシノーゲンとして分泌され，小腸内で活性化される．

②胆汁：胆汁は黄褐色でアルカリ性の液体であり，肝臓から1日に約600m*l*分泌される．胆汁は胆汁酸，胆汁色素（ビリルビン），脂質（コレステロールなど）を含み，消化酵素を含まない．胆汁酸は脂肪を乳化して親水性を高め，消化酵素の働きを助ける．また，脂肪の分解産物である脂肪酸やモノグリセリドとミセルを形成し，小腸から吸収されやすい形にする．腸内に分泌された胆汁酸の大部分は小腸で再吸収され，肝臓に戻る（腸肝循環）．

③腸液：腸液は，十二指腸上部のみに分布する十二指腸腺（ブルンネル腺）と，小腸全体に分布する腸腺（リーベルキューン腺）より分泌される．弱アルカリ性で，1日の分泌量は1.5〜3*l*である．ブルンネル腺より分泌される腸液は粘液とNaHCO₃を多く含み，酸性糜汁を中和する働きをもつ．

④膜消化：マルターゼ，スクラーゼ，ラクターゼなどのオリゴ糖分解酵素や，オリゴペプチダーゼ（アミノペプチダーゼ）は，小腸上皮細胞の微絨毛の膜表面に大量に分布して膜消化に働く（表3-A-1）．

6. 小腸における吸収

小腸は消化の最終段階を受けもっているが，小腸の本質的な役割は栄養素を吸収することである．

6-a 糖質の吸収

糖質は単糖類に分解されて初めて吸収される．ブドウ糖とガラクトースは小腸上皮細胞の微絨毛において，主に能動輸送によって吸収される．吸収された糖質は門脈によって肝臓に運ばれる．

6-b 蛋白質の吸収

蛋白質は一般にアミノ酸に分解された後に，吸収されるが，一部のジペプチドとトリペプチドも吸収される．これらは小腸上皮細胞の微絨毛において，主に能動輸送によって吸収される．未消化の蛋白質も，ごくわずかではあるが，飲作用により吸収される．乳児では初乳中の抗体蛋白をそのままの形で飲作用により吸収し，感染に対する受動免疫を獲得している．

6-c 脂肪の吸収

摂取される脂肪の大部分はトリグリセリド（中性脂肪）である．脂肪は，脂肪酸とモノグリセリドに分解されるが，これらは水溶性ではないので，そのままでは吸収されにくい．このため，胆汁酸によって小さな水溶性のミセルとなって微絨毛表面に達し，拡散によって小腸上皮細胞内に吸収される．

小腸上皮細胞内に取り入れられた脂肪酸とモノグリセリドは脂肪に再合成され，キロミクロン（カイロミクロン）とよばれる白い乳状脂粒を形成した後にリンパ管に入る．

6-d 水の吸収

成人1日当りの水の摂取量は約2*l*，分泌される消化液の量は約7*l*である．これらの消化管内の水分の約85％は小腸，約15％は大腸で吸収され，残りの1％程度が糞便中に排泄される（図 3-A-8）．

腸管での水の再吸収は栄養素や電解質の吸収に伴う浸透圧差によって起こる．したがって，

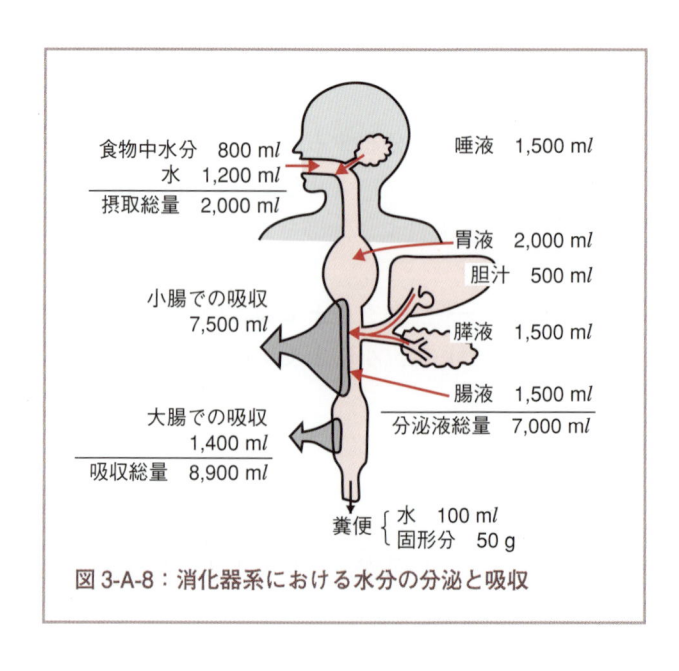

図 3-A-8：消化器系における水分の分泌と吸収

Mg^{2+} や SO_4^{2-} などの吸収されにくい電解質を多量に取り入れると，腸管腔内浸透圧が高まって水が腸管腔内に貯留する．そのため，$MgSO_4$ は下剤として用いられる．

　小腸における水分吸収が不十分だったり，消化液分泌が亢進すると，下痢を起こす．特に腸運動が亢進すると内容物の移動が速まり，吸収は不十分となる．下痢によって水分と共に電解質も失われるため，水と電解質の双方を補う必要がある．

6-e 電解質の吸収

　電解質の吸収は種類によって異なり，Na^+ や Cl^- は吸収されやすく，骨形成に必要な Ca^{2+} やヘモグロビン合成に必要な Fe^{2+} は能動輸送によって吸収されるが，Mg^{2+} や SO_4^{2-} はほとんど吸収されない．食物中の鉄の多くは Fe^{3+} であるが，Fe^{3+} は体内に吸収されにくく，胃酸の作用で Fe^{2+} となって吸収されやすくなる．

7. 大腸による糞便形成と排便の仕組み

7-a 大腸の機能

　大腸は腸内容を貯蔵し，その間に水と電解質を吸収する．また，腸内細菌によって食物繊維が分解され，最後に消化・吸収されずに残った物が，糞便を形成する．

①大腸の分泌機能：大腸粘膜から分泌される大腸液はアルカリ性で，消化酵素は含まないが粘液に富む．粘液は大腸壁を保護して，大腸内容の移送を容易にする．

②腸内細菌：小腸には細菌がほとんどいないが，大腸内には，数百種類におよぶ100兆個（約1.5kg）もの細菌が共生しているとされている．これはヒトの細胞数（約60兆個）よりも多い数である．腸内細菌は小腸で消化しきれなかったものを分解する．食物繊維は腸内細菌の働きにより発酵されて，酪酸などの短鎖脂肪酸となってエネルギー源として利用される．同時に炭酸ガス，水素ガス，メタンなどのガスを発生する．アミノ酸は腸内細菌により，インドールやスカトールなどのアミンを生成し，糞便臭の原因となる．腸内細菌はまた，血液凝固因子の合成に必要なビタミンKの産生，腸運動の活性化，感染防御や免疫力の活性化にも働く．

③糞便：糞便の内容は大半を水分が占め，その他には脱落腸粘膜，腸内細菌，繊維類などの不消化物などが含まれる．

④坐薬：直腸粘膜から吸収された薬剤は，肝門脈を通らずに静脈に入り全身を循環するので，肝臓での代謝を受ける前に全身に作用する．経口投与による胃粘膜傷害を避けるのにも適している．

7-b 排便の仕組み

　通常は直腸に糞便は入っていないが，直腸に糞便が送り込まれ直腸壁が伸展されると，その情報が大脳に伝えられ便意を催すとともに排便反射が引き起こされる．即ち直腸壁が伸展しその情報が腰仙髄の排便中枢に伝わると，反射性にS状結腸と直腸が収縮し，内肛門括約筋と外肛門括約筋が弛緩する．また随意的に横隔膜及び腹筋を収縮させて腹圧を高め，排便を容易にする．

表3-A-2：主な消化管ホルモン

消化管ホルモン	分泌細胞	局在	主な生理作用
ガストリン	G細胞	胃幽門部	胃酸の分泌促進
セクレチン	S細胞	小腸上部	膵液重炭酸イオン分泌促進
コレシストキニン（CCK）	I細胞	小腸上部	膵液酵素分泌促進・胆嚢収縮

8. 消化管ホルモンと消化液分泌の調節

消化管ホルモン（表3-A-2）は消化管粘膜細胞から分泌され，消化液分泌や消化管運動を調節する．

8-a 消化管ホルモンの種類

①ガストリン：胃内の消化産物，胃壁の伸展，迷走神経の刺激などによって，胃の幽門部にあるG細胞から分泌される．壁細胞を活性化して，胃酸分泌を促進する．

②セクレチン：胃の内容物が十二指腸に送られて，十二指腸のpHが低下すると，小腸上部（十二指腸と空腸）の腸腺に散在するS細胞から分泌される．重炭酸イオン（HCO_3^-）に富む膵液の分泌を促進して，酸性の糜汁を中和する．また，G細胞からのガストリンの分泌を抑制し，胃酸の分泌を抑制する．

③コレシストキニン（CCK）：コレシストキニン・パンクレオジミンともいう．アミノ酸や脂肪酸などの消化産物の刺激により，小腸上部の腸腺のI細胞から分泌される．消化酵素に富む膵液の分泌を促進する．また胆嚢を収縮させ，胆汁の排出を促進する．

④インクレチン：食事摂取に伴ってインスリン分泌を促進する消化管ホルモンの総称で，代表的なものにGLP-1とGIPがある．

⑤グレリン：胃から産生されるペプチドホルモンで，食欲を増進させる．

8-b 胃液分泌の調節

胃液の分泌は，自律神経（図3-A-9）と消化管ホルモン（表3-A-2），ヒスタミンなどによって調節される．反射性に起こる胃液の分泌は以下の3相に区別される．

①頭相：食物によって味覚，嗅覚や口腔粘膜が刺激されると，その情報は延髄に送られて迷走神経を介して無条件反射性に胃液分泌を促進する．胃液の分泌はまた，視覚などによって条件反射性にも起こりうる．迷走神経は壁細胞を活性化して，胃酸の分泌を亢進させ，また，幽門部にあるヒスタミン細胞とガストリン細胞をも活性化する．ヒスタミンはH_2受容体を介して塩酸の分泌を促進する．このためH_2受容体拮抗薬（H_2ブロッカー）は胃潰瘍の薬物療法に用いられる．

②胃相：食物が胃に入ると，胃壁が伸展されたり，食物中の化学物質（蛋白質分解産物など）によって刺激されて，ガストリンが放出され，胃液分泌を起こす．

③腸相：胃の内容物が十二指腸に送られると，十二指腸からセクレチンが分泌され，胃液分泌を抑制する．

図 3-A-9：膵液分泌の調節

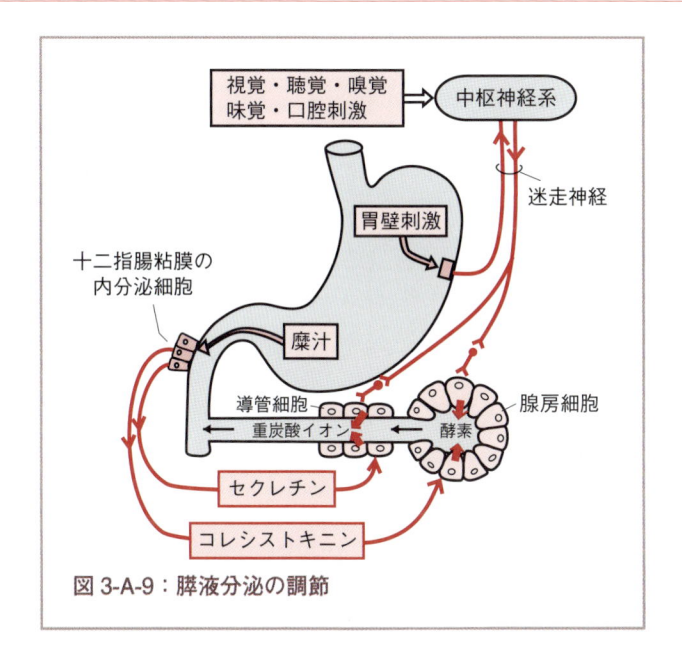

8-c 小腸における分泌の調節

① 膵液分泌の調節（図 3-A-9）：迷走神経およびホルモンにより調節される．食事により味覚や嗅覚受容器が刺激されたり，口腔内や胃壁の機械的・化学的受容器が刺激されると，迷走神経の活動が亢進して膵液が分泌される．糜汁が小腸内に入ると十二指腸および上部空腸の粘膜の内分泌細胞からセクレチンとコレシストキニンが分泌され，血行を介して膵外分泌腺に働いて膵液分泌を促進する．セクレチンは膵臓の導管細胞を刺激して，重炭酸イオン（HCO_3^-）に富む膵液の分泌を促進し，コレシストキニンは膵臓の腺房細胞を刺激して，消化酵素に富む膵液の分泌を促進する．

② 胆汁の分泌の調節：胆汁酸，消化管ホルモンおよび迷走神経によって調節されている．腸で再吸収されて肝臓に戻った胆汁酸や，小腸から分泌されるセクレチンは，肝細胞の胆汁分泌を促す．食物中の脂肪は十二指腸粘膜よりホルモンであるコレシストキニンを分泌させ，それによって胆嚢が収縮し，十二指腸に胆汁が排出される．また，迷走神経の活動が高まると胆嚢が収縮する．

③ 腸液分泌の調節：腸液は安静時にも分泌されるが，食事の際に増加する．迷走神経の興奮およびセクレチンが腸液の分泌を促進する．

9. 口腔における咀嚼と消化

食物は口腔内で咀嚼運動により歯で噛み砕かれて唾液と混ぜられ，適当な大きさの食塊となる．咀嚼は下顎の運動による歯の噛みあわせに，舌，口唇，頬の働きが巧妙に協調することによって行われる．

図 3-A-10：口腔の構造

図 3-A-11：上顎の永久歯

図 3-A-12：歯の断面図

図 3-A-13：唾液腺の模式図

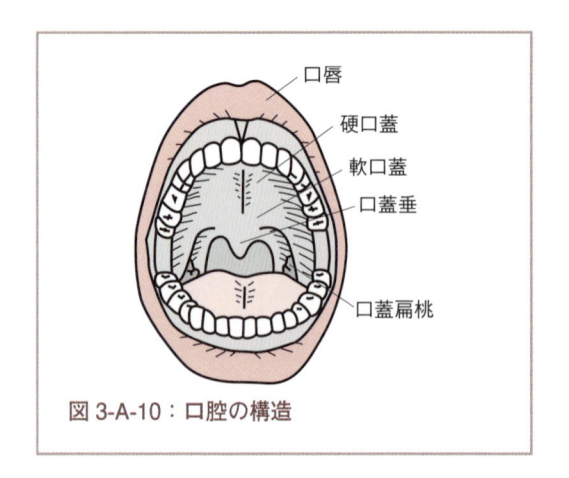

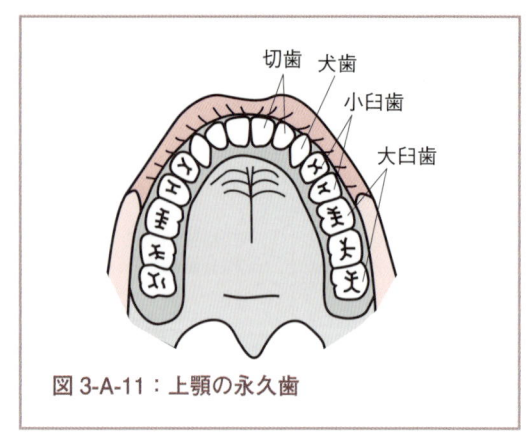

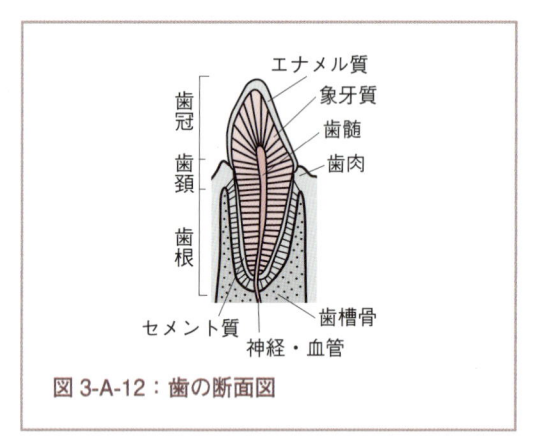

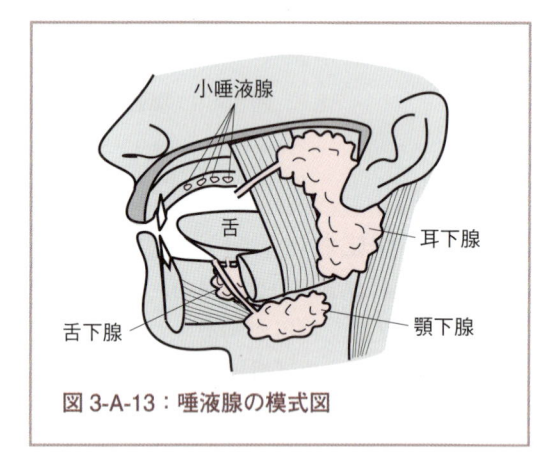

9-a 口蓋

口蓋は口腔の上壁を作り鼻腔と口腔を分けている．口蓋の前 2/3 は骨のある硬口蓋，後ろ 1/3 は軟骨と横紋筋からなる軟口蓋であり，表面は粘膜で覆われている．軟口蓋は運動可能な部分であり，食物を飲み込むとき鼻腔から咽頭への通路を塞ぐように働く．軟口蓋の中央に口蓋垂が下がり，口蓋垂の両側には口蓋扁桃（免疫に働く）がみえる（図 3-A-10）．

9-b 舌

舌は横紋筋からなり，複雑な運動が可能である．表面には舌乳頭とよばれる沢山の突起があり，味覚器官である味蕾が存在する．舌根（舌のつけ根，前方からは見えない）には舌扁桃がある．また，舌の下面の正中部は舌小体という帯によって口腔底とつながっている．

9-c 歯

歯は食物を噛み切ったり砕いたりするのに適した形をしている．生後 6〜7 ヶ月頃から乳歯が生え始め，2〜3 歳で生えそろう．乳歯は上下左右に各々切歯 2，犬歯 1，小臼歯（乳臼歯）2 が並び合計 20 本ある．乳歯は 6〜13 歳頃に順次，永久歯に置き換わる．永久歯では大臼歯 3 が加わって上下それぞれ 16 本ずつ合計 32 本となる（図 3-A-11）．切歯と犬歯は食物を噛み切る働き，臼歯は食物をすりつぶす働きをもつ．

図 3-A-14：咀嚼筋の構造

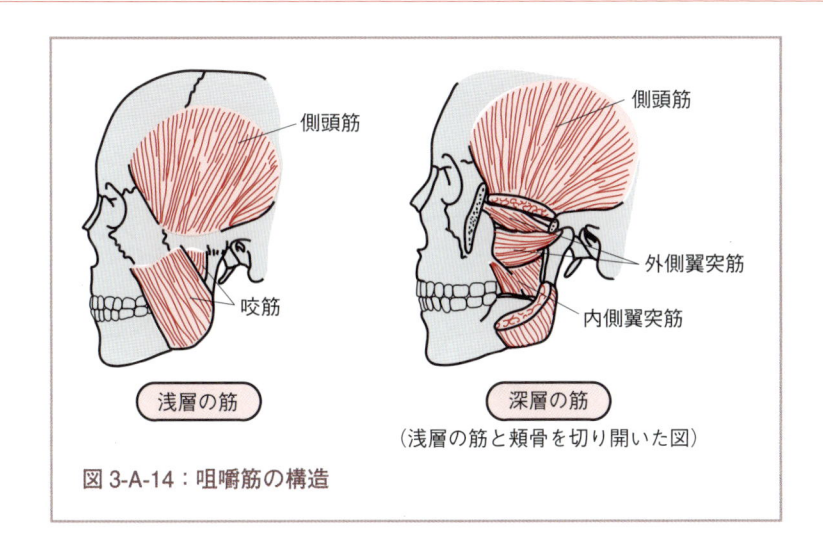

歯を縦断面でみると，中心部には血管や神経が入る歯髄腔があり，その周りは歯の主体となる象牙質で覆われる．歯冠（歯肉から出ている部分）には，人体で最も硬いエナメル質が，歯根（歯槽骨にうまっている部分）にはセメント質がかぶさる（図3-A-12）．

9-d 唾液腺と唾液

唾液は唾液腺で産生・分泌される．唾液腺は左右に3対ずつある大唾液腺（耳下腺，舌下腺，顎下腺）と，口腔粘膜に散在する小唾液腺とに分けられる．耳下腺は耳の前方の皮下にある最大の唾液腺で，舌下腺は口腔底の粘膜下に，顎下腺は下顎骨の下にある（図3-A-13）．

唾液は主に副交感神経の興奮によって分泌される．食塊が口腔粘膜，舌，咽頭粘膜に触れると反射性に唾液が分泌される（無条件反射）．この他に眼などからの感覚性刺激によっても起こり得る（条件反射）．

唾液の大部分は水分で，残りの主成分は唾液アミラーゼ（プチアリン）と粘液（ムチン）である（pH6～7）．1日に0.5～1.5 l 分泌され，以下の作用がある．

① 消化酵素である唾液アミラーゼによりでんぷんを加水分解する．
② ムチンにより食塊を滑らかにし，咀嚼や嚥下をしやすくする．
③ 食物成分を溶かし味覚を起こす．
④ 口腔内を湿った状態にする．
⑤ 食べかすを洗い落とし，口腔内と歯を清浄に保つ．
⑥ 溶菌作用を持つリゾチームや免疫グロブリン（分泌型IgA）を含み，抗菌作用を有する．

9-e 咀嚼筋

咀嚼筋は4対の強力な筋（咬筋，側頭筋，外側および内側翼突筋）からなり，下顎骨を動かして咀嚼運動を行う（図3-A-14）．全て三叉神経の支配を受け，頭蓋から起こって下顎骨に停止する．下顎骨を挙上させて上顎骨に合わせることにより，顎を閉じ，噛み絞めるのに重要である．また，下顎骨を前後左右に動かして，歯で食物を噛み切ったり，歯と歯の間の食物を臼のようにすりつぶしたりする．

図 3-A-15：嚥下運動

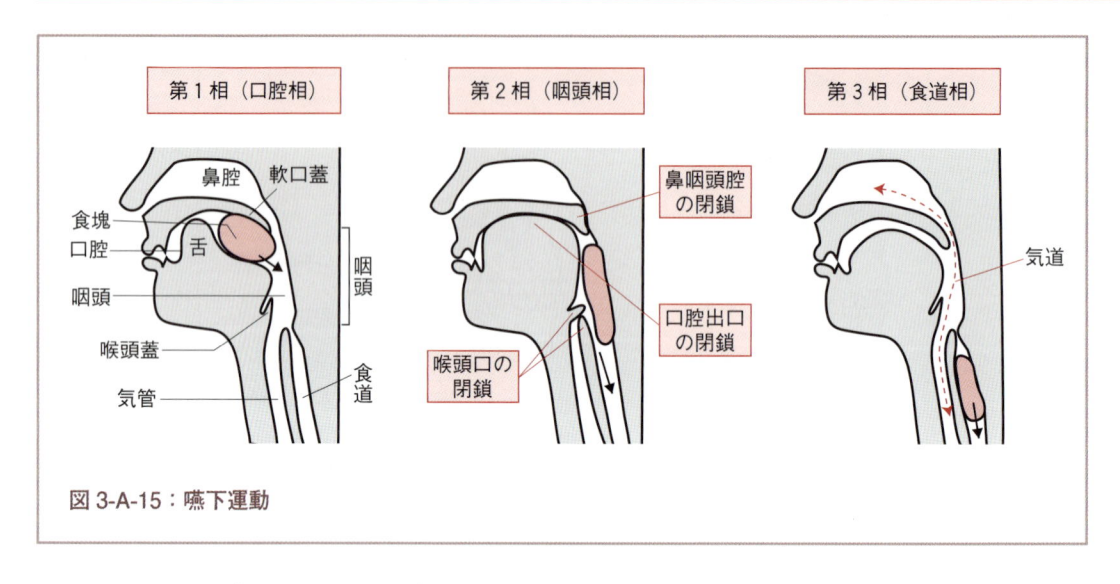

ただし，開口（下顎を下へ引く）は前頚部に位置する舌骨筋群の働きによる．

10．咽頭と嚥下運動

10-a 咽頭

咽頭は口腔と食道を繋ぐ食物の通路であると同時に，鼻腔と喉頭を繋ぐ空気の通路でもある（図 3-A-15）．咽頭の上端は頭蓋底の下から始まり，下端は第 6 頚椎の高さで食道に繋がる．
　咽頭には中耳からの耳管が連絡する．耳管の咽頭への開口部は普段は閉じているが，物を飲み込むときに開口する．飛行機に乗ったときのように急激な気圧変化の際には，つばを飲むと耳管の働きにより咽頭と中耳が連絡して，中耳の圧が外気圧と均衡する．

10-b 嚥下

嚥下運動により，口腔内の食物や液体は咽頭と食道を通って胃に送られる．嚥下運動は 3 相に分けられる（図 3-A-15）．
① 第 1 相（口腔相）：舌を使って食塊を咽頭に送る随意運動である．
② 第 2 相（咽頭相）：食塊が咽頭に触れると，嚥下反射により気道が閉鎖され，食物が呼吸器系に入らない機序が働く．つまり，軟口蓋の挙上により咽頭から鼻腔への出口（鼻咽頭腔）が塞がれ，舌根の運動による喉頭蓋の閉鎖により咽頭から気管への出口（喉頭口）が塞がれる．この間 1 〜 2 秒呼吸は抑えられる．また，舌根を押し上げることにより口腔の出口が塞がれ，咽頭の筋が収縮して，蠕動運動により咽頭部の食塊は食道へ送られる．嚥下反射の中枢（嚥下中枢）は延髄・橋下部に存在し，嚥下反射が障害されると誤嚥をまねく．
③ 第 3 相（食道相）：食塊は食道の自律的な蠕動運動により，胃に向かって移送される．食塊が胃の噴門部に至ると噴門が開き，食塊は胃に収容される．

11. 肝臓と胆管の構造と機能

　肝臓は，人体で最も大きい器官である．胆汁を生成して分泌するという外分泌腺としての役割のほかに，栄養素を取り込んで代謝するという重要な役割をもち，人体の化学工場に例えられる．

11-a 肝臓の機能

　肝臓は非常に多様な機能を有するが，部位による機能の分化が少ないため，一部を切除したり一部に損傷があっても症状が現れにくい．肝臓はまた，著しい再生能力をもち，予備能力も大きいことから，肝障害による自覚症状は非常に悪化してから現れることが多い．

①胆汁の生成と分泌：胆汁は肝臓で作られた後，胆嚢に蓄えられ，十二指腸に分泌される．胆汁には胆汁酸，胆汁色素，脂質（コレステロールなど）が含まれる．

②物質代謝：小腸で吸収された栄養素は，門脈を経て肝臓に入る．肝臓は栄養素を取り込んで，身体に必要な物質に再合成したり，物質を分解したりするなど，重要な役割をもつ．

　ⅰ）糖代謝：ブドウ糖は肝臓に入ると，大部分がグリコーゲンに合成されて貯蔵される．血糖値が低下すると，グリコーゲンはブドウ糖に分解されて，血中に出ていく．

　ⅱ）蛋白質代謝：吸収されたアミノ酸から，各種蛋白質が合成される．例えば，血漿蛋白のアルブミンやフィブリノーゲンは肝細胞で作られる．また，あるアミノ酸から別のアミノ酸が作られる．不要のアミノ酸が分解されて生じた有毒なアンモニアを尿素に転換し，無毒化する．肝機能が低下すると，蓄積したアンモニアなどによって脳が障害を受ける．

　ⅲ）脂肪代謝：脂肪を合成・分解する．コレステロールを生成する．

　ⅳ）ビタミンと無機物の代謝：各種ビタミンや無機物（鉄など）を貯蔵し，必要に応じて放出する．特にビタミンAは全身の90%が肝臓に貯蔵される（ビタミンAを含む脂肪滴を貯えた細胞は伊東細胞とよばれる）．

　ⅴ）ホルモンの代謝：ホルモンの前駆物質の生成，変換，ホルモンの不活性化を行う．

③解毒作用：血液中の有害物質を酸化反応などにより無害化する．また，薬物やアルコールの代謝も行われる．

④胆汁色素代謝：胆汁色素（ビリルビン）は老廃赤血球からのヘモグロビンに由来し，脂溶性のため水に溶解しにくい．このため肝細胞でグルクロン酸抱合を受けて水溶性となって胆汁中に排出される（第10章血液・造血器参照）．肝細胞の働きが悪くなったり胆汁の排出が低下したりすると，胆汁色素であるビリルビンが全身の血液中に入り，黄疸になる．

⑤血液の貯蔵所：血液を貯蔵し，循環血液量を調節する．出血時には，肝臓に蓄えられている血液を動員する．

⑥生体防衛作用：クッパー細胞（マクロファージの一種，クッペル星細胞とも表記される）の食作用によって血液中の異物を取り除く．

⑦血液凝固における働き：血液凝固に関与するフィブリノーゲンやプロトロンビン，血液凝固を阻止するヘパリンなどを生成する．肝機能が低下すると血液凝固機能が低下し，

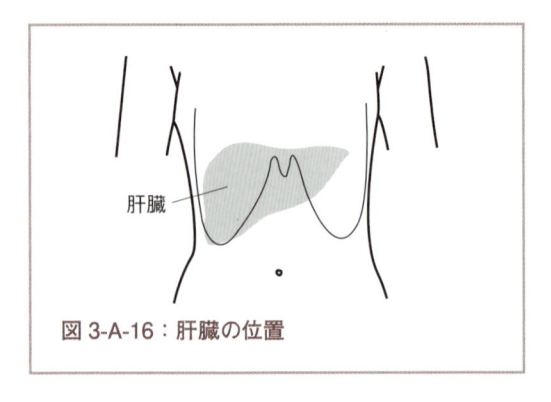

図 3-A-16：肝臓の位置

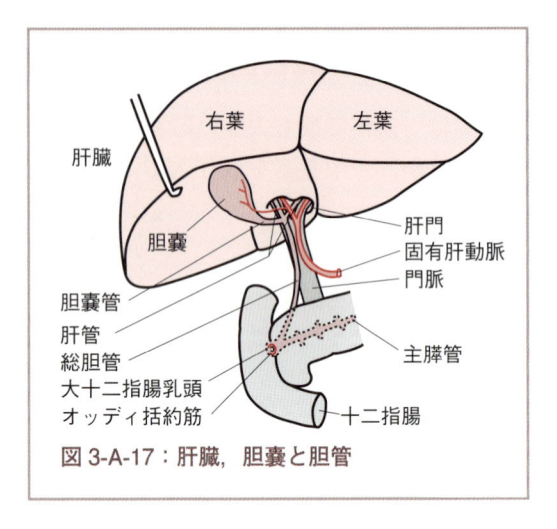

図 3-A-17：肝臓，胆嚢と胆管

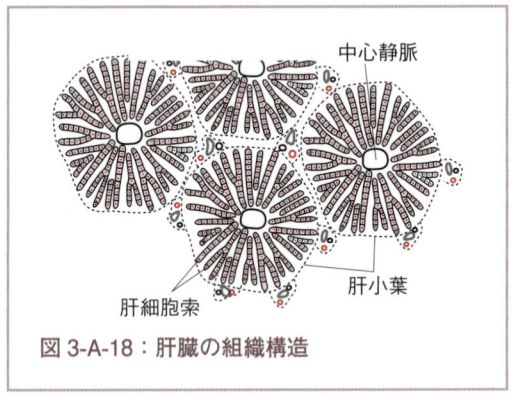

図 3-A-18：肝臓の組織構造

出血傾向を生じることがある．

11-b 肝臓の構造

　肝臓は腹腔内の右上部で横隔膜の直下やや右よりに位置し，重さは 1.5kg 程度の大きな赤い臓器である．肝臓の上面は横隔膜に沿ってドーム状であり，下面はくぼんで他の内臓と接し，右側方では肋骨弓と共に走る（図 3-A-16）．大きな右葉とやや小さな左葉とに区分され，下方には両者に挟まれて小さな尾状葉と方形葉が存在する．

　肝臓の下面には，肝門とよばれる"出入り口"があり，固有肝動脈，門脈，肝管などが通る（図 3-A-17）．肝静脈だけは肝門を通らず，肝臓の後上面から出て下大静脈に注ぐ．

　肝臓は，直径 1 〜 1.5mm 程度の小さな肝小葉とよばれる構造が多数集合したものである．肝小葉は中心静脈を囲んで肝細胞索とよばれる肝細胞の列が放射状に並んだ柱状の構造で，肝臓の構造上および機能上の単位である（図 3-A-18）．

11-c 肝臓の血流

　肝臓は心拍出量の 20 〜 30％ もの血液の供給を受ける．そのうち約 30％は固有肝動脈より，70％は門脈より流入する．

① 固有肝動脈（肝動脈）：肝臓に酸素などを供給する動脈．肝臓の栄養血管である．
② 門脈：胃，腸，膵臓，脾臓からの静脈血を集め，肝臓に運び込む特殊な静脈．肝臓の機能血管である．胃腸から吸収されたアミノ酸と糖質に富む．この他に膵臓からのインスリンとグルカゴンや，脾臓からのヘモグロビンの分解産物（ビリルビン）も含む．

12. 胆嚢，胆管および膵臓

12-a 胆嚢と胆管

　胆嚢は肝臓の右下面にあるナス形の袋状の器官で，そこで胆汁が貯蔵・濃縮される．胆汁

図 3-A-19：膵臓の構造

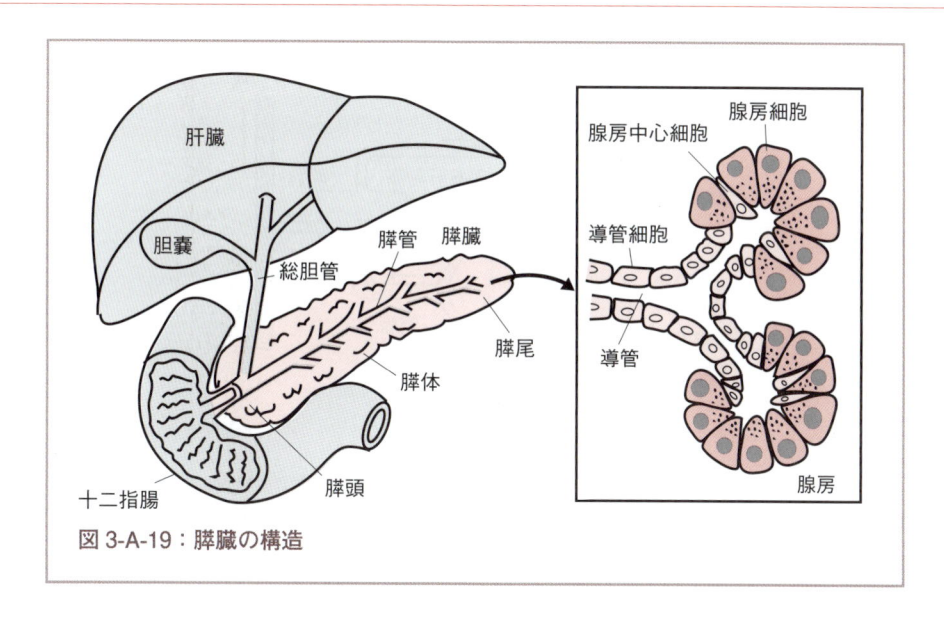

は肝細胞で生成・分泌された後，肝管，胆囊管を経て胆囊に送られる．肝管と胆囊管は合流して総胆管となり，さらに膵管（主膵管）と合流して大十二指腸乳頭に開く（図 3-A-17, 19）．食事により胆囊が収縮し，総胆管の十二指腸開口部にあるオッディ括約筋が弛緩して，胆汁は十二指腸に排出される．

胆汁の成分であるコレステロールやビリルビンなどが胆管内で石状に固まって胆石を生じることがある．胆管にできる胆管結石，胆囊にできる胆囊結石，肝臓にできる肝内結石がある．黄疸や，脂肪の多い食事の後の激しい痛みなどを生じる．

12-b 膵臓

膵臓は右側で十二指腸弯曲部に接する長さ約 15cm，厚さ約 2.5cm の横長の腺器官である．膵臓は十二指腸に囲まれる膵頭，中央部の膵体，左側で脾臓に接する膵尾よりなる．膵液を分泌する膵臓の外分泌腺は，腺細胞が球状に集まってブドウの房状になった腺房とそれに続く導管とからなる．導管は最終的に膵管（主膵管）とよばれる太い導管となり，総胆管と合流して大十二指腸乳頭部に開口する（図 3-A-19）．

膵臓の大部分は外分泌組織であるが，この中に内分泌細胞の小さな集団が点在する．この内分泌組織はランゲルハンス島とよばれ，インスリンやグルカゴンなどを分泌する（第 6 章内分泌系参照）．

13. 腹腔内循環と門脈圧亢進症

13-a 腹腔内循環

腹腔内臓器は腹腔動脈（胃，肝臓，脾臓，十二指腸，膵臓），上腸間膜動脈（小腸，膵臓，大腸），下腸間膜動脈（大腸）から動脈血を供給される（図 3-A-20）．肝臓以外の各臓器の毛細血管を通過した静脈血は，胃の静脈，脾静脈，上腸間膜静脈，下腸間膜静脈を経て，門脈で合流して肝臓に送られる．

図 3-A-20：腹腔内循環の模式図

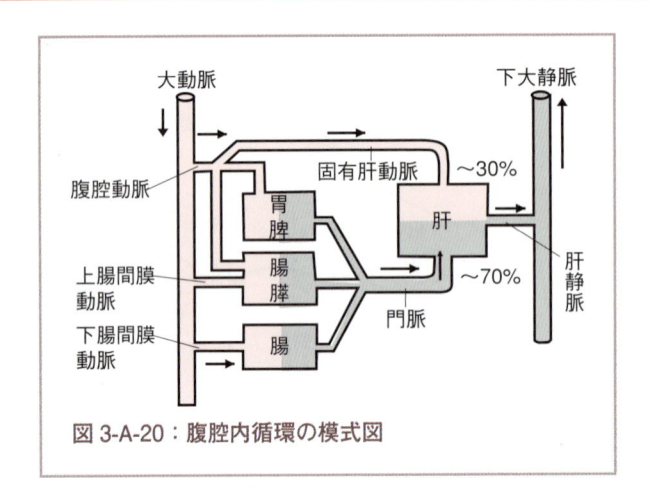

肝臓には門脈からの血流の他に固有肝動脈からの血流も流入する．いずれも肝臓内の毛細血管を流れ，肝静脈を経て下大静脈に入る．

13-b 門脈圧亢進症

肝硬変症などによって肝臓内の血管系が破壊されると，血管抵抗が上昇して肝臓に流入できる血液量が減少するため，門脈系の血圧が上昇する（門脈圧亢進症）．肝臓を通過できない血液は，門脈と吻合する細い静脈を通って上大静脈・下大静脈を経て心臓に戻る．これを門脈―体循環吻合とよび以下のものがある（図 3-A-21）．

① 門脈→胃静脈→食道静脈叢→奇静脈→上大静脈：肝硬変症で食道静脈瘤の大出血を生じると死に至り得る．
② 門脈→臍傍静脈→臍周囲の皮静脈→腋窩静脈→上大静脈：臍周囲の皮静脈が怒張した状態は「メドゥーサの頭」という．
③ 門脈→下腸間膜静脈→直腸静脈叢→内腸骨静脈→下大静脈：痔核を招く．

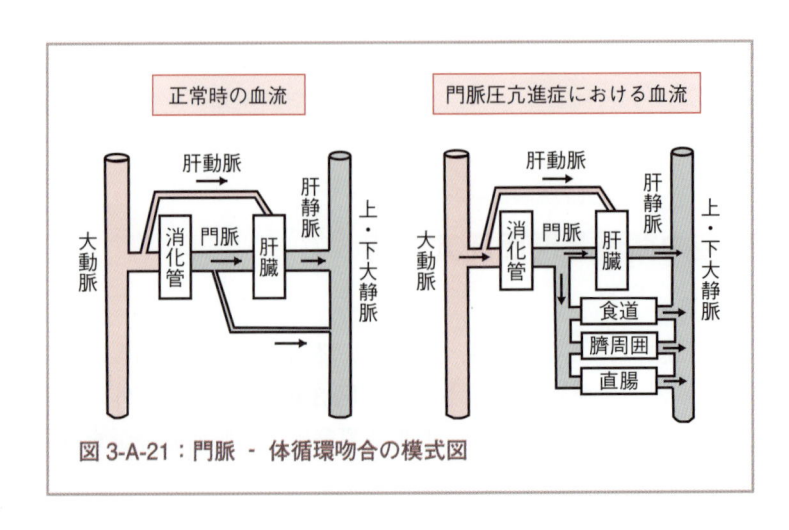

図 3-A-21：門脈 - 体循環吻合の模式図

14. 腹膜

　腹腔の内部は腹膜とよばれる漿膜で覆われている．腹部の体壁（腹壁，横隔膜，後腹壁）を裏打ちする腹膜を壁側腹膜とよび，内臓の表面を覆う腹膜を臓側腹膜とよぶ．これらは連続して一続きになっており，腹膜腔を形成する（図3-A-22）．腹膜腔は腹膜から分泌される少量の漿液で満たされているため，消化管の蠕動運動の際にも臓器は摩擦なく滑らかに動くことができる．

　腹壁から遊離している内臓の場合，内臓を覆う腹膜は伸びて腹壁と繋がる．これを間膜といい，胃間膜（小網や大網）や腸間膜などがあり，血管やリンパ管，神経の通り道となっている．間膜をもつ臓器は，ある程度自由に動くことができる．このような内臓の例として，胃，空腸，回腸，横行結腸，S状結腸，肝臓や脾臓などがある．これに対し，壁側腹膜と後腹壁との間に存在する器官は腹膜後器官とよばれる．これらの臓器は間膜をもたず，自由に動くことはできない．このような臓器の例として，十二指腸，膵臓，上行結腸，下行結腸，腎臓と副腎などがある．

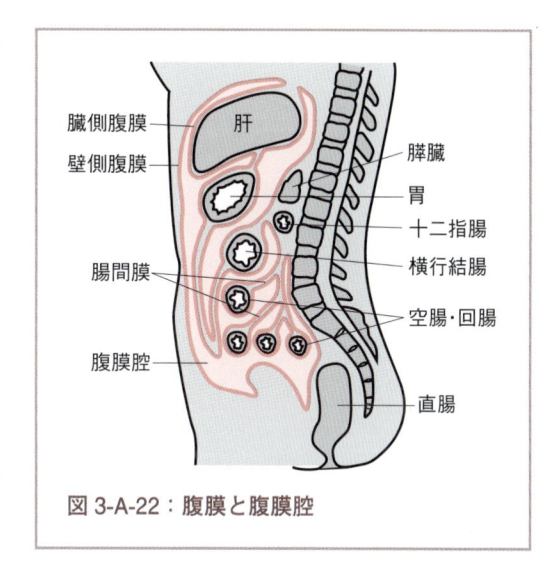

図3-A-22：腹膜と腹膜腔

4 循環器系

　循環器系とは血液やリンパ（リンパ液）を体内で循環させるシステムのことをいう．血液を運ぶ心臓血管系と，リンパを運ぶリンパ系からなる．

A 心臓血管系の構造と機能

1. 心臓血管系の概要

　心臓のポンプ作用によって拍出された血液は，動脈の血管内を通って各組織を灌流し，静脈を通って再び心臓に戻る．血流によって各組織に運ばれた酸素や栄養素は，透過性の高い毛細血管の壁を通って血管外に出て，組織の全細胞に供給される．細胞の代謝によって生じた二酸化炭素や老廃物は，毛細血管から循環系に入り，最終的には肺や腎臓によって取り除かれる．この輸送系によって，酸素，栄養素，二酸化炭素，老廃物，ホルモン，抗体，血液凝固因子など多様な物質や熱が輸送される．

1-a 体循環と肺循環

　心臓の内部は左右に分かれている．右心室から拍出された血液は，肺動脈，肺毛細血管，

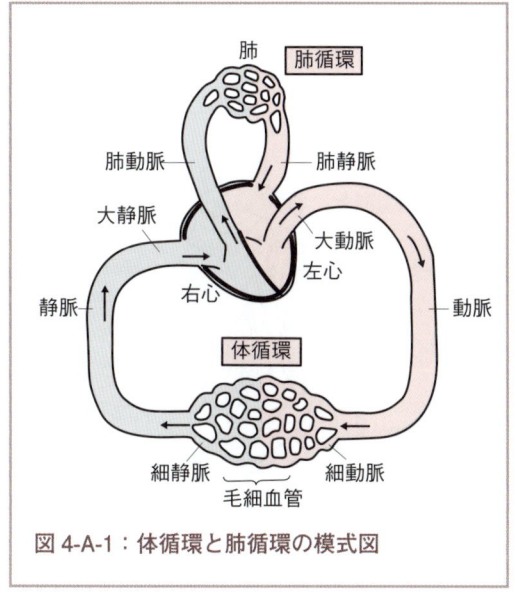

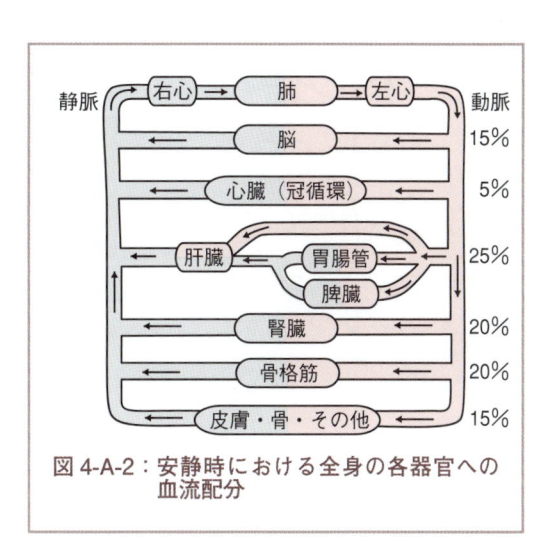

図 4-A-1：体循環と肺循環の模式図

図 4-A-2：安静時における全身の各器官への血流配分

肺静脈を経て左心房に戻る．この経路を肺循環（または小循環）とよぶ（図 4-A-1）．肺循環によって血中の二酸化炭素が肺から呼気中に排出され，吸気中の酸素が肺から血中に取り込まれる．

　左心室から拍出された血液は大動脈に入り，各器官へ分配されて毛細血管を経た後，大静脈から右心房に戻る．この経路を体循環（または大循環）とよぶ（図 4-A-1）．体循環によって組織への酸素や栄養素の供給，組織からの二酸化炭素や老廃物の除去が行われる．安静時には脳に約 15％，心臓（冠状循環）に約 5％，肝臓に約 25％，腎臓と骨格筋にそれぞれ約 20％の血液が分配される（図 4-A-2）．

　このように循環は心臓に始まり，種々の抵抗をもった血管系を通って再び心臓に戻る一つの閉鎖系の回路を形成している．心臓から流出した血液が全身を一巡するには，安静時の成人の場合，約 1 分を要する．

1-b 動脈と静脈

　心臓から出る血液を運ぶ血管は全て動脈とよばれ，心臓へ血液を返す全ての血管は静脈とよばれる．一方，酸素に富む鮮紅色の血液は動脈血とよばれ，二酸化炭素の多い赤黒い血液は静脈血とよばれる．つまり，体循環系の動脈は動脈血を，静脈は静脈血を運ぶが，肺動脈は静脈血を，肺静脈は動脈血を運ぶ．動脈と静脈の間には一般に毛細血管の領域が存在する．

2. 心臓の構造と機能

2-a 心臓の外形

　心臓は血液を送り出すポンプである．大きさは年齢とともに増すが，握りこぶしより少し大きい．胸腔内にある縦隔（じゅうかく）という空間の中で，正中からやや左よりに偏って位置している．

　心臓上部の大血管が出入りする広い部分を心底という．心底の上端はほぼ第 2 肋間（ろっかん）の高さにある．心臓の下部先端を心尖（しんせん）という．心尖は成人では第 5 肋間の高さ，正中線から 7 〜 9 cm 左にあり，そこで拍動（心尖拍動）を触れることができる．心底は右上後方を向き心

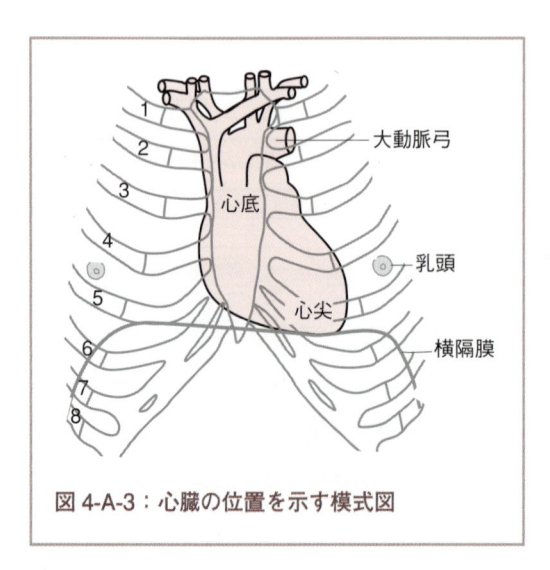

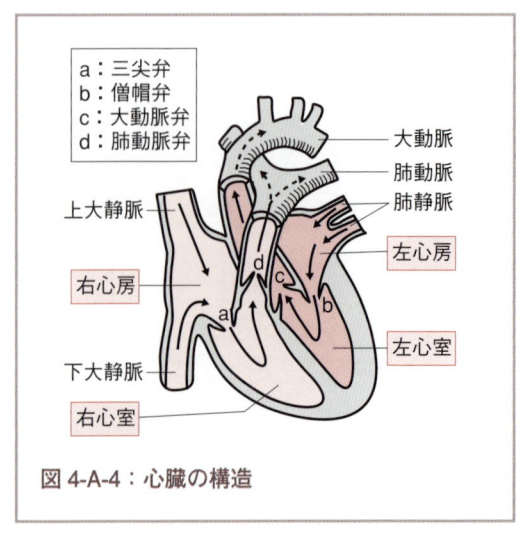

図 4-A-3：心臓の位置を示す模式図

図 4-A-4：心臓の構造

62

尖は左下前方に尖る（図4-A-3）．

2-b 心室と心房

心臓は左右2つの部分に分けられ，左心系と右心系はそれぞれ心房と心室に分けられる（図4-A-4）．左右の心房間の壁を心房中隔，心室間の壁を心室中隔とよぶ．全身の組織から上・下大静脈を経て心臓に戻ってきた静脈血は右心房に入り，右心室を経て肺動脈に流出する．肺でガス交換した動脈血は，肺静脈を経て左心房に入り，左心室から大動脈に押し出されて全身に送られる．このため，心房より心室の方が壁は厚く，さらに全身に血液を送り出す左心室は右心室よりも壁が厚い．

心臓の4つの部屋の出口には弁がついていて，一方向にのみ開き，血液の逆流を防いでいる．左心房の出口には僧帽弁，右心房の出口には三尖弁，左心室の出口には大動脈弁，右心室の出口には肺動脈弁がそれぞれついている．

2-c 心臓壁と心筋

心臓壁は内側から，心内膜，心筋，心外膜の3層から成る．

① 心内膜：内皮細胞と薄い結合組織からなる．
② 心筋：心筋線維からなる．心筋は骨格筋と同様に横紋筋であり，心筋細胞内のカルシウムイオン濃度の上昇によりアクチンとミオシンの筋フィラメントの滑走によって収縮する．骨格筋の横紋筋と異なり，心筋は枝分かれをしており，しかも多数の心筋細胞が互いに介在板という特殊な構造によって電気的に連絡している（図4-A-5）．このため，多数の細胞からできている心房や心室はあたかも1個の細胞のように電気的興奮が同期して起こる．
③ 心外膜と心嚢：心臓の外表面を直接覆う薄い漿膜を心外膜という．この外側をさらに心嚢という膜がゆるく覆っている．心外膜と心嚢の間には心膜腔という腔所があり，少量の心膜液を満たし，心臓が滑らかに動くのを助けている．

2-d 生理的なペースメーカーと刺激伝導系

心臓は体外に取り出しても拍動を続けることができる．これを自動性という．この規則正

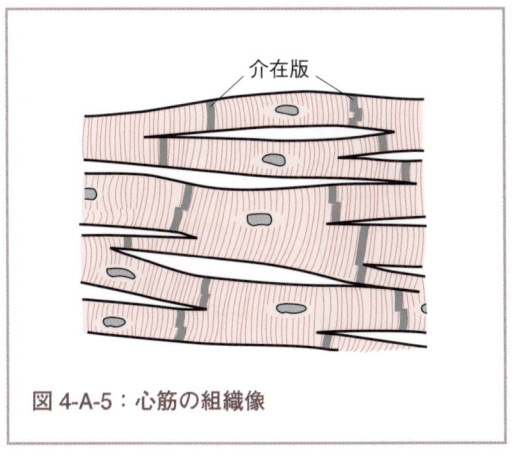

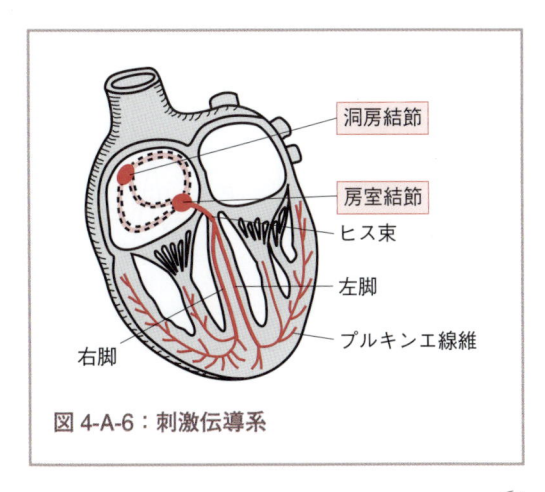

図4-A-5：心筋の組織像

図4-A-6：刺激伝導系

しい拍動のリズムは，右心房にある洞房結節で発生する．ここを生理的なペースメーカーという（図 4-A-6）．洞房結節の細胞に発生した興奮は，心房筋を興奮させて心房を収縮させる．心房筋の興奮は，右心房と右心室の境界近くにある房室結節に伝えられ，さらに心室中隔を走るヒス束に伝播する．ヒス束の興奮は，左脚と右脚，枝分れしたプルキンエ線維を通って心室筋全体に伝えられ，心室筋を興奮させる．その結果心室は同期して収縮する．洞房結節，房室結節，ヒス束，左脚と右脚，プルキンエ線維をまとめて刺激伝導系という．

2-e 心周期

　心拍動の周期を心周期という．心周期は心室の収縮，弛緩に従って，収縮期と拡張期（弛緩期）に分けられる．収縮期はさらに等容性収縮期と駆出期に，拡張期は等容性拡張期と充満期に区分される（図 4-A-7）．

①等容性収縮期：心室の収縮が始まってから，動脈弁（大動脈弁と肺動脈弁）が開くまでの期間．全ての弁が閉じている状態で心室が収縮する．このため心室内容積は一定で心室内圧が上昇する．

②駆出期：心室内圧が動脈圧を越えると動脈弁が開き，血液が動脈に駆出される．心室収縮が終わると心室内圧が低下しはじめ，動脈圧よりも低下すると動脈弁が閉鎖する．

③等容性拡張期：全ての弁が閉鎖した状態で心室が弛緩するため，心室容積は一定で，心室内圧が下降する．

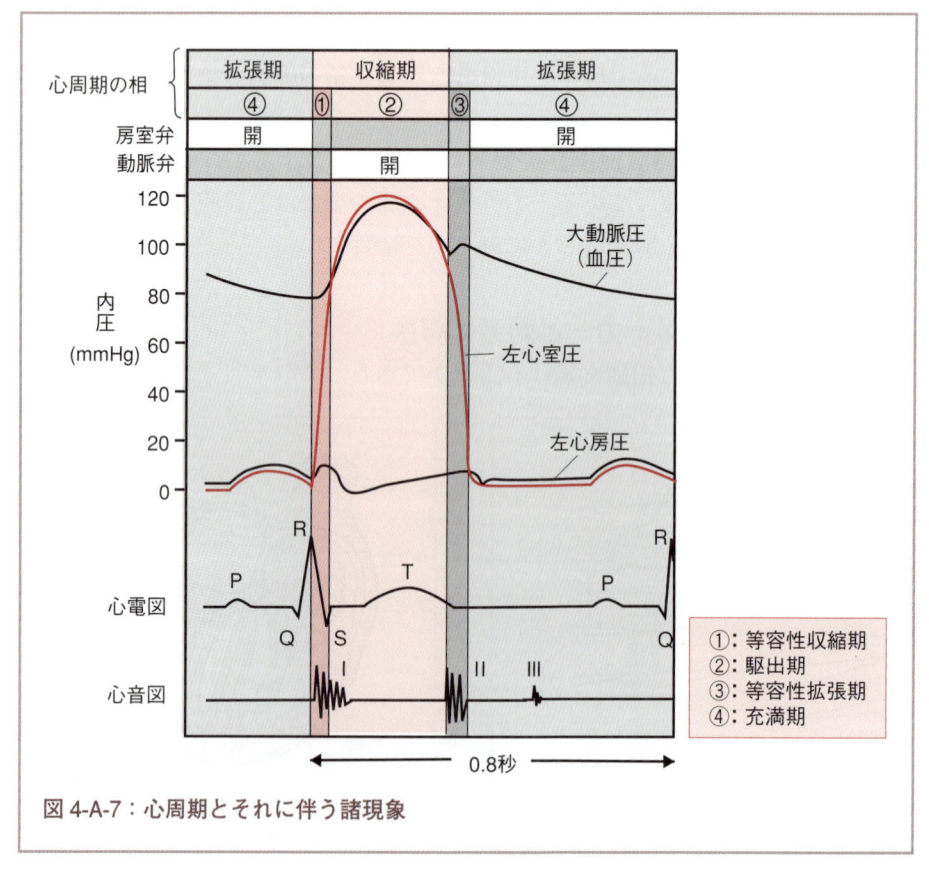

図 4-A-7：心周期とそれに伴う諸現象

④充満期（流入期）：心室内圧が心房内圧より低下すると房室弁（僧帽弁と三尖弁）が開き，血液が心室に流入する．この時期には動脈弁は閉じており，血液は心室に充満する．

2-f 心臓の活動と検査

① 心音：胸壁に聴診器を当てると，心音を聞くことができる（**図 4-A-7**）．正常な心音は，心臓の弁の開閉によって生じる．
② 心拍数：1分間の心臓の拍動数を心拍数という．健常人の安静時の平均心拍数は約70回／分（60〜90回／分）である．心拍数が基準値より高い場合を頻脈，低い場合を徐脈という．運動時，発熱時，精神的な興奮時などに頻脈がみられる．不規則な心拍リズムを不整脈という．
③ 心拍出量：1回の心臓拍動によって左心室から拍出される血液量を1回拍出量という．正常成人の安静時で1回拍出量は70〜80 ml程度である．1分間に拍出する血液量を心拍出量といい，『心拍出量＝1回拍出量×心拍数』である．
④ 心電図：心筋は収縮に先行して活動電位を発生する．心筋の活動電位の総和を体表から記録したものが心電図である（**図 4-A-7**）．心電図は，興奮の伝導の異常，不整脈，心筋障害などの心臓の異常の診断に広く用いられている．心電図にはP，Q，R，S，T波とよばれる波が心拍動に伴って規則正しく出現する．P波は心房の興奮（脱分極），QRS波は心室の興奮開始（脱分極），T波は心室の興奮消退（再分極）の過程を表す．

3. 血管の構造と機能

3-a 血管の分類と構造

　動脈は心臓から拍出される血液を全身の組織に運び分配する．組織中で血液は動脈から毛細血管に入り，そこで血液と組織液との間のガス交換や物質交換が行われる．静脈は毛細血管からの血液を心臓に戻す．毛細血管に入る前の細い動脈を細動脈とよび，毛細血管を出た後の細い静脈を細静脈とよぶ（**図 4-A-1** 参照）．
　動脈と静脈は心臓と同様に内膜・中膜・外膜の3層からなる．毛細血管は主として一層の薄い内皮細胞（内膜）で構成される．

3-b 動脈の特徴

　動脈では，中膜の弾性線維や平滑筋が発達している．動脈の平滑筋が弛緩すると動脈は拡張し，その動脈が分布する領域の血流量が増加し，平滑筋が収縮すると血流量は減少する．
　動脈硬化症は，コレステロールの沈着などによって血管壁が肥厚し，血管の弾力性が減弱する病態をいう．血管内腔が狭くなるために血栓ができやすく，血管に弾力性がないため瘤ができたり破れやすくなる．

3-c 静脈の特徴

　静脈は動脈よりも径が大きく，壁が薄くしなやかである．容量が大きく，血液を貯蔵して心臓に戻る血流量を調節するのに重要な役割を果たす．静脈圧は動脈圧に比べて低いため，

図 4-A-8：静脈弁と骨格筋ポンプ

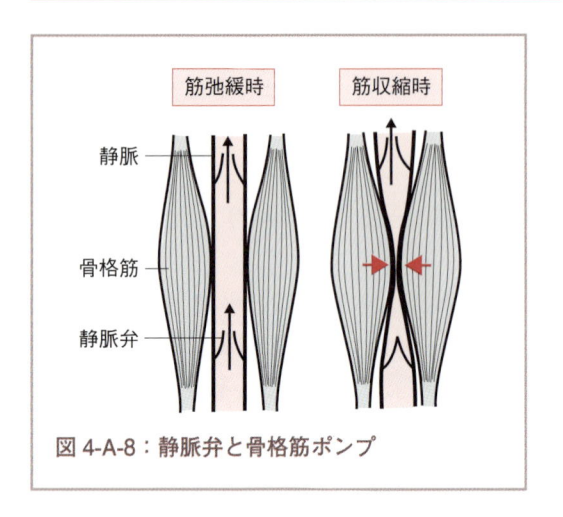

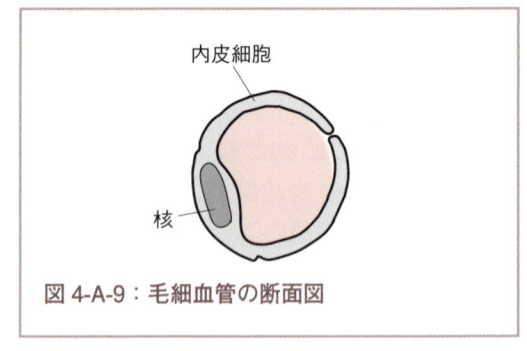

図 4-A-9：毛細血管の断面図

以下のような作用が心臓に血流を戻すのを助けている．
①中等大の静脈には所々に弁（静脈弁）があり，血流の逆流を防いでいる．
②心房内圧低下時に血液が心房内に吸引される．
③骨格筋の収縮・弛緩が静脈内の血液をポンプのように押し出す（図 4-A-8）．この作用は骨格筋ポンプとよばれ，特に歩行時には大きく働く．
④吸気時には胸膜腔内圧が下がり，血液が吸引される．この作用を呼吸ポンプとよぶ．

3-d 毛細血管の特徴

毛細血管は，血管壁が内皮細胞の一層だけでできている，直径約 8 μm の細い血管である（図 4-A-9）．多くの場合，細動脈と細静脈との間に複雑な網（毛細血管網）を作る．

毛細血管は血液と組織の間の物質交換を行う場所である．酸素や二酸化炭素は毛細血管の壁を通過できる．水，電解質，アミノ酸，ブドウ糖などは，輸送体やチャネルなどの助けを借りて運ばれる．血漿蛋白のような高分子の物質は一般に毛細血管壁を通りにくい．

4. 血圧調節の機序

4-a 血圧と血流

心臓のポンプ作用によって血管系に拍出された血液は，血管の中を圧の高い方から低い方へ向かって流れる．これを血流という．血管内に生じる圧を血圧という．血圧は大動脈で最も高く，動脈から細動脈・毛細血管と末梢に行くにつれて低下するが，一般に血圧というと，動脈血圧をさす（狭義の血圧）．

動脈の血圧は，心臓の拍動に伴って変動する．血圧は心臓の収縮期において最も高くなり，これを最高血圧（または収縮期血圧）という．反対に心臓の拡張期において最も低くなり，これを最低血圧（または拡張期血圧）という．最高血圧と最低血圧の圧差を脈圧という．脈圧があるため手首の付け根などで脈拍に触れることができる．

血圧には個人差があり，性別や年齢により異なる．さらに同一人物でも身体的および精神的状態により変動する．正常成人男子の安静時血圧は，最高血圧 120（100〜140）mmHg,

最低血圧 70（60〜90）mmHg である．血圧は年齢とともに少しずつ上昇する．これは，年齢に伴って動脈壁の弾性が低下し，血管抵抗が高まるためである．

4-b 血圧に影響を与える因子

血圧は，血流と血管抵抗（血液の流れにくさ）の積で表される．血流はさらに，心拍出量と循環血液量によって規定される（**図4-A-10**）．

①血管抵抗：細動脈の径は自律神経によって調節され，細動脈が収縮して血管抵抗（末梢血管抵抗ともいう）が増大すると，血圧が上昇する．また，動脈硬化によって血管壁の弾力性が低下すると，血管抵抗が上昇して血圧が上昇する．さらに血液の粘性の上昇によっても血圧は上昇する．

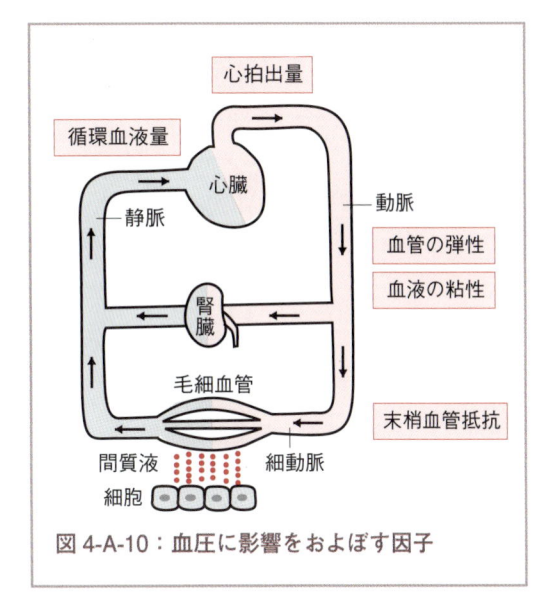

②心拍出量：心拍数や心収縮力が増加すると，心拍出量が増加して血圧が上昇する．

③循環血液量：循環血液量が増加すると，心拍出量が増加して血圧が上昇する．循環血液量は尿量を変化させることにより腎臓で調節される．

図4-A-10：血圧に影響をおよぼす因子

4-c 循環の調節

全身の循環は，局所性，神経性およびホルモン性に調節される．

①局所性調節：心筋や血管平滑筋は伸展されると，筋細胞そのものの性質により収縮する．心臓への流入血液量（静脈還流量）が増えると心臓の壁が伸展され，心収縮力が増大する（スターリングの法則）．局所で産生されて血管に作用する収縮物質（例：エンドセリン）や拡張物質（例：一酸化窒素）もある．

②自律神経性調節：交感神経は，心臓に作用して心拍出量を増加させ，また細動脈の平滑筋に作用して血管を収縮させ（血管抵抗を増加させ），血圧を上昇させる．一方，副交感神経（迷走神経）は，心臓に作用して心拍数や心拍出量を減少させ，血圧を低下させる．局所性調節やホルモン性調節に比べて短時間（秒単位）で作動する．

③ホルモン性調節：レニン-アンギオテンシン系による血圧調節，バゾプレッシンやアルドステロンによる血液量調節などがある（第5章腎・尿路系を参照）．中期（分単位）あるいは長期（時間および日単位）にわたって循環を調節する．

4-d 延髄にある循環中枢（血圧を調節する中枢）

延髄の一部を刺激すると血圧上昇が起こる．一方，延髄のほかの一部を刺激すると，血圧下降が起こる．それぞれ昇圧野と降圧野とよぶ．これらの中枢は循環中枢とよばれ，大脳皮質など上位中枢や，心臓や血管からの求心性情報や体性感覚の情報などを受け取り，それらを統合して，自律神経を介して心臓と血管系を調節する．

図4-A-11：圧受容器反射

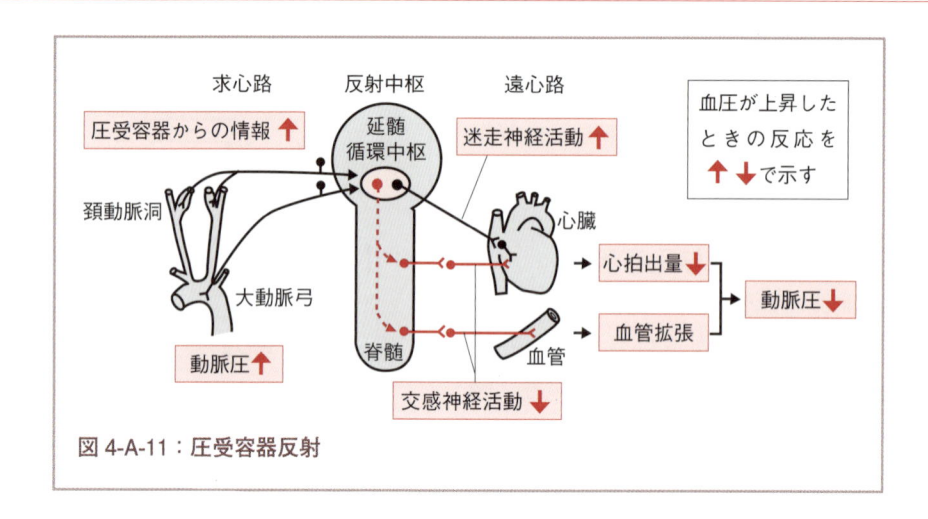

4-e 圧受容器と圧受容器反射

　体位を変えたり運動をしたりすることによって全身の血圧が変化すると，圧受容器反射が速やかに働き，血圧を安定に維持する．血圧が上昇すると，頚動脈洞や大動脈弓の血管壁にある圧受容器が興奮し，その情報は延髄の循環中枢に伝えられ，自律神経を介して心拍出量減少と血管拡張を引き起こし，血圧は下降して，元の値で安定する（図4-A-11）．頚動脈洞の圧受容器を外から強く圧迫すると，圧受容器反射によって血圧は急に低下し，意識を失うこともある．

　反対に，血圧が基準値以下に下降すると，血管壁にある圧受容器の活動が減少し，上記と逆の反応が起こり，血圧は上昇して再び安定する．横になった姿勢から立位に体位を変えると，重力の作用で血液が下肢に貯留するために，心臓に戻る静脈血が減って心拍出量が一時的に低下するが，通常は圧受容器反射が働いて血圧は保たれる．圧受容器反射がうまく作動しないと血圧が低下して，立ちくらみや失神を引き起こす（起立性低血圧）．

5. 体循環系の血管

5-a 動脈系と静脈系・門脈系の概要

　体循環系の動脈は左心室から一本の大動脈として出た後，多くの枝を出しつつ次第に細くなって終末枝に分かれ，毛細血管となって一定部位の組織を栄養する（図4-A-12）．

　動脈が心臓からの血液を運ぶのに対し，静脈は身体の各組織からの血液を集める役割を担う．このため，動脈は身体の深部を1本の主管が通ることが多いのに対し，静脈は深部（深静脈）と浅部（皮静脈）の両方に太い血管が走ることが多い（図4-A-13）．

　深静脈の多くは動脈に伴行し，伴行静脈とよばれる．これに対し，皮静脈の走行は動脈とは関係なく，多くの枝分れや吻合をもち複雑に交通する．静脈の連絡が網の目のように複雑になっている部位も多く，静脈叢（または静脈網）という．

　二つの毛細血管網にはさまれた血管を門脈という．一般には門脈とは肝臓に流れ込む肝門脈をさす．腹腔動脈と上・下腸間膜動脈から消化管の毛細血管網に入った血流は，門脈（肝門脈）に集まり，肝臓の毛細血管網を通った後，横隔膜の直下で数本の肝静脈から下大静脈

図 4-A-12：体循環系の主な動脈

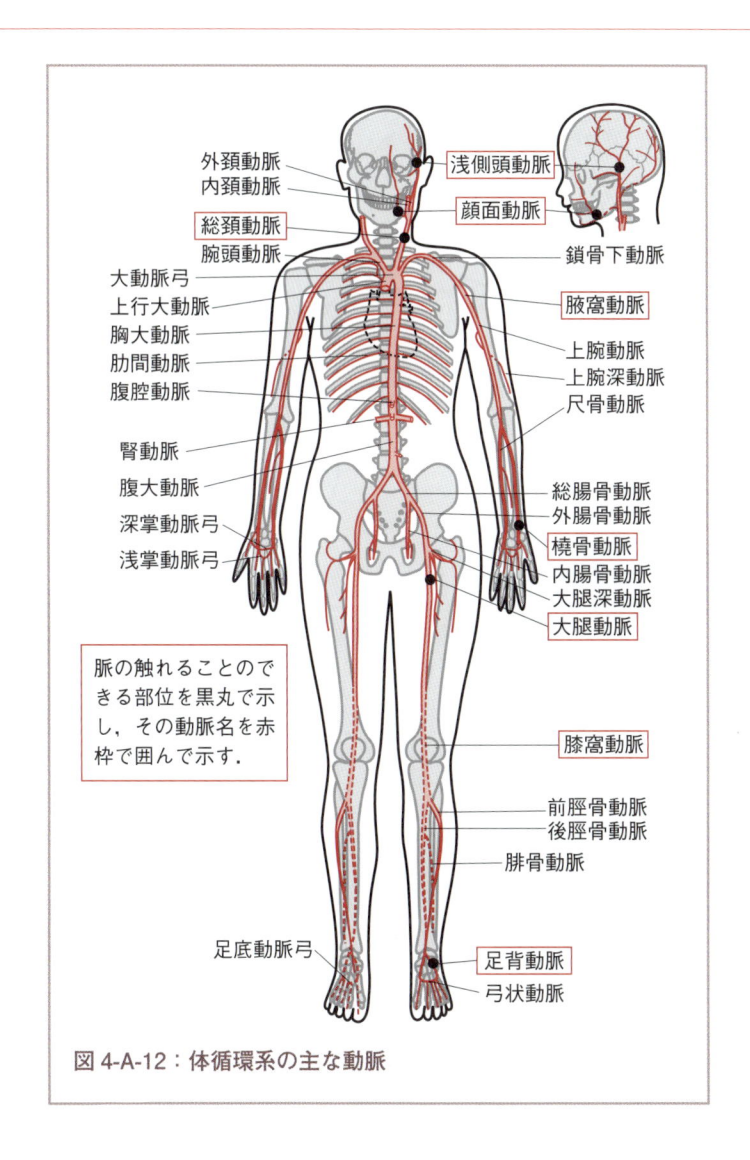

に入る．肝臓は門脈のほかに，肝動脈からも血流を受ける（第3章消化器系参照）．

5-b 大動脈

　大動脈は心臓から全身に血液を送り出す本幹で，最も太い動脈である．左心室を出て上向きに走行し，左後方に弯曲して左気管支をまたいだ後，食道の左後方を脊柱に沿って下行する．上向きの部分を上行大動脈，弯曲部分を大動脈弓，下向きの部分を下行大動脈という．下行大動脈は横隔膜までを胸大動脈，横隔膜より下の部分を腹大動脈という．

①上行大動脈・大動脈弓の分枝：上行大動脈から冠状動脈，大動脈弓から腕頭動脈，左総頚動脈と左鎖骨下動脈が分枝する（後述）．

②胸大動脈の分枝：肺を栄養する気管支動脈，食道動脈，肋間動脈などが分枝する．

③腹大動脈の分枝：腹部内臓，骨盤内臓，下肢を栄養する動脈が分枝する．主な分枝には，不対性の（つまり1本しかない）動脈で消化器を養う腹腔動脈，上腸間膜動脈，下腸間膜動脈と，左右に1本ずつある腎動脈，精巣動脈または卵巣動脈などがある．腹大動脈

図 4-A-13：体循環系の主な静脈

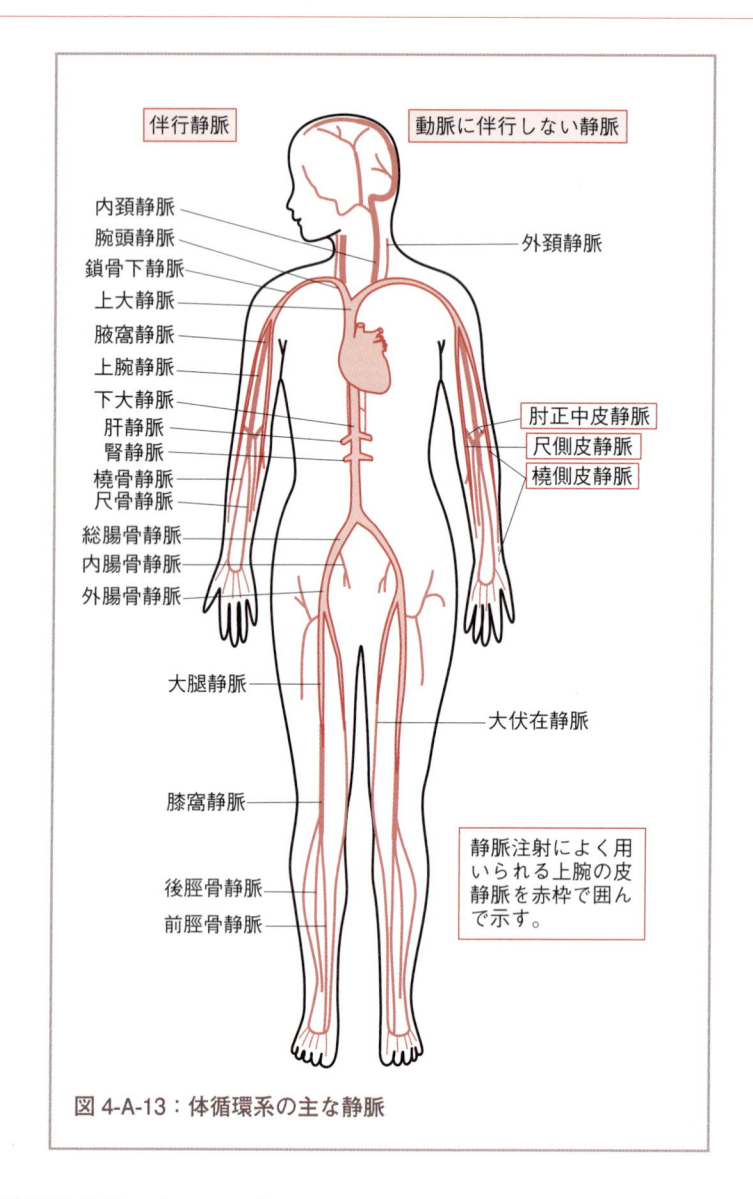

は一対の総腸骨動脈に分かれて終わる．

5-c 上大静脈と下大静脈

　大動脈が1本で左心室を出るのに対し，静脈は上大静脈と下大静脈に分かれて右心房に入る．

　上大静脈は上半身の静脈血を集める．左右の腕頭静脈（後述）のほかに，肋間静脈，食道静脈，気管支静脈からの静脈血を集めた奇静脈（右側）と半奇静脈（左側）が流入する．下大静脈は腹部内臓と下半身などの静脈血を集めて，横隔膜を通り抜けてすぐに右心房に注ぐ．途中，腎静脈や肝静脈などが流入する．

5-d 冠状循環

　心臓を構成する心筋自体は，心房や心室の中を流れる血液を利用することはできない．心

筋は，大動脈の起始部から出て心臓を冠状に取り囲む一対の冠状動脈によって血流の供給を受ける．左心室の冠血流は心室の収縮期に減少し，拡張期に増加する．冠状動脈の血流が不十分になって心筋への酸素供給が不足すると，狭心症を起こす．さらに冠状動脈が閉塞して，心筋が壊死に至る病態を心筋梗塞（こうそく）という．

心臓壁からの静脈血は，冠状静脈洞から直接に右心房に入る．

5-e 頭部と上肢の血管

大動脈弓から上半身を栄養する3本の動脈が左右非対称に分枝する．右側上半身へはまず1本の動脈（腕頭動脈）が分枝し，次いで右総頸動脈と右鎖骨下動脈に分かれ，各々頭部と上肢に向かう．左側上半身へは頭部へ向かう左総頸動脈と上肢に向かう左鎖骨下動脈の2本が大動脈弓から直接分かれ出る（図4-A-12）．

静脈は，内頸静脈と鎖骨下静脈が合流して腕頭静脈となり，左右の腕頭静脈が合流して上大静脈となる（図4-A-13）．

①頭部の動脈：総頸動脈は舌骨の高さで内頸動脈と外頸動脈に分枝する．内頸動脈は主に脳を栄養する．外頸動脈は主に頭部の皮膚や筋を栄養する．また，椎骨動脈は鎖骨下動脈から分枝した後，上行して頭蓋内に入って，内頸動脈と一緒に脳を栄養する（第7章神経・精神系の項参照）．

②頭部の静脈：内頸静脈が頭蓋腔のほとんどの血液を集め，内頸動脈・総頸動脈と併行する．外頸静脈は頸部の皮静脈であって，外頸動脈とは伴行しない．

③上肢の動脈：鎖骨下動脈は腋窩の部分で腋窩動脈（えきかどうみゃく）と名を変え，上腕の部分で上腕動脈（ちゅうか）となる．上腕動脈は上腕深動脈を分枝し，この両者の枝が上肢を養う．肘窩で上腕動脈は二本に分かれ，小指側を尺骨に沿って走る尺骨動脈と，親指側を橈骨（とうこつ）に沿って走る橈骨動脈となる．この両者の枝が前腕を養う．尺骨動脈と橈骨動脈は手掌で吻合して，浅・深掌動脈弓を形成し，これらの動脈弓からの枝が手を養う．

④上肢の静脈：上肢の深静脈の多くはそれぞれ同名の動脈に伴行して走る．上肢の皮静脈はよく発達している．小指側を尺側皮静脈が，親指側を橈側皮静脈が走り，両者は肘窩で肘正中皮静脈によって連絡する．肘正中皮静脈は採血などの際によく利用される．

5-f 骨盤内臓と下肢の血管

腹大動脈は第4腰椎の高さで2本の総腸骨動脈に分かれる．総腸骨動脈は，骨盤臓器などを栄養する内腸骨動脈と，下肢を栄養する外腸骨動脈に分かれる．

①下肢の動脈：外腸骨動脈は大腿動脈と名称を変え，大腿深動脈を分枝してから大腿内側を後方に向かい，膝関節の後面で膝窩動脈と名称を変える．膝窩動脈は下腿前面に向かう前脛骨動脈と下腿後面を下行する後脛骨動脈に分かれる．前脛骨動脈は足背に達すると足背動脈と名称を変え，弓状動脈を作る．後脛骨動脈は足底動脈弓を作る．

②下肢の静脈：下肢の深静脈の多くはそれぞれ同名の静脈に伴行して走る．下肢の皮静脈には内側を走って大腿静脈に注ぐ大伏在静脈（だいふくざい）と，外側を走って膝窩静脈に注ぐ小伏在静脈がある．

5-g 胎児循環

胎児は必要とする酸素や栄養を，自身の肺や消化器ではなく，胎盤を介して母体の血液から受け取る．胎盤は，胎児の一部と，母体の子宮の一部とから作られる．胎児の全細胞が活動した結果生じた二酸化炭素や老廃物は，臍帯中の2本の臍動脈を通って胎盤で母体に移行する．胎盤から胎児に戻る血液は，臍帯中の1本の臍静脈を通って胎児の体内に入る．胎盤で母の血液と胎児の血液との間のガス交換と物質交換が行われる．ただし，母の血液と胎児の血液が混じり合うことはない（図 4-A-14）．

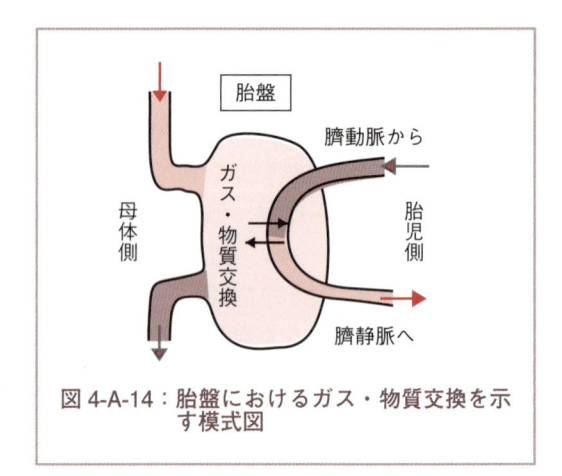

図 4-A-14：胎盤におけるガス・物質交換を示す模式図

B リンパ系

1．リンパの生成とリンパ管の構造

1-a リンパの生成

組織では毛細血管において，血液と間質液との間の物質交換が行われるが，この際，血漿もわずかに濾過されて間質液として血管外に漏出する．この間質液の大部分は毛細血管から再び血液中に戻るが，残りは毛細リンパ管に吸収され，リンパ（リンパ液）となる．リンパはリンパ管を通って静脈系に戻る（図 4-B-1）．

毛細リンパ管は毛細血管に比べて比較的大きな隙間が空いているため，蛋白質や脂肪などの大きな分子をはじめ，体内に侵入した細菌などの異物を間質液から運び去ることができる

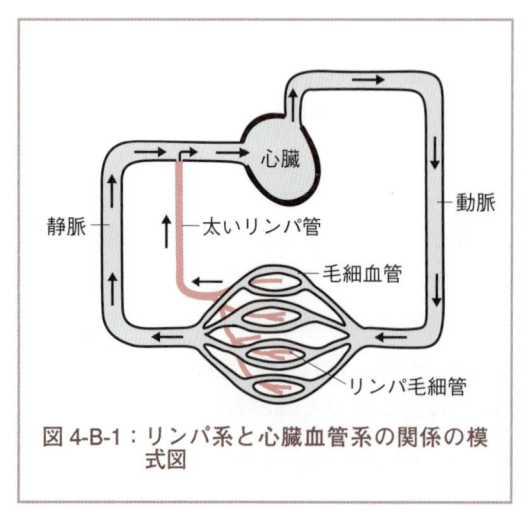

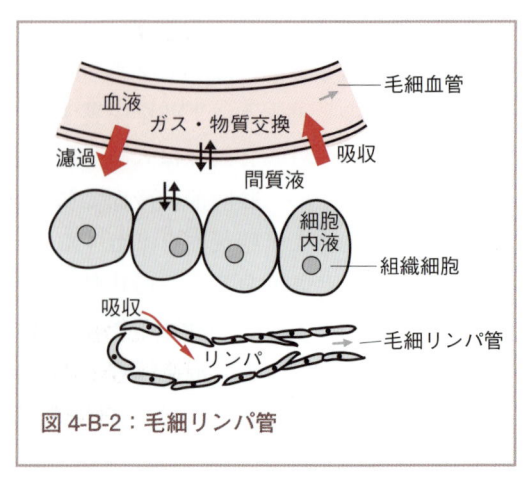

図 4-B-1：リンパ系と心臓血管系の関係の模式図

図 4-B-2：毛細リンパ管

（図4-B-2）．リンパ管の所々には リンパ節 があり，リンパ中の細菌などの異物を濾し取り，これらが循環血液中に入るのを防ぐ．

1-b　リンパ循環

リンパ系は毛細リンパ管に起始し，複数の毛細リンパ管が集まって集合リンパ管となり，太いリンパ本幹（左側には特別なリンパ管である 胸管 がある）に導かれ，最終的に左右の鎖骨下静脈に合流する（図4-B-3）．

1-c　リンパ系の働き

リンパ系は次に述べるような機能を備えている．

① 間質液中の水分の回収：腎臓を除く全ての毛細血管において血液から組織間隙へ濾し出される血漿量は，成人で約20l/日にも及ぶ．毛細血管の静脈側で再吸収される量は約17l/日なので，約3l/日が組織間隙に取り残される．リンパはこの余分な血漿濾過液を血液中に戻す．

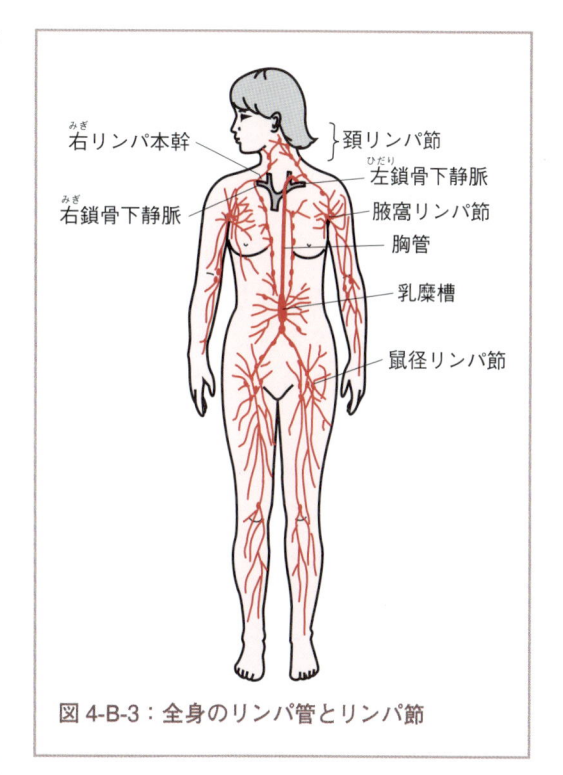

図4-B-3：全身のリンパ管とリンパ節

② 間質液中の蛋白質の回収：大部分の毛細血管は血漿蛋白をわずかながら透過し，この少量の血漿蛋白がリンパ系を通して血液中に戻る．

③ 脂肪の吸収：小腸内のリンパは，吸収された脂肪を運搬する働きもある（第3章消化器系の項参照）．

④ 病気に対する防衛：毛細リンパ管の透過性は毛細血管の透過性よりも高いため，体内に侵入した病原菌やそのほかの異物の大部分はリンパ管に取り込まれ，リンパ節に送られる．リンパ節にはリンパ球やマクロファージが存在し，これらの侵入した異物を食作用や抗原抗体反応により取り除いて生体を防衛する．

2. リンパ系器官

免疫系を構成する器官は リンパ系器官 ともよばれる．リンパ球が作られ，成熟する場としては，骨髄と胸腺が重要である．またリンパ球が存在し，免疫反応を起こす場としては，脾臓，リンパ節，扁桃などが重要である．

2-a　骨髄

骨髄 では，幹細胞から赤血球・白血球・血小板が造られる（第11章血液・造血器・リンパ系参照）．また骨髄はB細胞が成熟し，最終分化した形質細胞や免疫記憶細胞を蓄積する場として重要である．

2-b 胸腺

胸腺は胸骨の裏，心臓の前上方にある白色の器官で，思春期に最大に成長した後は，徐々に退縮して脂肪組織に置き換えられる．T細胞の成熟・分化に必要である．

2-c 脾臓

脾臓は左上腹部，胃の後側にある，握りこぶしほどの赤い器官である．赤い組織の中には白味を帯びた斑点が点在し，赤い組織を赤脾髄，白い組織を白脾髄という．

赤脾髄は静脈血を多量に含むために赤く見える．マクロファージが多数存在し，血流から持ち込まれる抗原を貪食し，フィルターとしての役割を果たす．また，古くなった赤血球や血小板も貪食される．

白脾髄にはリンパ球やマクロファージが多く存在し，免疫反応の場として働く．

2-d リンパ節

リンパ節はリンパ管の分岐部などに存在する，直径1～30mmほどのそら豆状の器官である．感染などによって大きく腫れることがある．身体の表面や深部のリンパ流を集める頸部，腋窩，鼠径部，腹腔などに多い．そこでリンパから抗原を濾し取る"関所"の働きを担っている．

リンパ節にはマクロファージや成熟したリンパ球が分布する．生体内に侵入した抗原は，多くの場合ここで認識され，記憶され，種々な免疫反応を引き起こす．

2-e 扁桃

扁桃は口腔から咽頭への移行部に存在するリンパ系組織で，口と鼻から侵入する抗原に対してリンパ球を産生し，感染を防御する働きをもつ．咽頭扁桃は後鼻腔に存在し，口蓋扁桃は口蓋垂の両側に位置し，舌扁桃は舌根にある．これら3つの扁桃は咽頭の一部をリング状に取り囲んでいるため，ワルダイエルの咽頭輪（扁桃輪）とよばれる．

口蓋・咽頭扁桃腺は6歳頃に最も大きい．咽頭扁桃が病的に肥大するアデノイドは学童期に多く，中耳炎を起こしたり，常に口を開けているなどの症状がある．

5 腎・尿路系

A 尿の生成と排泄

1. 泌尿器系とは

　腎臓は，尿を生成し，細胞外液量や細胞外液中の電解質その他の種々の物質の濃度を調節する働きをもつ．腎臓で生成された尿は，尿管を通って膀胱に送られ，膀胱に一時貯められたのち，尿道を通って排泄される．腎臓と尿路（尿管，膀胱，尿道）を合わせて泌尿器系という（図5-A-1）．

1-a 腎臓の働き

腎臓には主に以下のような働きがある．
①水分の排泄調節：体液の量を一定に保つのに役立つ．
②電解質の排泄調節：体液の電解質濃度や浸透圧を一定に保つのに役立つ．
③H^+の排泄調節：体液のpHを一定に保つのに役立つ．
④不要物質の除去：尿素や尿酸などの代謝産物や体外から取り入れた薬物などを除去する．
⑤有用物質の保持：ブドウ糖，アミノ酸などを体内に保持する．
⑥ホルモンなどの産生・分泌：エリスロポエチン，レニンなどを産生・分泌する．

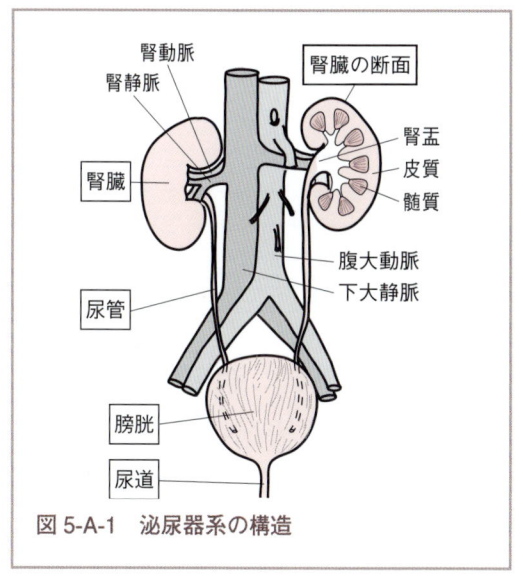

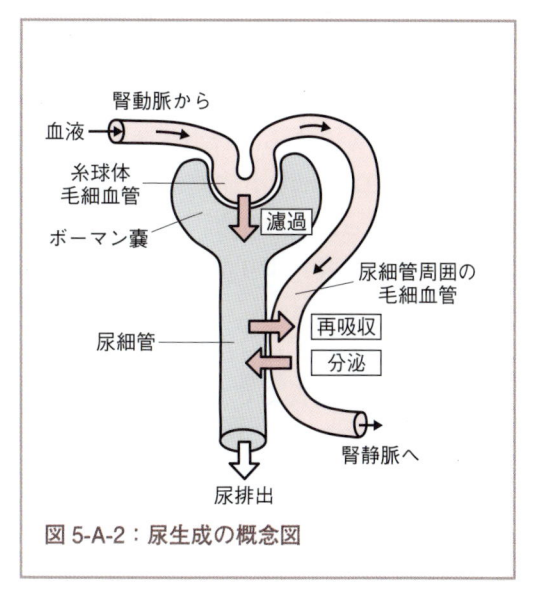

図5-A-1　泌尿器系の構造

図5-A-2：尿生成の概念図

⑦**ビタミンDの活性化**：ビタミンDは，まず肝臓で，次いで腎臓で水酸化されて活性型ビタミンDとなる．

1-b 尿生成の過程の概略

腎動脈を通って腎臓に入った血液は糸球体で濾過され原尿となる．原尿が尿細管を通過する際に，必要な物質が水と共に原尿から血液中に再吸収され，身体に不必要な物質は血液中からさらに分泌される．このようにして生成された尿は尿管を通って膀胱へと送られ，また浄化された血液は腎静脈から体循環へと戻る（図5-A-2）．

2．腎臓の構造と機能

2-a 腎臓の肉眼的構造

腎臓は，腰部脊柱の両側で腹膜の後ろにある，そら豆に似た形をした1対の器官である．右腎は肝臓の下にあるため，左腎より少し低い位置にあることが多い．成人の腎臓は，長さおよそ10cm，幅5cm，厚さ3cmである．表面は厚い被膜に覆われ，腎臓の実質は外側の皮質と内側の髄質に分けられる．腎臓の内側中央部からは腎動静脈と尿管が出入りし，ここを特に腎門とよぶ．

2-b ネフロンの構造と機能

腎臓はネフロン（腎単位）とよばれる尿生成の機能単位が集合してできている．1個の腎臓には約100万個のネフロンが規則正しく配列している．

それぞれのネフロンは，腎小体1個とそれに続く尿細管からなる．腎小体は皮質に散在する直径約0.2mmの小体で，毛細血管がマリ状に集まった糸球体と，それを囲むボーマン嚢（糸球体嚢）よりなる．糸球体を包んでいるボーマン嚢は，尿細管へと連なる．尿細管は初め曲がりくねった管（近位曲尿細管）を作る．次いで髄質までまっすぐ下行（近位直尿細管）してから細い管（中間尿細管）となってヘアピン状にUターンし，再び太い管（遠位直尿細管，太い上行脚）となってまっすぐ皮質に戻る（ヘンレループ）．それから

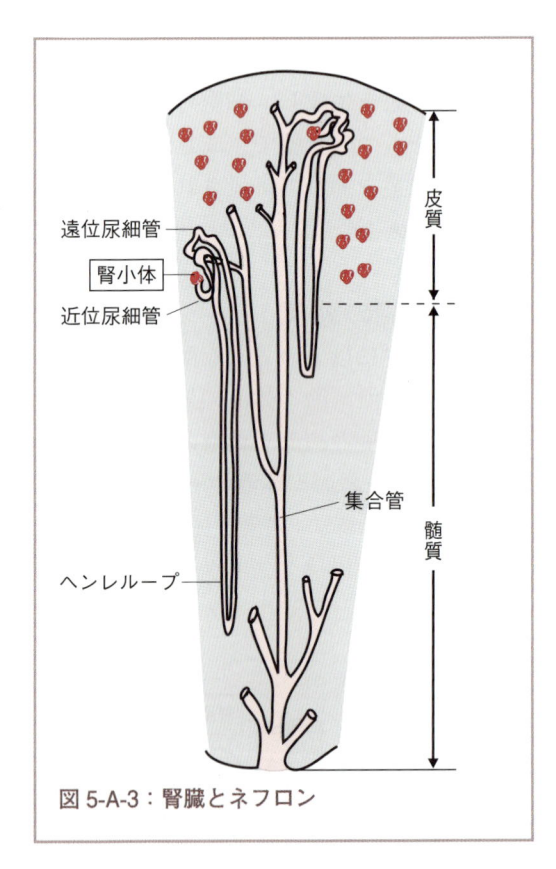

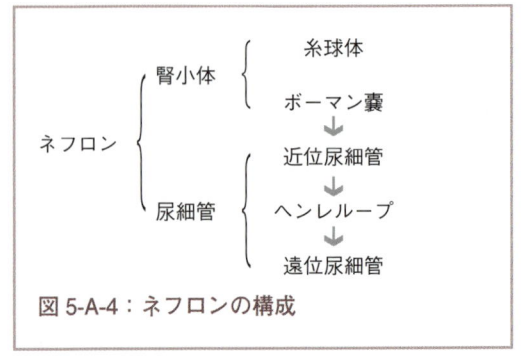

図5-A-3：腎臓とネフロン

図5-A-4：ネフロンの構成

また曲がりくねった管（遠位曲尿細管）を作り，必ず同じネフロンの糸球体のすぐそばまで戻って傍糸球体装置（糸球体傍装置）を形成する．尿細管はその後，集合管という直行する管に合流する．集合管には多数の遠位尿細管が合流し，腎盂（腎盤ともいう）を経て，尿管へと連なる（図5-A-3，図5-A-4）．

2-c 腎臓の血管系

　腎臓への血流は，腹大動脈から分岐した左右の腎動脈から腎門を通って腎臓内に入る．腎臓には心拍出量の1/4から1/5が流入する．腎臓は血流量が極めて多く，内部の血圧も高い臓器である．動脈はその後，枝分かれを繰り返して輸入細動脈となり，糸球体に入る．そこで糸球体毛細血管を形成した後，輸出細動脈として糸球体を出る．そして再び尿細管周囲の毛細血管を作った後，細静脈として尿細管を離れ，最終的には腎門から出て腎静脈となり下大静脈に合流する（図5-A-5）．輸入・輸出細動脈は積極的に内径を変化させて，糸球体での濾過量を調節している．

　糸球体毛細血管において血液が濾過され，尿細管周囲の毛細血管において濾過された原尿の再吸収や分泌が行われる．

2-d 糸球体における濾過

　血液が，糸球体の毛細血管を流れる間に，血球および血漿中の蛋白質や脂肪球などの大きな粒子以外の成分，すなわち水分，Na^+，Cl^-，HCO_3^-，尿素，ブドウ糖，アミノ酸，クレア

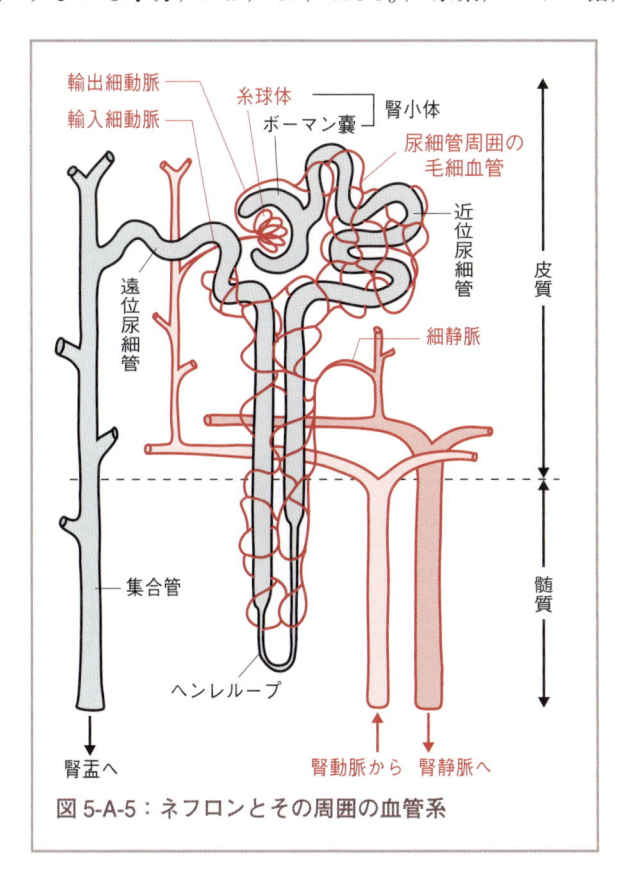

図5-A-5：ネフロンとその周囲の血管系

チニンなどの小さな分子の成分が濾過されて、ボーマン嚢に入る．このようにして濾過されてボーマン嚢に入った濾液は原尿とよばれる．

血液と原尿とは糸球体濾過障壁とよばれるフィルターで隔てられている．糸球体では，毛細血管に掛かる血圧の力を利用して，このフィルターに血漿を通すことで濾過が行われる．正常な糸球体濾過障壁は蛋白質を通さないが，糸球体の炎症などの病的状態では糸球体濾過障壁の機能が損なわれ，血球や蛋白質も尿中に漏れ出てくるようになり，血尿や蛋白尿となる．

2-e 尿細管における再吸収と分泌

尿細管は，近位尿細管，ヘンレループ（ヘンレ係蹄），遠位尿細管に区別される．これに続く集合管は，尿細管に含める場合と含めない場合とがある．

表 5-A-1：様々な物資の濾過量と再吸収量

物質	一日の糸球体濾過量	一日の尿内の量	一日の尿細管の再吸収量
水	150 l	1.5 l	99 ％
Na⁺	630 g	3.2 g	99.5％
グルコース	180 g	0 g	100 ％
尿素	54 g	30 g	44 ％

糸球体で濾過された濾液（原尿）は，尿細管から集合管へと流れる間に組成が変化する．これは尿細管周囲の毛細血管中の血漿中の物質が尿細管細胞を介して濾液中に分泌されたり（尿細管分泌），逆に濾液中の物質が吸収されたり（尿細管再吸収）するからである．尿細管における物質の分泌や再吸収は，その物質の電気化学的勾配に従った受動輸送と，ATPのエネルギーを利用して電気化学的勾配に逆らって行われる能動輸送の双方によって行われる．

原尿の中の水，Na⁺，Cl⁻，HCO₃⁻，アミノ酸，ブドウ糖など身体にとって有用な成分は，尿細管で再吸収される．一方身体にとって不要な物質（例えば尿酸，尿素，硫酸塩など）はあまり再吸収されず，様々な薬剤などはむしろ尿細管で分泌されて効率的に尿中に排泄される（図 5-A-6，表 5-A-1）．また，K⁺は再吸収された後で再び分泌される．

①水とNa⁺，Cl⁻の再吸収：糸球体で濾過される血漿の濾液の総量は1日にのべ150 l にも

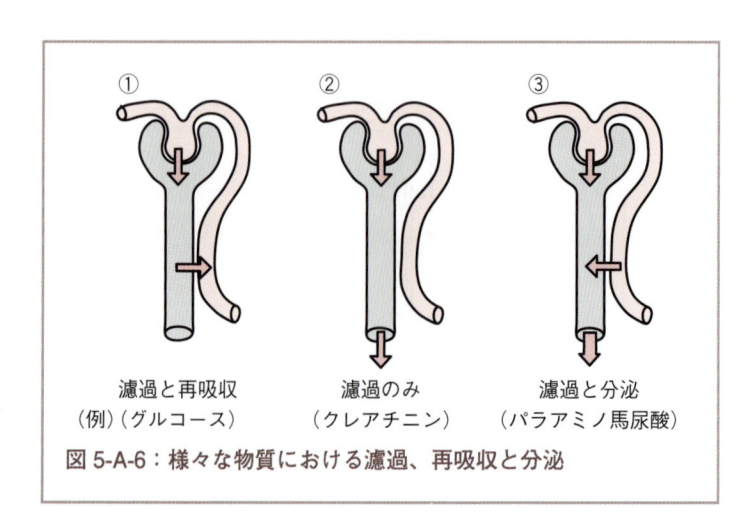

① 濾過と再吸収（例）（グルコース）
② 濾過のみ（クレアチニン）
③ 濾過と分泌（パラアミノ馬尿酸）

図 5-A-6：様々な物質における濾過、再吸収と分泌

及ぶが，尿細管を流れる間に濾液の水分の約99％は再吸収されて血液中に回収されるため，残る約1％の水分1〜1.5lが尿として排泄される．濾液中の水分の60〜70％以上は近位尿細管で，残りの大部分は遠位尿細管と集合管で再吸収される．集合管における水の再吸収は，抗利尿ホルモンの作用によって促進される（「3. 腎に作用するホルモン・血管作動性物質」参照）．

近位尿細管における水の再吸収は次のように行われる．まず濾液中のNa^+が能動的に尿細管に再吸収され，ついでCl^-も電気的勾配に従って再吸収され，その結果これに伴う浸透圧変化によって水が受動的に再吸収される．集合管では，管の内外の浸透圧の差に従って水が水分子専用のチャネル（水チャネル，アクアポリン）を通って再吸収される．

②ブドウ糖・アミノ酸の再吸収：ブドウ糖とアミノ酸は通常，近位尿細管での能動輸送によって100％近く再吸収され，尿中には出てこない．しかし，血糖値（血漿中のブドウ糖の濃度）が著しく高くなるとブドウ糖の再吸収量の限界を越え，尿中にブドウ糖が漏れ出てくる（糖尿）．

③尿細管分泌：尿細管はある特定の物質を尿細管腔中に分泌して，尿中に排出する働きをもつ．集合管では体液の酸塩基平衡の調節のため，必要に応じてH^+ないしHCO_3^-が分泌される．また，尿素や尿酸などの代謝産物，生理的には生体内に存在しないPAH（パラアミノ馬尿酸：腎血漿流量測定に用いる物質）や種々の薬物（ペニシリンなど）も，主に近位尿細管で分泌される．

2-f 腎機能の測定

①腎血流量（RBF）

両側の腎臓に流入する血流量を腎血流量（RBF）とよぶ．安静時の腎血流量は，約1.2〜1.3l/分であり，心拍出量の1/4から1/5にも相当する．腎血流量は，動脈血圧が80〜200mmHgの範囲で変動しても，血圧に関わらず，ほぼ一定に保たれる．これは，血圧が上昇して血流が増えようとすると，輸入細動脈の血管平滑筋が収縮して血流を減らそうとするためと考えられており，この機構は腎血流量の自己調節とよばれる．腎血流量は尿量を決定する一因であるため，もし身体の動脈血圧の上昇に比例して腎血流量も増加したならば，尿量が増えてしまい，多量の体液損失を招くことになる．したがって，腎血流量の自己調節は糸球体濾過量を可能な限り一定に保ち，体液の損失を防ぐ機構として重要である．

②腎血漿流量（RPF）と糸球体濾過量（GFR）

1分間に両側の腎臓に流入する血漿流量は，約500〜700mlである．この血漿量を腎血漿流量（RPF）という．このうち約20％の100〜150ml/分が糸球体で濾過される．糸球体で濾過されてボーマン嚢へ押し出される毎分の濾過量を糸球体濾過量（GFR）という．GFRは100ml/分程度であるので，1日当たりの糸球体の濾過量は100 × 60 × 24 ≒ 150,000ml（= 150l）にも達する．

表 5-A-2：様々な物資のクリアランス

物質	濃度 尿（U）	濃度 血漿（P）	単位	クリアランス（ml/分）
ブドウ糖	0	100	mg/100ml	0
尿酸	50	3	mg/100ml	25
尿素	2,000	30	mg/100ml	70
クレアチニン	100	1	mg/100ml	150
アンモニア	30	0.03	mEq/l	1,500

　ショックなどで全身血圧が著しく低下して糸球体血圧も低下するとGFRは減少する．腎臓結石や膀胱結石などで，腎盂内圧や尿管内圧が上昇すると，ボーマン嚢内圧が上昇し，GFRは減少する．補液などで血液中の水分が増加して血漿の膠質浸透圧が低下するとGFRは増加する．

③クリアランス
　腎臓の排泄能力を表す指標としてクリアランスがある．クリアランスとは，ある物質が1分間に尿中に排泄された量が何mlの血漿に由来するのかを示す値である（図5-A-6，表5-A-2）．
　ⅰ）ブドウ糖のように濾過されるが，尿細管でほとんど再吸収されてしまう物質のクリアランスはほぼ0となる．
　ⅱ）濾過のみ行われて，尿細管においてほとんど再吸収も分泌もされない物質のクリアランスは，糸球体濾過量（GFR）とほぼ等しい．そのような物質の例として外因性のイヌリンや内因性のクレアチニンがある．
　ⅲ）濾過と分泌が行われ，血液が1回腎臓内を流れるだけで血漿から完全に除去されて，ほとんど尿中に排泄されるような物質のクリアランスは，腎血漿流量（RPF）とほぼ等しい．そのような物質の例としてパラアミノ馬尿酸（PAH）がある．

3. 尿路の構造と機能

3-a 尿管の構造

　尿管は腎臓と膀胱をつなぐ長さ約25〜30cm，直径約6mmの管で，膀胱の下部後壁に開口する一対の管である．尿管壁は平滑筋層より構成され，平滑筋の律動的な蠕動運動によって腎盂から膀胱へと尿が毎分約1mlずつ送られる．
　尿管結石は生理的狭窄部に発見されやすい．腎盂と尿管の移行部，尿管と総腸骨動脈（ないし外腸骨動脈）の交叉部，尿管と膀胱の移行部，の3カ所である．尿管が膀胱壁を通過する部分は膀胱が拡張すると狭くなるため，尿が逆流するのを防ぐ働きがある．

3-b 膀胱の構造

膀胱は，腎で生成された尿を蓄え排出するための伸縮性に富む筋性の袋である．その形状は尿の量によって風船がふくらむように変わる．膀胱壁は平滑筋層（排尿筋）よりなり，その収縮力によって尿が排出される（排尿）．膀胱の内面を覆う粘膜は移行上皮とよばれる特別な上皮で，膀胱の容積の変化，すなわち内腔面の表面積の変化に応じて自由に伸び縮みすることができる（図5-A-7）．

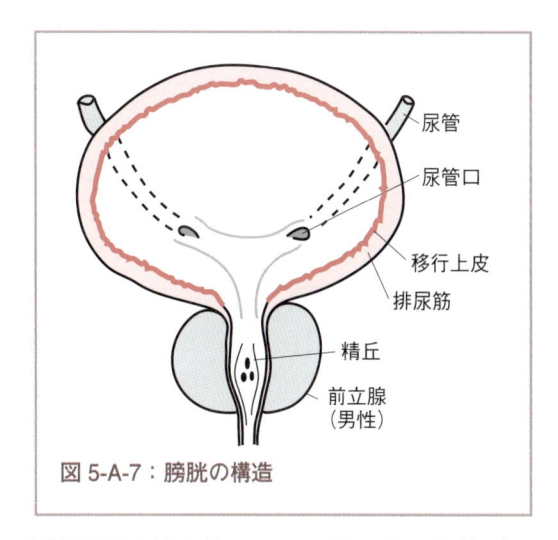

図 5-A-7：膀胱の構造

3-c 尿道の構造

尿道は膀胱底から体外につながる管である．女性尿道は長さ約3cmで，開口部は陰核（クリトリス）と腟開口部の間（ここを腟前庭という）に位置する．男性尿道は長さ約20cmで，膀胱から出て前立腺を貫き，尿生殖隔膜，陰茎海綿体を通って陰茎亀頭の外尿道口に開口する．女性尿道は直線的だが，男性尿道は2回大きく屈曲している．男女とも，尿道の起始部の平滑筋は肥厚して内尿道括約筋（内括約筋）を形成する．尿道が尿生殖膈膜を通過する部位には，横紋筋よりなる外尿道括約筋（外括約筋）がある（図5-A-8，図5-A-9）．

3-d 蓄尿・排尿反射

膀胱には腎から尿管を通って絶えず尿が送り込まれるが，膀胱内にある量に達するまでは貯めることができる．これを蓄尿という．

膀胱の排尿筋と内尿道括約筋が自律神経によって不随意的に調節されるのに対し，外尿道括約筋の収縮は体性神経である陰部神経によって随意的に調節される．膀胱に尿が貯留し始めると，反射性に膀胱の排尿筋が弛緩し，内尿道括約筋が収縮する．そのため膀胱内圧があまり上昇せずにある程度の尿を貯めることができる．同時に，陰部神経が興奮して，外尿道括約筋を収縮させ，尿が漏れ出るのを抑えている．膀胱内の尿量が150〜300mℓ位になると尿意を感じるようになるが，通常は，大脳の運動野からの指令で陰部神経が働き外尿道括

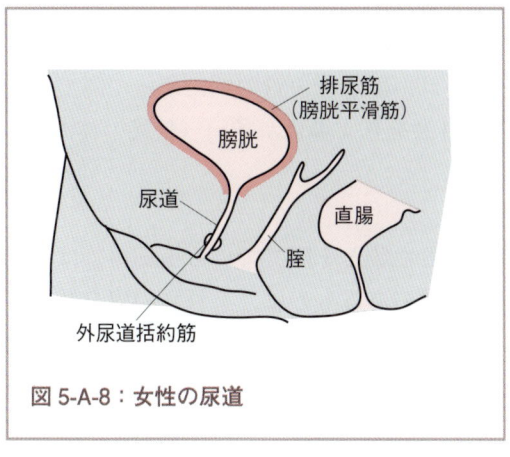

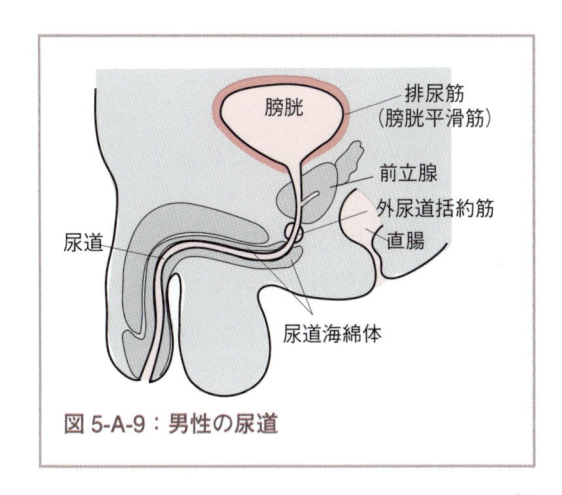

図 5-A-8：女性の尿道

図 5-A-9：男性の尿道

約筋の収縮が強まり排尿を抑える．

　膀胱内容量が400mlくらいになると，自律神経系の求心路の活動は活発になり尿意が高まる．排尿時には，陰部神経の活動を随意的に低下させて外尿道括約筋を弛緩させる．同時に自律神経系の遠心路の働きによって膀胱の排尿筋は強力に収縮し，内尿道括約筋が弛緩して排尿が起こる．

3-e　排尿の障害

　蓄尿も排尿も反射性に調節されている部分が多い．乳児期を過ぎる頃から，意志の力で外尿道括約筋支配の陰部神経の活動を随意的に高めて排尿を我慢したり，排尿をしようとしたときに陰部神経の活動を随意的に低下させて排尿をすることができるようになる．

　膀胱炎や精神的興奮により膀胱壁が過敏になると，尿がわずかに溜まっても尿意を感じる．脊髄損傷や脳障害，また乳幼児など，大脳による排尿を抑制する調節が働かない場合，ある程度尿が溜まると自然に尿が漏れ出てしまう（尿失禁）．また，分娩時の損傷や加齢によって外尿道括約筋の機能が損なわれると，日常生活の中で腹圧が少し上昇しただけでも膀胱から尿が漏れ出てしまうこともある（腹圧性尿失禁）．骨盤神経の損傷や，加齢に伴う前立腺肥大による尿道の圧迫などでは，尿が膀胱に溜まっていても出にくい排尿困難とよばれる症状を呈する．排尿困難のうち尿が全く出ない症状を尿閉という．

B　体液とその調節

1．体液の量・組成・酸塩基平衡と浸透圧

1-a　体液の量

　人間の身体を構成している水分を体液という（広義の体液）．体液の量は個人差があるが，成人で体重の約60％前後，乳児で約75％，新生児で約80％を占める．

1-b　体液の区分

　体液の約3分の2は細胞の中にあり，残りは細胞の外にあって，両者は細胞膜によって隔てられている．細胞内の体液を細胞内液，細胞外の体液を細胞外液とよぶ．細胞外液はさらに細胞を取り囲む間質液や血液中の血漿などに区分され，両者は血管の壁によって隔てられている（図5-B-1）．一般に体液というときには細胞外液をさす場合が多い（狭義の体液）．

1-c　体液中の物質の移動

　細胞内液と細胞外液を隔てている細胞膜や，間質液と血漿とを隔てている毛細血管は半透性を備えている．このため，水や体液に溶けている物質のあるものは，これらの膜を通って移動する事ができる．ただし，酸素や二酸化炭素などの気体（ガス）は半透性に関係なく細胞膜を通過する．循環血中を流れている酸素や栄養素は必要に応じて毛細血管から間質液中に移動し，ついで細胞膜を通じて細胞内に取り込まれる．また細胞の不要な物質は間質液中

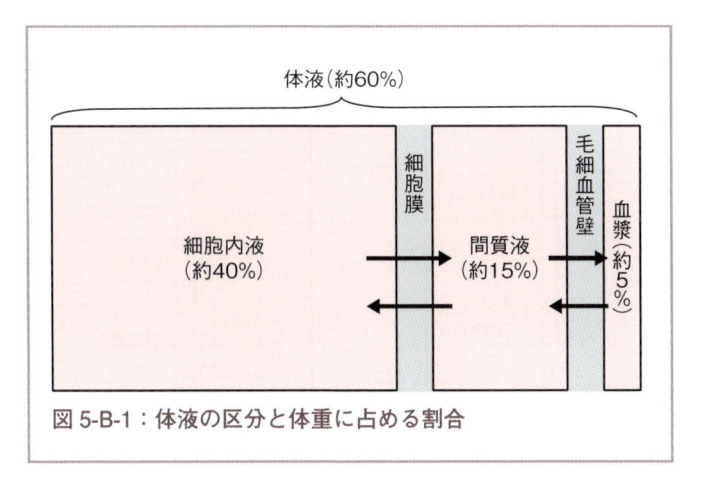

図 5-B-1：体液の区分と体重に占める割合

に排出され，毛細血管を通って血漿中に入る．

1-d 体液の酸塩基平衡

体液の pH は 7.35～7.45 と非常に狭い範囲に一定に保たれている．これを酸塩基平衡という．体液の pH が 6.8 以下か 7.8 以上になると死につながる．多くの食物が代謝・分解されて酸性物質を生じるため，体液は酸性（アシドーシス）に傾きやすいが，体液中の緩衝系が働いて pH を 7.4 付近にする精妙な機構がある（**図 2-B-5 参照**）．

1-e 体液の電解質組成と浸透圧

体液には，海水と同じように多数の陽イオンと陰イオンとが溶けている．陽イオンには Na^+, K^+, Ca^{2+}, Mg^{2+} など，陰イオンには Cl^-, HCO_3^-（重炭酸イオン），PO_4^{3-}（リン酸イオン），負に荷電した蛋白質などがある．細胞内外においてイオンの組成は異なり，細胞内には K^+ や PO_4^{3-}，荷電蛋白が多く，細胞外には Na^+ や Cl^- が多い．細胞膜には Na^+ ポンプ（Na-K-ATPase）があり，エネルギーを使って細胞内の Na^+ イオンを常時細胞外にくみ出している（**図 2-B-3 参照**）．

体液の浸透圧は，体液中に存在する全ての溶質の濃度によって決まるが，細胞外液の浸透圧を左右する主な成分は Na^+ と Cl^- である．細胞外液と細胞内液の間には浸透圧の差はほとんどなく，基準値は約 290 mOsm/kgH$_2$O である．体液と浸透圧が等しい食塩水は生理食塩水（約 0.9％の濃度の食塩水）とよばれる．例えば眼や鼻粘膜を純水で洗浄すると上皮細胞に水分が取りこまれてしまうため，治療には体液と等しい浸透圧をもつ溶液が用いられる．

2. 水・電解質の調節機構

2-a 体液量と水分の出納バランス

健康成人の体液量は常にほぼ一定である．これは，脳が身体に指令を出して，体内に取り込んだ水分量に見合う量の水分を体外に排泄することによって，体液量の平衡を保っているからである．

健康人の1日の水交換量は，普通 2～3l である．体内に新しく加わる水分の大部分は，

図5-B-2：水分の出納バランス

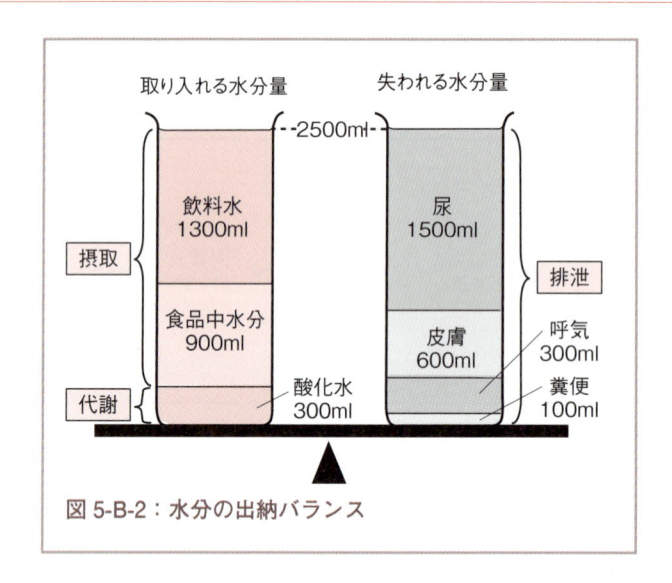

飲料水と食物中に含まれる水分であるが，食物の代謝によって生じる酸化水が約10％を占める．一方，水分の排泄には腎臓が非常に重要な役割を果たす．水分は尿以外にも糞便や呼気中の水分として，あるいは皮膚からの汗や不感蒸散によって排出される（図5-B-2）．

腎臓は，尿量を調節することにより体液の浸透圧や体液量を調節している．尿量は健常人で1日平均約800～1,600 mlである．尿量は発汗量や水分摂取量などによって増減する．1日400～500 ml以下を乏尿，100 ml以下を無尿，逆に3,000 ml以上を多尿とよぶ．極端な乏尿である無尿は，循環性ショックや急性腎炎，中毒腎などでみられる．多尿は，多飲，糖尿病，抗利尿ホルモン（後述）の欠乏や作用不全による尿崩症などの際に起こる．

2-b 尿の組成

尿は血液の性状が一定になるように生成されるので，その濃度や組成は種々の条件（食事，水分や塩分の摂取量，運動量，気温など）によって変化する．体液の浸透圧がほぼ一定に保たれているのに対し，尿の浸透圧は50～1,400 mOsm/kgH$_2$Oの範囲で大きく変動する．

尿のpHは通常4.5～8で，平均6程度であり，やや酸性を示す．肉食や糖尿病の際には，尿のpHが下がる（酸性尿）．一方，尿路感染症や過呼吸では尿のpHが上がる（アルカリ性尿）．

また，尿は尿酸や尿素などの窒素代謝の最終産物を多く含んでいる．蛋白質や核酸の代謝産物には尿素，尿酸，アンモニアがあるが，アンモニアの大部分は肝臓で無毒な尿素に変換されてから排出される．尿酸は水に溶けにくく，血中濃度が高くなると尿酸塩の結晶となって関節に沈着して痛風の原因となったり，尿中濃度が高くなると尿路結石の原因となったりする．1日400 ml以下の乏尿が続くと，体内の窒素代謝産物が十分尿中に排泄しきれないために，尿毒症が出現する．

2-c 電解質の調節

① Na$^+$，Cl$^-$の調節：過剰なNa$^+$（主に食塩に由来する）を摂取すると，細胞外液の浸透圧が上昇する．この際，浸透圧差がなくなるまで水が細胞内液から細胞外液へ移動するので細胞外液量が増加する．腎臓では，この増加した細胞外液の量を元に戻すために，尿中への

Na⁺排出量を調節している．糸球体で濾過されたNa⁺は，99.5％が尿細管において能動的に再吸収されるが，この再吸収量を増減させることによって，摂取したNa⁺量とほぼ同じ量のNa⁺が尿中に排出される（「3. 腎に作用するホルモン・血管作動性物質」参照）．

　一方，Na⁺の摂取による血漿浸透圧の上昇は，渇きの感覚を起こして意識的な水分摂取量（飲水量）を増やし，細胞外液量を増加させる．このため，持続的に食塩摂取量が多いと高血圧になりやすい．

　②K⁺の調節：体内のK⁺の98％は細胞内に存在する．食事によって摂取されるK⁺の約90％は尿中に，残りは汗と便中に排出される．K⁺は尿細管において再吸収された後，尿細管と集合管で分泌される．尿中へのK⁺の排出量は，分泌量を変化させることによって調節される．K⁺の濃度の変化は心臓などの機能に大きく影響する．

　③リン酸塩とCa²⁺の調節：リン酸塩とCa²⁺の尿中への排出量は，尿細管における再吸収量を変化させることによって調節される．副甲状腺ホルモン（パラトルモン）は，Ca²⁺の血漿中の濃度を上昇させるホルモンであるが，尿細管ではCa²⁺の再吸収を促進し，リン酸塩の再吸収を抑制する（第6章内分泌系参照）．

2-d 脱水

　Na⁺と水分の喪失がほぼ等しい割合の脱水は，等張性脱水（血清Na 130〜150 mEq/l）とよばれる．Na⁺より水分の喪失が多い脱水は高張性脱水（血清Na 150 mEq/l 以上），水分よりNa⁺の喪失が多い脱水は低張性脱水（血清Na 130 mEq/l 以下）という．下痢，嘔吐，出血，熱傷では等張性脱水，大量発汗では高張性脱水をきたしやすい．低張性脱水は脱水の際に電解質が補給されない場合に生じやすく（例えば大量発汗後に水だけ飲む），細胞外液の浸透圧低下により，細胞外液が細胞内液に移動してさらに循環血液量が減少するため，ショックなど重篤な症状に陥りやすい．

3. 腎に作用するホルモン・血管作動性物質

3-a 抗利尿ホルモンによる浸透圧の調節

　体内の水分が過剰の時には，腎における水の再吸収量が減少し，希薄な尿（低張尿）が多量に排泄される．一方，水分が不足していれば水の再吸収が増し，濃縮した尿を少量排泄する．このように，尿量は体液の浸透圧が常に一定に保たれるように調節されている．

　体内の水分が減って血漿が濃縮された状態になると，血漿の浸透圧が高まり，視床下部にある浸透圧受容器が刺激され，渇きの感覚を起こして水分摂取量が増す．また，浸透圧受容器の刺激によって，下垂体後葉からは抗利尿ホルモン（バソプレシン，バソプレッシン）が分泌される．抗利尿ホルモンは腎臓の集合管に作用して，水の再吸収を高めて尿を濃縮して尿量を減少させる．これらの結果，細胞外液量が増加し，浸透圧は下がって基準値に戻る（図5-B-3）．

　逆に，多量の飲水などによって血漿の浸透圧が低下すると，抗利尿ホルモン分泌が減少し，

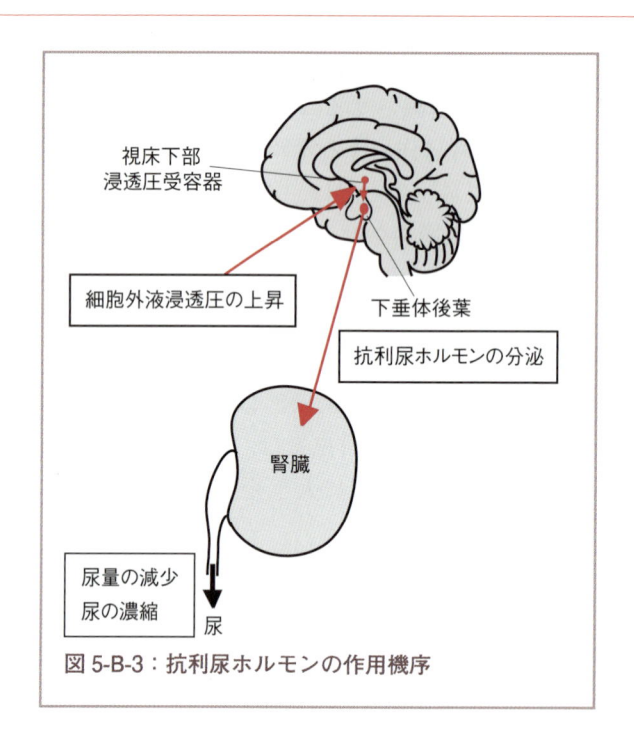

図 5-B-3：抗利尿ホルモンの作用機序

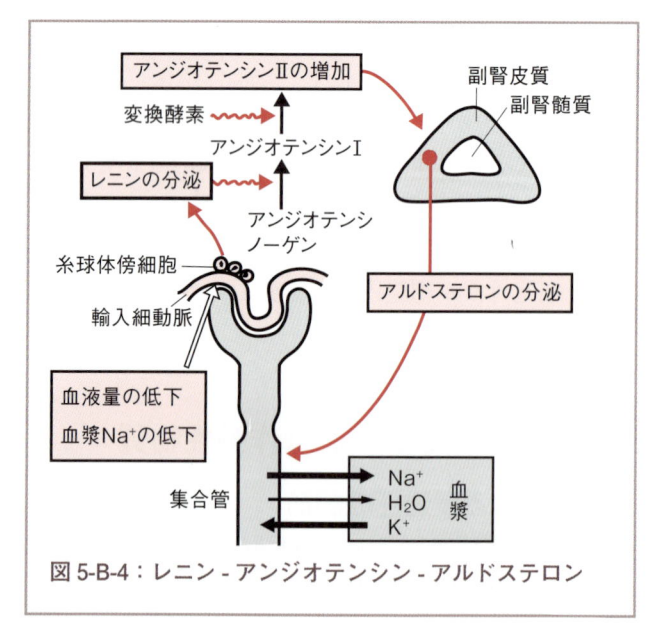

図 5-B-4：レニン - アンジオテンシン - アルドステロン

水の再吸収が減少する．その結果，尿量は増加し（水利尿），浸透圧は上昇して基準値に戻る．

酒類に含まれるエチルアルコール（エタノール）は下垂体後葉からの抗利尿ホルモン分泌を抑制するため，尿量を増やす（利尿）作用がある．また，コーヒーや茶に含まれるカフェインにも利尿作用がある．

3-b　レニン - アンジオテンシン - アルドステロン系

循環血液量が減少したり，血漿中の Na^+ 濃度が低下したりすると，腎臓の傍糸球体装置（糸

球体傍装置）にある糸球体傍細胞（傍糸球体細胞）からレニンという酵素が分泌される．レニンは，血中のアンジオテンシノーゲン（肝臓で合成されるα₂グロブリン）をアンジオテンシンⅠ（アンギオテンシンⅠ）に変換する．アンジオテンシンⅠはさらに，肺などに含まれるアンジオテンシン変換酵素（ACE）によってアンジオテンシンⅡに変換される．アンジオテンシンⅡ（アンギオテンシンⅡ）は，副腎皮質に作用してアルドステロンの分泌を促進させるほか，血管収縮や抗利尿ホルモン分泌促進などの作用をもつ．アルドステロンは，腎臓で主に集合管に作用してNa⁺再吸収を促進し，K⁺の排泄を促す．このNa⁺再吸収に伴い，Na⁺の浸透圧上昇による水分の再吸収が起こり，尿量が減少して細胞外液量が増加する（図5-B-4）．

アルドステロン分泌はこのほか，ACTHや血漿Na⁺濃度低下，K⁺濃度増加の直接作用によっても増す（第6章内分泌系参照）．

3-C 心房性ナトリウム利尿ペプチド

心房性ナトリウム利尿ペプチド（ANP）は，心房筋で合成・分泌されるホルモンである．循環血液量の増加によって心房筋が伸展されることにより分泌され，腎臓に作用してNa⁺と水の排泄を促進（利尿）することにより血液量を減らす．

6 内分泌系

A ホルモンの一般特性

1. ホルモンの分類・構造・作用機序

1-a ホルモンと内分泌腺

ホルモンは内分泌腺にある内分泌細胞から直接血液中に分泌され，血行を介して，ホルモンに対する受容体（レセプター）をもつ特定の細胞（標的細胞）に達し，微量でも特異的な効果を及ぼす．内分泌腺には，下垂体，甲状腺，副甲状腺（上皮小体），膵臓，副腎，卵巣，精巣，松果体などがある（図6-A-1）．消化管や腎臓は，特定の内分泌腺をもたないが，内分泌細胞を有し，ホルモンを分泌する（第3章消化器系，第5章腎臓・尿路系参照）．さらに視床下部のある種の神経細胞もホルモンを分泌する．

ホルモンの働きは多様で単純化する事は難しいが，成長，生殖，代謝，および内部環境の

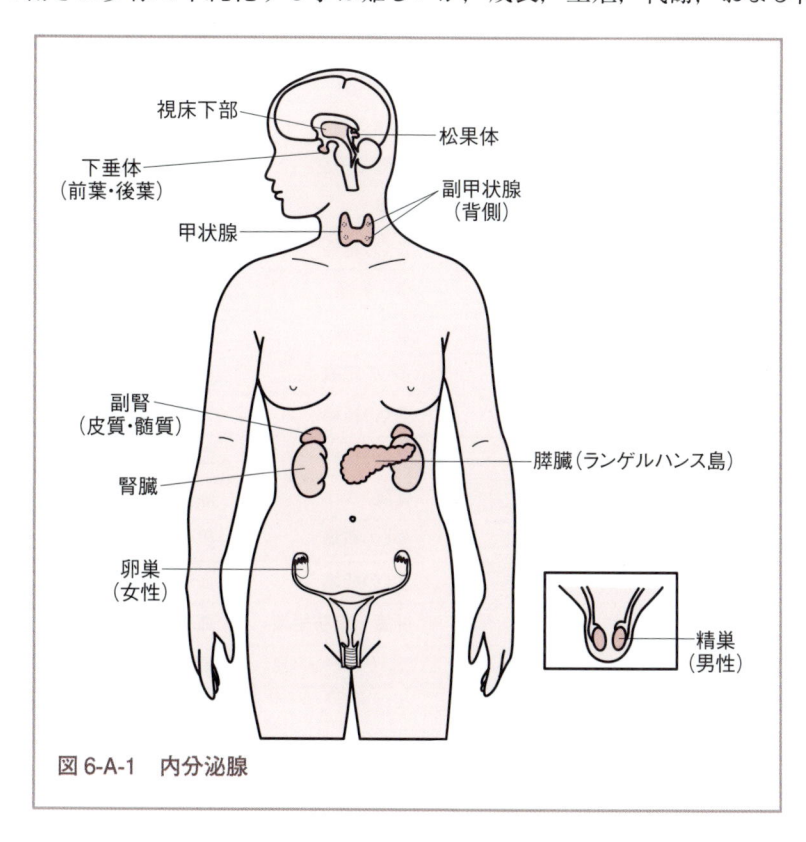

図6-A-1 内分泌腺

調節などに関与するといえる（**表 6-A-1**）.

1-b ホルモンの化学的性質
ホルモンは化学構造の違いによって次の3種類に分けられる.
① ペプチドホルモン：数個から数百個のアミノ酸よりなる水溶性ホルモンで，視床下部ホルモンや下垂体ホルモンをはじめとして，大多数のホルモンがこの型に属する.
② ステロイドホルモン：ステロール核をもつ脂溶性ホルモンで，この型の全てのホルモンはコレステロールから生成される．副腎皮質ホルモンと性ホルモンがある.
③ アミノ酸誘導体ホルモン（アミン型ホルモン）：アミノ酸の一つであるチロシンより生成されるホルモンで，副腎髄質ホルモン（水溶性）と甲状腺ホルモン（脂溶性）などがある.

1-c ホルモンの分泌様式
ホルモンは内分泌腺から分泌されるものとして定義されてきたが，特定の分泌腺構造をも

表 6-A-1　主なホルモンと作用

分泌器官	ホルモン	主な標的組織	主な作用
視床下部	放出ホルモン（GnRH，CRH 等）	下垂体前葉	特異的なホルモンの分泌を刺激
	抑制ホルモン（PIH，GIH 等）	下垂体前葉	特異的なホルモンの分泌を抑制
下垂体前葉	成長ホルモン（GH）	多くの組織	蛋白質合成促進，成長促進
	プロラクチン（PRL）	乳腺	乳房・乳腺の発育と乳汁産生・分泌
	甲状腺刺激ホルモン（TSH）	甲状腺	甲状腺ホルモン分泌を促進
	副腎皮質刺激ホルモン（ACTH）	副腎皮質	副腎皮質ホルモン分泌を促進
	性腺刺激ホルモン（LH，FSH）	性腺（卵巣・精巣）	性腺機能を刺激
下垂体後葉	オキシトシン	乳腺・子宮	射乳の誘発，子宮の収縮
	バソプレシン（ADH）	腎臓	水の再吸収を促進
甲状腺	甲状腺ホルモン（T_3，T_4）	多くの組織	代謝促進，正常な成長・発育に必須
	カルシトニン	骨・腎臓	血中のカルシウム濃度低下
副甲状腺	副甲状腺ホルモン（PTH）	骨・腎臓	血中のカルシウム濃度上昇
副腎髄質	アドレナリン（エピネフリン）	多くの組織	筋収縮力・心拍数・血圧・代謝率・血糖値の上昇
	ノルアドレナリン（ノルエピネフリン）	多くの組織	
副腎皮質	糖質コルチコイド（コルチゾール）	多くの組織	血糖値上昇，抗炎症，胃酸分泌促進
	電解質コルチコイド（アルドステロン）	腎臓	Na^+の再吸収促進
	副腎アンドロゲン	多くの組織	男性化作用
膵臓のランゲルハンス島	インスリン	多くの組織	血糖値低下
	グルカゴン	肝臓・脂肪組織	血糖値上昇
	ソマトスタチン	ランゲルハンス島	インスリンとグルカゴンの分泌抑制
精巣	アンドロゲン（テストステロン）	生殖器官など	男性化作用，精子形成促進
卵巣	エストロゲン	生殖器官など	卵胞発育促進，子宮内膜の増殖
	プロゲステロン	生殖器官など	体温上昇，子宮内膜分泌を亢進

たない場合が多数明らかにされてきている．ホルモンを分泌様式の上から分類すると以下のようになる．

① 腺性ホルモン：いわゆる狭義のホルモンである．分泌細胞が集まって分泌腺（内分泌腺）を作り，ここから直接血液中に分泌される（図6-A-1）．下垂体前葉，松果体，甲状腺，副甲状腺，副腎（皮質と髄質），精巣，卵巣，膵臓のランゲルハンス島などから分泌されるホルモンがこれに相当する．

② 神経ホルモン：神経細胞の細胞体で作られ，軸索末端から血液中に分泌される．視床下部の神経細胞より分泌される視床下部ホルモンや下垂体後葉ホルモンがこれに相当する．

③ 局所ホルモン（パラホルモン）：血行を介さず間質液を介して作用を発揮するホルモンで，その分泌様式を傍分泌（パラクリン）とよぶことがある．消化管粘膜より分泌される消化管ホルモンの一部がこれに相当する．

1-d ホルモンの作用機序

ホルモンは標的細胞に作用して，細胞内の特定の代謝過程を調節して種々の生理作用を発現する．血液中に分泌されたホルモンが微量で，かつ標的細胞にのみ作用を及ぼすのは，標的細胞がそのホルモンに対して特異的に反応する受容体をもつためである．

ペプチドホルモンおよび副腎髄質ホルモンなどの水溶性ホルモンは細胞膜上の受容体に作用する．ステロイドホルモン（副腎皮質ホルモンと性ホルモン）および甲状腺ホルモンなどの脂溶性ホルモンは，細胞膜を通過して細胞質内の受容体と結合する（図2-A-2参照）．

2. ホルモン分泌の調節機構

ホルモンの血中濃度はある一定の範囲に保たれている．生体にはホルモンの分泌を調節する仕組みがあり，ホルモン分泌が過剰でも不足しても障害が生じる．

2-a ホルモン分泌の階層的支配

多くのホルモン分泌は，上位ホルモンから下位ホルモンへと階層的支配を受けている（図6-A-2）．例えば視床下部ホルモンによって下垂体前葉ホルモンの分泌が調節される．さらに下垂体前葉ホルモンによって，甲状腺や副腎皮質など下位の多くの内分泌腺からのホルモン分泌が調節される．

2-b 負のフィードバック機構

多くのホルモンの分泌量は，ホルモンによる負のフィードバック機構（ネガティブフィードバック機構）によっても調節される

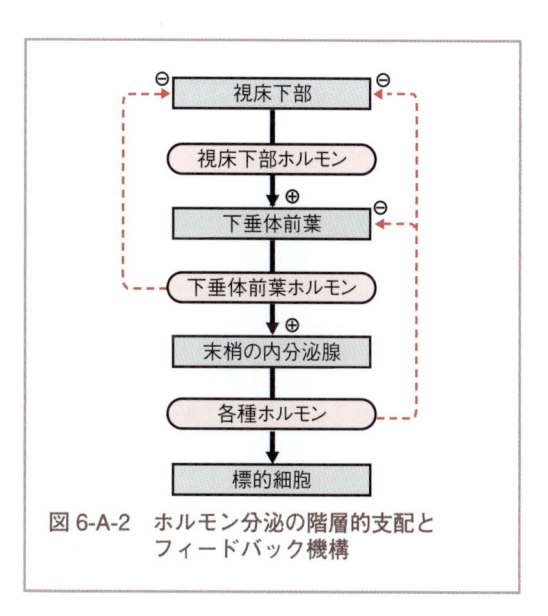

図6-A-2　ホルモン分泌の階層的支配とフィードバック機構

（図6-A-2）．下位ホルモンの分泌過剰の時には，下位ホルモンが上位ホルモン分泌細胞に作用して，負のフィードバックが作動して，上位ホルモン分泌が低下する．下位ホルモン分泌が不足の時には負のフィードバック機構が弱まって上位ホルモンの分泌が高まる．

2-c 神経による調節

①視床下部には，視床下部ホルモンや下垂体後葉ホルモンを分泌する神経内分泌細胞が存在する．これらの神経内分泌細胞は，それに接続するほかの神経によって調節される．
③膵臓ホルモンや消化管ホルモンは自律神経（交感および副交感神経）の節後線維による調節を受ける．また，副腎髄質ホルモンは交感神経の節前線維による調節を受ける．

2-d 血中のイオンや化学物質による調節

血糖は膵臓ランゲルハンス島の細胞に作用して膵臓からのホルモン分泌に直接影響を及ぼす．また血中カルシウムは甲状腺や副甲状腺からのホルモン分泌に直接影響を及ぼす．

B 内分泌器官と分泌ホルモン

1. 視床下部・下垂体とホルモン

下垂体は，脳の下にある直径1cm程の大きさの内分泌器官であり，視床下部の下に位置し視床下部と構造的・機能的に密接に関わりをもつ．下垂体は前葉と後葉に分類される．

下垂体前葉からは主に，成長ホルモン，プロラクチン，甲状腺刺激ホルモン，副腎皮質刺激ホルモン，性腺刺激ホルモン（卵胞刺激ホルモンと黄体形成ホルモン）が，下垂体後葉からはオキシトシンとバソプレシンが分泌される．

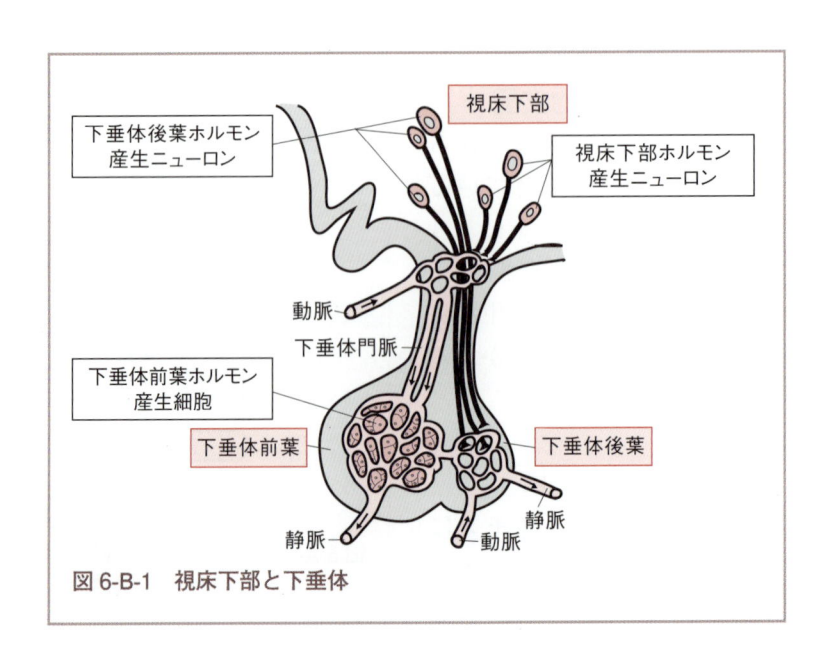

図 6-B-1　視床下部と下垂体

表6-B-1 下垂体前葉ホルモンの分泌を調節する視床下部の放出ホルモンと抑制ホルモン

視床下部ホルモン	下垂体前葉ホルモン
成長ホルモン放出ホルモン（GRH） 成長ホルモン抑制ホルモン（GIH）	成長ホルモン（GH）
プロラクチン放出ホルモン（PRH） プロラクチン抑制ホルモン（PIH）	プロラクチン（PRL）
甲状腺刺激ホルモン放出ホルモン（TRH）	甲状腺刺激ホルモン（TSH）
副腎皮質刺激ホルモン放出ホルモン（CRH）	副腎皮質刺激ホルモン（ACTH）
性腺刺激ホルモン放出ホルモン（GnRH）	性腺刺激ホルモン { 卵胞刺激ホルモン（FSH） 黄体形成ホルモン（LH） }

1-a 視床下部と視床下部ホルモン

下垂体は視床下部と構造的にも機能的にも密接な関わりをもつ（図6-B-1）．下垂体前葉ホルモンは視床下部ホルモンによって分泌調節を受け，下垂体後葉ホルモンは視床下部で生産される．一方，視床下部のニューロンは，さらにほかのニューロンによって神経性調節を受ける．視床下部は自律神経系の高位中枢であるため，ここで自律神経系と内分泌系の統合が行われたり，情動や体性神経系からの情報が内分泌系に影響を与えたりする．

視床下部の血流は下垂体門脈によって下垂体と連絡している．視床下部ホルモンは下垂体ホルモンの分泌を調節するため向下垂体ホルモンとよばれ，視床下部で血中に分泌された後，下垂体門脈を通って前葉に運ばれる．下垂体前葉の内分泌細胞は，視床下部ホルモンの分泌調節を受けて下垂体前葉ホルモンを産生・分泌する．下垂体ホルモンの分泌を促す視床下部ホルモンを放出ホルモン，抑制するものを抑制ホルモンとよぶ（表6-B-1）．

一方，下垂体後葉ホルモンは，視床下部の神経細胞体で産生された後，それら神経細胞の軸索を通って後葉に運ばれて，後葉の毛細血管で血中に分泌される．

1-b 下垂体前葉ホルモン

下垂体前葉ホルモンは前葉の内分泌細胞で産生・分泌される．前葉ホルモンの分泌は視床下部ホルモンの調節を受ける（図6-B-2）．

①成長ホルモン（GH）：成長促進作用（成長期に骨端軟骨の形成を促進して骨を伸ばす，筋肉での蛋白質合成を促進する，など）と，代謝促進作用（血糖値の上昇，脂肪酸の遊離，など）がある．標的器官には，直接あるいは肝臓などから分泌されるIGF-1（インスリン様成長因子-1，ソマトメジンともよばれる）を介して作用する．

②プロラクチン（PRL）：乳腺を発達させ，成熟した乳腺細胞に作用して，乳汁の産生・分泌を促進する．乳児による乳首の吸引刺激が刺激となり，プロラクチンが分泌されて乳汁の産生や分泌が促される．

③甲状腺刺激ホルモン（TSH）：甲状腺を刺激して，甲状腺ホルモンの産生・分泌を促進する．

④副腎皮質刺激ホルモン（ACTH）：副腎皮質ホルモン，特に糖質コルチコイドの分泌を

図 6-B-2　下垂体前葉ホルモンの働き

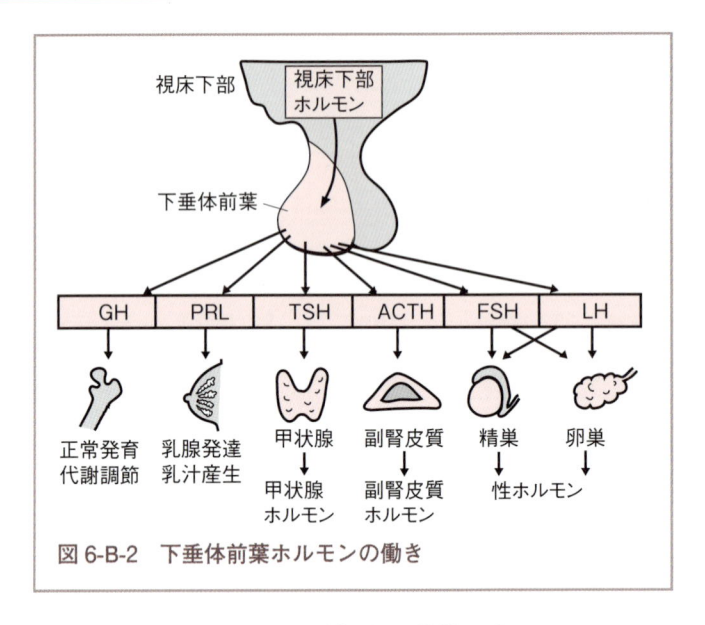

促進する．ACTH 分泌はストレス時に増加する特徴がある．
⑤性腺刺激ホルモン（ゴナドトロピン；GnH）：卵胞刺激ホルモン（FSH）と黄体形成ホルモン（LH）があり，性腺活動を調節する作用をもつ（第12章生殖系参照）．

1-c　下垂体後葉ホルモン

下垂体後葉ホルモンは，視床下部のニューロン内で生成される神経分泌物質である．後葉ホルモンにはバソプレシンとオキシトシンとがある（図 6-B-3）．
①バソプレシン（抗利尿ホルモン＝ADH）：バソプレシンは，腎臓の集合管における水の再吸収を促進して尿量を減らすため，抗利尿ホルモン（ADH）ともよばれる．血漿浸透圧が上昇すると視床下部の浸透圧受容器が興奮し，バソプレシン分泌を増加させ，体内からの水分喪失が抑えられる（第5章腎・尿路系参照）．また，出血による循環血液量の減少や痛みなどのストレスもバソプレシン分泌を増加させる．
②オキシトシン：授乳時に乳児が乳首を吸引するとオキシトシンの分泌が増加して射乳

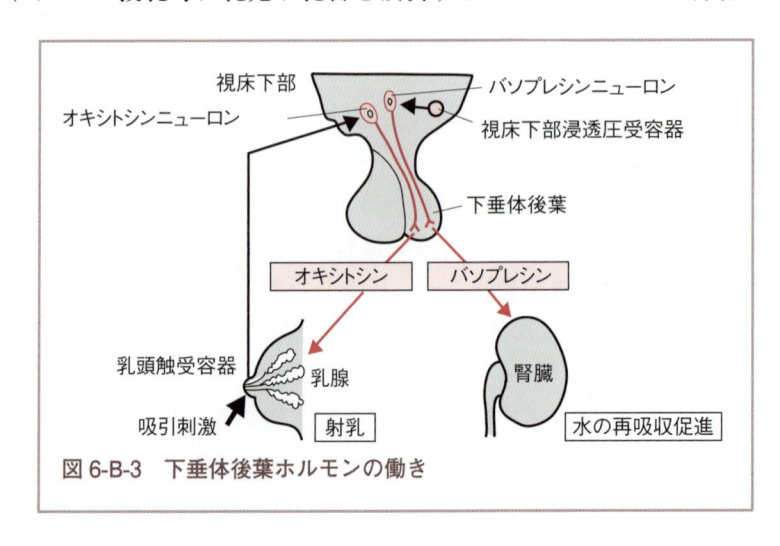

図 6-B-3　下垂体後葉ホルモンの働き

を起こす．これを射乳反射とよぶ．この反射は，皮膚の感覚刺激がホルモン分泌を調節するという意味で，皮膚-内分泌反射の代表的な例である．分娩時には胎児が産道に入る刺激によってオキシトシンの分泌が増し，子宮平滑筋の収縮力を強める．

1-d 下垂体の機能異常

①成長ホルモンの分泌異常：分泌亢進は下垂体腺腫によるものが多く，成長期に起こると巨人症になり，成人で起こると末端肥大症になる．分泌低下により，成長ホルモン分泌不全性低身長症（下垂体性小人症）となる．

②下垂体機能低下症：分娩時大量出血後の下垂体の壊死によるもの（シーハン症候群）が最も多い．これは下垂体前葉が下垂体門脈によって養われているため，虚血に陥りやすいからである．月経が消失し，乳汁分泌が起こらない．全身疲労，低血糖，低体温などを引き起こすこともある．

2．甲状腺とホルモン

2-a 甲状腺の構造とホルモン

甲状腺は気管を取り囲むような形で気管の前面に付着した約20g（成人）の内分泌腺である（図6-B-4）．甲状腺の組織内には多数の球形の濾胞がある．濾胞は一層の濾胞細胞（濾胞上皮細胞）と，ヨウ素（ヨード）を含むコロイドで満たされた濾胞腔より成る（図6-B-5）．濾胞細胞は甲状腺ホルモンを産生・分泌する．甲状腺ホルモンにはサイロキシン（T_4）とトリヨードサイロニン（T_3）とがある．甲状腺からは主にT_4が分泌され，T_3の多くは末梢組織でT_4から産生される．

濾胞の外側にある傍濾胞細胞（C細胞）からはカルシトニンが分泌される．甲状腺ホルモンといった場合はT_3とT_4をさし，カルシトニンを含めない．

2-b 甲状腺ホルモンの作用

甲状腺ホルモンの働きとしては，基礎代謝の亢進と成長・発育への寄与が重要である．

①物質代謝の亢進：骨格筋，心臓，腎臓，肝臓などの多くの臓器の酸素消費を高め，基礎

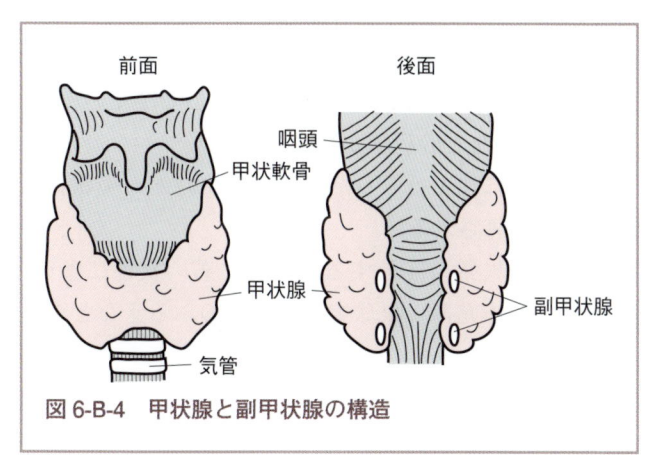

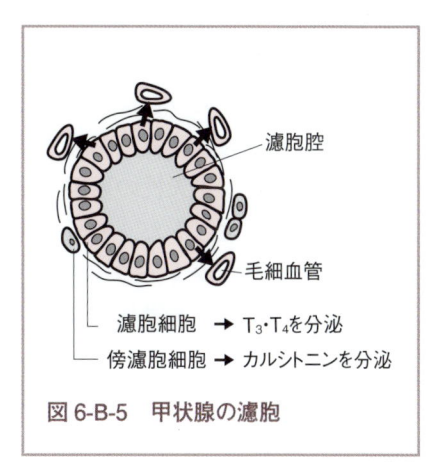

図6-B-4 甲状腺と副甲状腺の構造

図6-B-5 甲状腺の濾胞

代謝を亢進する．代謝熱の増大により体温を上昇させる．蛋白質，糖質，脂質の代謝を促進する．例えば，肝臓のグリコーゲン分解が促進され，血糖値を上昇させる．このため甲状腺機能亢進により，食欲は亢進しても体重は減少する．

②発育促進：成長ホルモンの働きを助け，骨や歯の発育を促す．また，中枢神経細胞の発育を促す．

③精神機能刺激：甲状腺ホルモンが欠乏すると精神活動が鈍くなり，逆に過剰になると興奮しやすくなる．

④その他：ほかのホルモンの作用に相加的，相乗的な影響を及ぼす（許容作用）．また，甲状腺機能の亢進により腱反射は亢進し，機能低下により腱反射遅延がみられる．

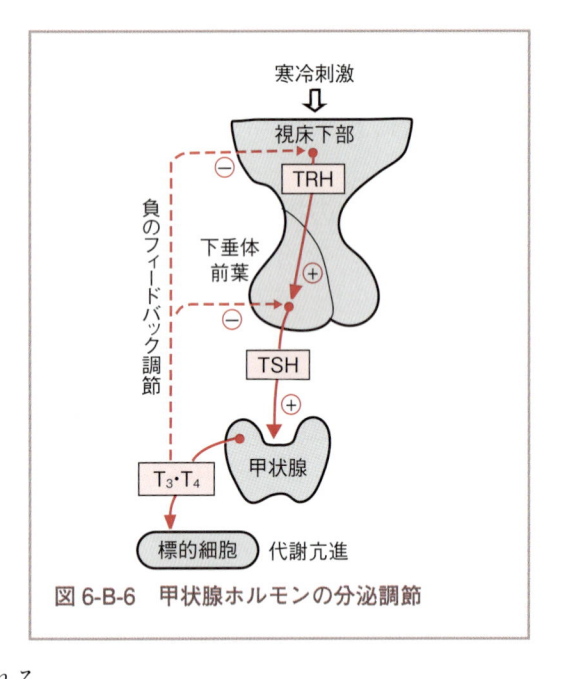

図 6-B-6　甲状腺ホルモンの分泌調節

2-c　甲状腺ホルモンの生合成と分泌調節

甲状腺の濾胞細胞内では，チロシン（アミノ酸の1つ）が血中から取り込まれたヨウ素イオン（I⁻）と結合して T_3 や T_4 が合成され，濾胞腔内のコロイド中に貯えられる．分泌刺激が加わると，再び濾胞細胞内に取り込まれ，血中に分泌される．

甲状腺ホルモンの生合成と分泌は，下垂体前葉から分泌される TSH によって，TSH の分泌はさらに視床下部ホルモンである TRH により促進される．血液中の甲状腺ホルモンの濃度が基準値より高まると，TSH や TRH の分泌が抑制され，甲状腺ホルモン濃度が基準値に戻る（負のフィードバック機構）．寒冷刺激は，TRH—TSH 系を介して甲状腺ホルモンの分泌を促す（図 6-B-6）．

2-d　甲状腺ホルモンの分泌異常

①橋本病（慢性甲状腺炎）：甲状腺機能の低下する原因として最も多く，特に日本人の成人女性に多い．高齢者では認知症，うつ病などと誤診されていることがある．寒がり，易疲労感，言葉のもつれ，無気力，思考力，記憶力の低下のほか，乾燥して冷たい皮膚，圧痕を残さない浮腫（粘液水腫），腱反射遅延などの症状が特徴である．

②クレチン病：先天性の要因やヨード欠乏地域に住んでいるために，出生時から甲状腺機能の低下を生じると，成長や知能の発達が阻害される．

③バセドウ病（グレーブス病）：甲状腺機能が異常に亢進する疾患で，若い女性に多い．甲状腺の腫れ，基礎代謝増加，食欲亢進，心悸亢進，眼球突出，手指のふるえなどを生じる．

④甲状腺剤中毒：やせ薬として甲状腺剤を服用し，甲状腺機能亢進症を引き起こすことがある．

3. カルシウム代謝調節ホルモン

3-a カルシウム代謝とリン代謝

カルシウムイオン（Ca^{2+}）は，神経の興奮，筋の収縮，分泌腺の分泌機能，血液凝固など生体内の多くの重要な機能の調節に関与する．血中カルシウム濃度は正常で約 10 mg/dl であり，甲状腺から分泌されるカルシトニン，副甲状腺から分泌されるパラソルモン（パラトルモン），ビタミンDなどによって調節される．

甲状腺傍濾胞細胞や副甲状腺の細胞は，細胞膜上にカルシウム受容体をもっており，血中カルシウム濃度を常時感受している．血中カルシウム濃度が正常より低下すると，パラソルモン分泌が増加して血中カルシウム濃度を上昇させる．血中カルシウム濃度が正常レベルより上昇すると，甲状腺傍濾胞細胞からのカルシトニンの分泌が増大して，血中カルシウム濃度を低下させる．

血中カルシウム濃度とリン濃度との間には密接な関係があり，カルシウムとリンの濃度の積はほぼ一定の値に維持される．血中カルシウム濃度が上昇すれば血中リン濃度は低下し，その逆も同様である．

3-b カルシトニンの作用

血中カルシウム濃度が増加すると，甲状腺傍濾胞細胞からのカルシトニン分泌が高まる．カルシトニンは，骨吸収（骨の溶解）を抑制して，骨形成を促進する．これによって骨からのカルシウム放出を抑え，血中カルシウム濃度を低下させる（図6-B-7）．

3-c 副甲状腺とパラソルモンの作用

副甲状腺は上皮小体ともよばれ，甲状腺の後側表面に左右2個ずつあり，副甲状腺ホルモンであるパラソルモン（PTH）を分泌する（図6-B-5）．

血中カルシウム濃度が減少すると，副甲状腺からのパラソルモンの分泌が高まる．パラソルモンは骨，腎臓，腸に作用して，血中カルシウム濃度を増大させる（図6-B-7）．
① 骨吸収（骨の溶解）を促進して，骨のカルシウムを血中に遊離させる．
② 腎臓の尿細管におけるカルシウム再吸収を促進し，リンの再吸収を抑制する．
③ 腎臓におけるビタミンD活性化を促進する．

3-d 活性型ビタミンD

活性型ビタミンDは，腸でカルシウム吸収を促進し，腎臓でカルシウム再吸収を促進し，骨代謝を活性化する作用がある．ビタミンDは食物から摂取されるほか，体内でもコレステロールから合成される．皮膚での紫外線照射によって作られた後，肝臓および腎臓で代謝されて活性型ビタミンDとなる．

ビタミンD欠乏では血中カルシウム濃度が

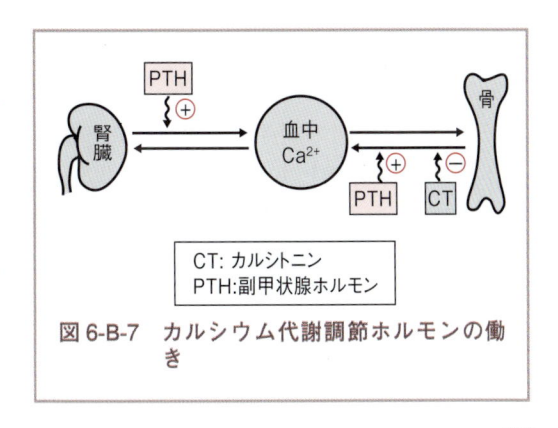

図6-B-7 カルシウム代謝調節ホルモンの働き
CT：カルシトニン
PTH：副甲状腺ホルモン

図 6-B-8 副腎の構造とホルモン

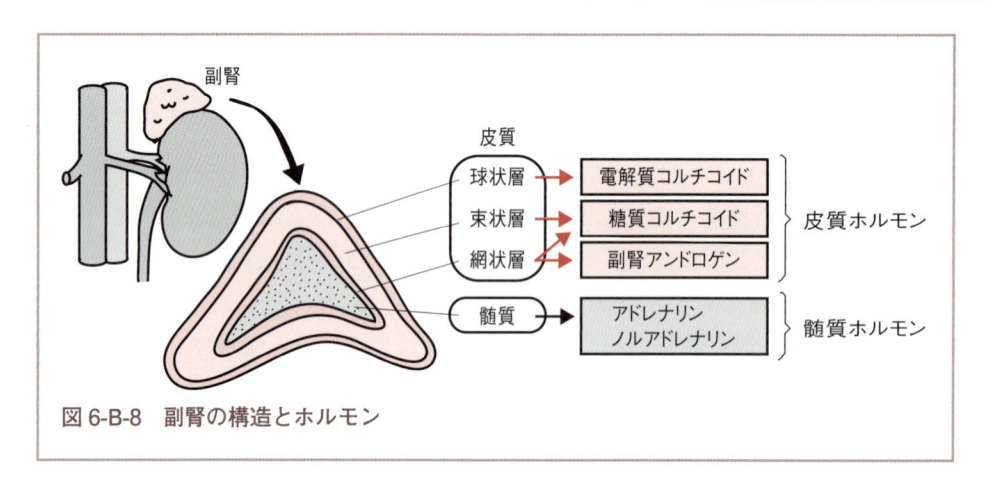

低下し，骨の石灰化が抑制されて，小児ではくる病，成人では骨軟化症を生じる．一方，ビタミンD強化食品による過剰症では高カルシウム血症や腎障害をきたす．

3-e 副甲状腺ホルモンの分泌異常

①副甲状腺機能亢進症：慢性腎不全による長期透析患者では，長期にわたる低カルシウム血症のため，二次性に副甲状腺機能が亢進する．パラソルモンは骨の脱灰を促すため，骨が折れやすくなる．

②副甲状腺機能低下症：血中カルシウム濃度が低下し，筋細胞の興奮性が上昇して，ついには骨格筋の不随意的収縮を引き起こす．これをテタニーといい，筋の痙攣により死に至ることもある．

4. 副腎皮質とホルモン

副腎は，腎臓の上端に帽子のようにのっている左右1対の偏平な三角形の小器官である．副腎は，髄質と皮質に分けられ，各々異なるホルモンを分泌する（図 6-B-8）．

4-a 副腎皮質の構造とホルモン

副腎皮質からは，数種類のステロイド型ホルモンが分泌され，これらは全て皮質細胞でコレステロールから生成される．これらのホルモンは，糖代謝の調節，電解質代謝の調節，性ホルモン作用などをもつ．特に糖代謝に対する作用の強いものを糖質コルチコイド，電解質代謝に対する作用の強いものを電解質コルチコイドとよぶ．

副腎皮質は，外側から球状層（顆粒層），束状層，網状層の3層に分けられる．球状層

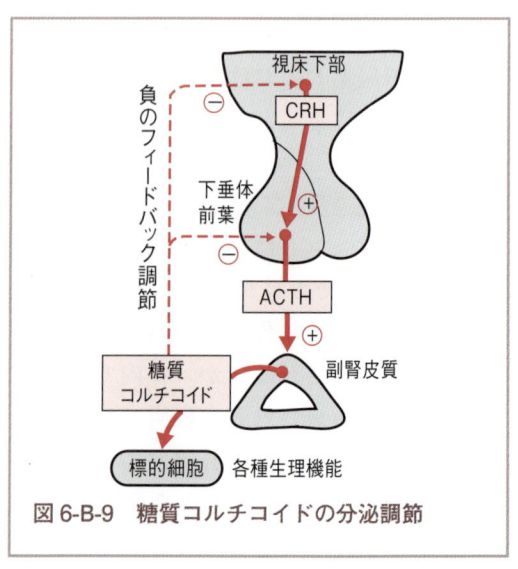

図 6-B-9 糖質コルチコイドの分泌調節

からは主に電解質コルチコイド，束状層からは主に糖質コルチコイド，網状層からは主に副腎アンドロゲンが分泌される（図 6-B-9）．

4-b 糖質コルチコイドの作用

糖質コルチコイドはグルココルチコイドともよばれ，主なものはコルチゾールとコルチコステロンで，次のような作用をもつ．

①物質代謝に対する作用：肝臓での糖新生を促進し，血糖値を上昇させる．蛋白質や脂肪の分解を促進する．

②抗炎症・抗アレルギー作用．

③胃液の酸およびペプシンの分泌を促進し，粘液分泌を抑制する．そのため，糖質コルチコイド分泌が長期間増加すると胃潰瘍を起こしやすい．

④抗ショック作用など，種々のストレス刺激に対する抵抗力を高める作用をもつ．

⑤カテコールアミンの脂肪分解効果などの発現には，糖質コルチコイドが少量必要である（許容作用）．

4-c 糖質コルチコイドの分泌調節

糖質コルチコイドの分泌は，下垂体前葉の ACTH によって促進され，ACTH の分泌はさらに視床下部ホルモンである CRH により促進される．一方，糖質コルチコイドは負のフィードバック機構によって視床下部や下垂体に作用し，CRH や ACTH の分泌を抑制する（図 6-B-9）．ストレス刺激は CRH―ACTH 系を介して糖質コルチコイドの分泌を促す．

4-d 電解質コルチコイド

電解質コルチコイドはミネラルコルチコイド，鉱質コルチコイドともよばれ，その代表的な物質はアルドステロンである．アルドステロンは，腎臓で主に集合管に作用して Na^+ 再吸収を増大させ，K^+ の排泄を促す．Na^+ 再吸収に伴い，Na^+ の浸透圧による水分の再吸収が起こり，細胞外液量が増加する．

循環血液量が減少したり，血漿中の Na^+ 濃度が低下したりすると，レニン-アンジオテンシン-アルドステロン系が活性化されて，アルドステロンの分泌を促進する（第 5 章腎・尿路系参照）．アルドステロン分泌はこのほか，ACTH や血漿 Na^+ 濃度低下，K^+ 濃度増加の直接作用によっても増す．

4-e 副腎アンドロゲン

アンドロゲン（男性ホルモン）は体を男性化する作用がある．副腎アンドロゲンは大部分が DHEA（デヒドロエピアンドロステロン）であり，その作用は，男性では精巣から分泌されるテストステロンに比べて非常に低い．女性では過剰分泌により男性化や月経障害を生じる．糖質コルチコイドと同様に CRH―ACTH 系によって調節される．

4-f 副腎皮質ホルモン分泌異常とステロイド剤

①クッシング症候群：糖質コルチコイドの過剰分泌によって起こる．満月様の丸顔や中心

性肥満，体内の蛋白質の減少，高血糖，高血圧，骨粗鬆症，赤紫色皮膚線条，多毛，精神障害を伴う．

②ステロイド剤：抗炎症作用，免疫抑制作用を目的として，ステロイド剤（糖質コルチコイド）が治療によく用いられる．副作用として感染症のほか，糖尿病，精神障害などクッシング症候群と同様の症状を生じるので，投与に際しては注意が必要である．

③コン症候群：電解質コルチコイドの過剰分泌によって起こる．Na^+貯留，K^+低下が起こり，高血圧，多尿多飲，筋無力などの症状を示す．

④副腎性器症候群：先天的にコルチゾールの生成障害があると，フィードバックによってCRH—ACTH系が活性化され，副腎アンドロゲンが分泌過剰される．女性では体型の男性化が生じ，男性では第2次性徴が早熟する．

⑤副腎皮質機能低下：糖質コルチコイド，電解質コルチコイドの分泌低下によってアジソン病が起こる．症状としては，皮膚の著明な色素沈着，低血圧，低血糖，心筋萎縮，Na^+の過剰排泄などがみられる．

5. 副腎髄質とホルモン

5-a 副腎髄質の構造とホルモン

副腎髄質は，副腎皮質に囲まれて存在する．髄質のクロム親和性細胞は大量のアドレナリン，わずかのノルアドレナリン，ごくわずかのドーパミンを分泌する．アドレナリン，ノルアドレナリン，ドーパミンは，合わせてカテコールアミンとよばれる（図6-B-8）．

5-b アドレナリンとノルアドレナリンの作用

アドレナリン（エピネフリン）とノルアドレナリン（ノルエピネフリン）は類似した種々の生理作用をもつが，アドレナリンは心拍出量増加作用と血糖値上昇作用が著しく，ノルアドレナリンは末梢血管収縮による血圧上昇作用が特に著しい（図6-B-10）．

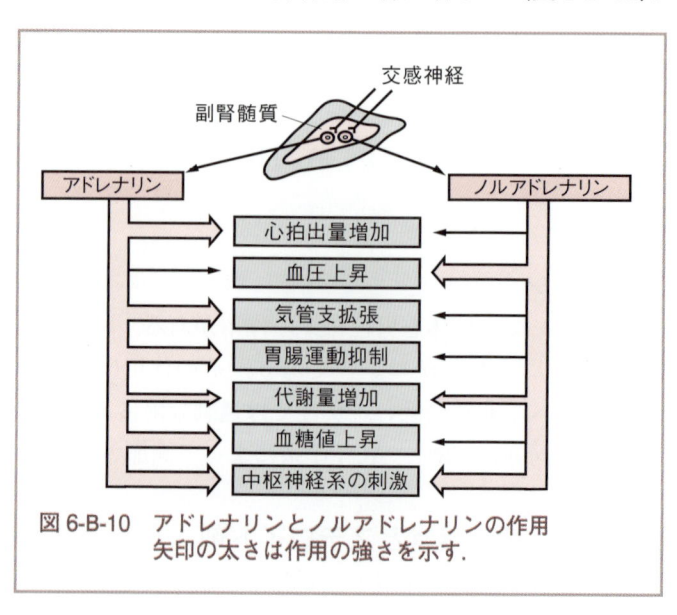

図6-B-10 アドレナリンとノルアドレナリンの作用
矢印の太さは作用の強さを示す．

①循環系に及ぼす作用：アドレナリンは心筋の収縮力や心拍数を増加させる．ノルアドレナリンは，全末梢循環抵抗を著しく増加させ，血圧を著しく上昇させる．
②肝臓におけるグリコーゲンの分解を促し，血糖値を上昇させる．
③脂肪分解を促して血中の遊離脂肪酸を増加させる．
④組織の酸素消費量は増加し，それに伴って熱産生も増加する．
⑤胃腸運動を抑制し，気管支を拡張させる．
⑥中枢神経系に対する覚醒作用

5-c 副腎髄質ホルモン調節

副腎髄質ホルモン分泌は交感神経によって調節される（図 6-B-10）．激しい運動時，著しい寒冷あるいは温熱刺激時，低血糖時，情動刺激時，ストレス時などに交感神経の活動が亢進して分泌が急激に増加する．このように生体が緊急事態に直面すると，副腎髄質からアドレナリンが分泌され，闘争・防衛などの行動に都合のよいような身体の状態（血圧上昇，高血糖など）が作られる．これを緊急反応という．ノルアドレナリンは，副腎髄質から分泌されるのみではなく，全身に分布する交感神経の終末からも分泌される．

6. 膵島とホルモン

6-a 膵臓のランゲルハンス島

膵臓には，膵液を分泌する外分泌腺組織に混じって，内分泌細胞からなるランゲルハンス島（膵島）とよばれる微細な組織が散在する．ランゲルハンス島は膵臓内に100～200万個も存在するが，その重量は膵臓全体の1～2%である．ランゲルハンス島の細胞は，α細胞（約20%），β細胞（約60～75%），δ細胞（約1～8%）の3種類の細胞に大別される（図6-B-11）．α細胞はグルカゴン，β細胞はインスリン，δ細胞はソマトスタチンを分泌する．

6-b インスリン

インスリンはポリペプチド構造をもつホルモンである．血糖値が上昇すると，血漿中のブドウ糖がβ細胞に直接作用してインスリン分泌を促進し，血糖値を下げる（図 6-B-12）．ま

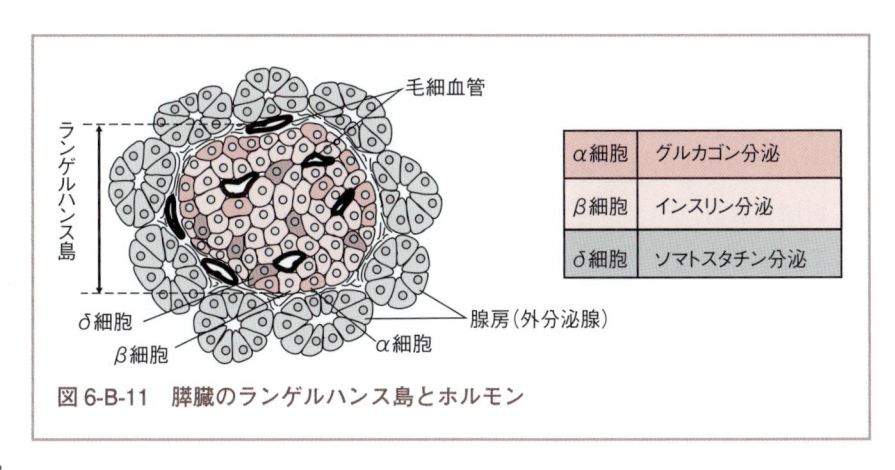

α細胞	グルカゴン分泌
β細胞	インスリン分泌
δ細胞	ソマトスタチン分泌

図 6-B-11　膵臓のランゲルハンス島とホルモン

た，迷走神経によってもインスリン分泌は促進される．インスリンは主に骨格筋，脂肪組織，肝臓の細胞膜上にあるインスリン受容体に作用して，以下の働きを行う．

①血中のブドウ糖の骨格筋や脂肪組織，肝臓の細胞への取り込みを促進し，また単糖であるブドウ糖を多糖であるグリコーゲンへ変換して，血糖値を下げる．
②ブドウ糖の脂肪への変換を促す．また，脂肪の脂肪酸への分解を抑制する．
③アミノ酸の細胞内への取り込みを促し，蛋白質合成を促進する．

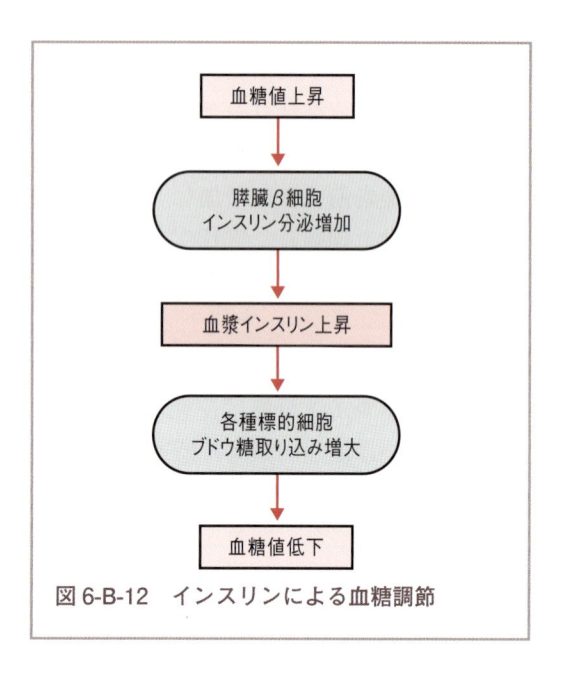

6-c グルカゴン

グルカゴンは，肝臓でのグリコーゲン分解，すなわち多糖であるグリコーゲンを単糖であるブドウ糖へ分解し，あるいは糖新生を促して，血糖値を上昇させる．また，肝臓の脂肪分解を促して，血中遊離脂肪酸を増加させる．グルカゴンの分泌は，血糖値の低下や交感神経の活動亢進により促され，血糖上昇により抑制される．

図 6-B-12 インスリンによる血糖調節

6-d ソマトスタチン

膵臓のソマトスタチンは，ランゲルハンス島のα細胞やβ細胞に作用して，インスリンやグルカゴンの分泌を抑制する．

6-e 血糖調節

血中のブドウ糖（グルコース）濃度は血糖値とよばれる．通常は空腹時で約 80〜100mg/dl に維持され，食後はやや上昇する．血糖値は膵臓からのインスリンとグルカゴン，副腎髄質からのカテコールアミンなどによって調節される．これらのホルモン分泌は血糖によって直接に調節されるほか，自律神経によっても調節される．

食事によって血糖値が正常レベルより上昇すると，膵臓からのインスリン分泌が増して，筋や肝臓へのブドウ糖の取り込みを高めて，血糖値を低下させて正常レベルに戻す（図 6-B-13）．

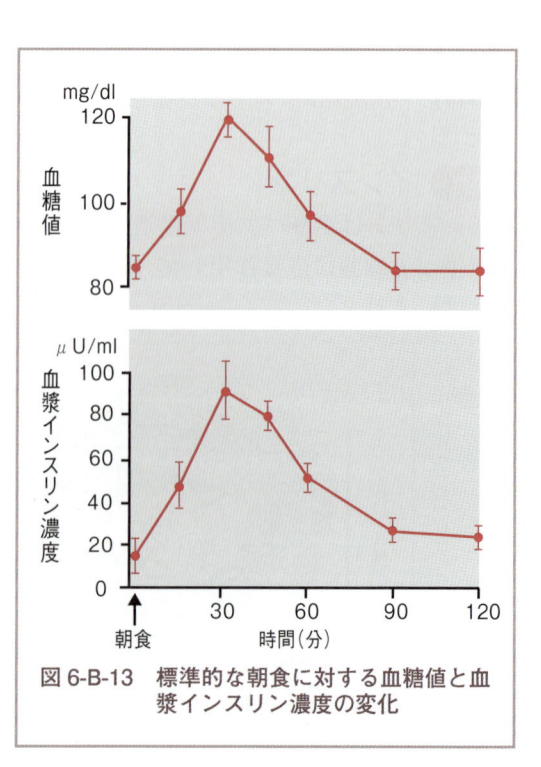

図 6-B-13 標準的な朝食に対する血糖値と血漿インスリン濃度の変化

一方，血糖値が正常レベルより低下すると，膵臓からグルカゴン，副腎髄質からカテコルアミンの分泌が増し，またインスリンの分泌が低下して，細胞中に貯えられていたグリコーゲンをブドウ糖に分解して血糖値を上昇させて正常レベルに戻す．血糖値を上昇させるホルモンとしてはその他にも，下垂体前葉から放出される成長ホルモン，副腎皮質からの副腎皮質ホルモン，甲状腺からの甲状腺ホルモンなどもある．このように，血糖値が上昇した時にそれを調節するホルモンがインスリンだけであるのに対し，低血糖に対しては多くのホルモンが作用する．しかし絶食をした際など十分な糖分を取らないと，ホメオスタシスの限界を超えてしまい，血糖値が異常に下がり，脳の働きに不都合をきたすので注意をする必要がある．

6-f 糖尿病

インスリンの絶対的，相対的不足によって糖尿病が起こる．その症状は高血糖，糖尿であるが，そのほかに多尿，多飲，多食，ケトアシドーシス，感染に対する抵抗力の低下などの諸症状を伴う．さらに重篤な場合は，昏睡などの中枢神経障害を起こす．糖尿病が長期に持続すると，網膜症，腎症（糖尿病性腎症），末梢神経障害など様々な合併症を生じる．

① I型糖尿病：インスリンの分泌が低下する病態で，若年者の発症者が多い．体重が減少し，インスリン療法は必須である．

② II型糖尿病：インスリン分泌低下と感受性低下の二つを原因とする糖尿病で，糖尿病全体の9割を占める．遺伝因子や肥満・運動不足・ストレスなどによって引き起こされる生活習慣病で，中年以降の発症が多い．治療の主軸は食事療法など生活習慣の改善で，これを補う意味で経口血糖降下薬の服用やインスリン療法がある．

③ 妊娠糖尿病：妊娠中はホルモンの影響で耐糖能が悪化しやすい．妊娠糖尿病では巨大児や先天異常のリスクが高まるが，妊娠中の血糖値をコントロールすることにより，正常母体と変わりなく胎児を発育，出産することが可能である．

7. 性腺と性ホルモン

7-a 性ホルモンの分類

男性化作用を有する天然および合成物質を総称してアンドロゲン（男性ホルモン）という．精巣から分泌される主なアンドロゲンはテストステロンである．アンドロゲンは副腎皮質からも少量分泌される．

女性ホルモンは卵巣で合成されるホルモンであり，卵胞ホルモン（エストロゲン），黄体ホルモン（プロゲステロン）などがある（第12章生殖系参照）．

性ホルモンはコレステロールを基にして作られるステロイド型ホルモンである．

7-b 性ホルモンの調節

性ホルモンの分泌は，下垂体前葉から分泌される性腺刺激ホルモン（FSHとLH）により刺激される．下垂体前葉の性腺刺激ホルモン分泌は，視床下部ホルモンのGnRHによって調節される．視床下部のGnRH産生ニューロンはほかの神経細胞の活動によって調節される．

一方，性ホルモンは視床下部のGnRHおよび下垂体前葉の性腺刺激ホルモン分泌に対してフィードバック調節を行う（第12章生殖系参照）．

8．レプチンとその他のホルモン

8-a レプチン

　レプチンは肥満マウスのクローニングによって近年発見されたペプチドホルモンで，脂肪細胞から分泌され，摂食抑制作用をもつ．脂肪細胞からのレプチン分泌が増えると，視床下部の摂食中枢が抑制され，満腹中枢が刺激され，食欲が落ちる．レプチンは当初，やせ薬として使用できると期待されたが，多くの肥満症の人では，血中レプチン濃度が高値でもレプチン抵抗性があり，レプチン受容体が正常に機能していない．

　レプチン以外にも摂食に関連するペプチドは多く存在することが現在わかってきている．

8-b その他のホルモン

　松果体から分泌されるメラトニン（P.37参照），腎臓から分泌されるエリスロポエチン（P.75参照），心房から分泌される心房性ナトリウム利尿ペプチド（P.87参照），肝臓などから分泌されるIGF-1（ソマトメジン，P.93参照），各種の消化管ホルモン（P.50参照）などがある．

7 神経・精神系

A 神経系の一般特性

1. 神経系の働きと分類

　神経系は，生体が全体として調和のとれた働きをできるように，各器官の働きを素早く調節する役割を担う．
　神経系はその機能の中心をなす中枢神経系と，中枢と身体各部を連絡する末梢神経系に分類される．中枢神経系は頭蓋骨内にある脳と脊柱管内にある脊髄よりなる．末梢神経系は脳から出る12対の脳神経と脊髄から出る31対の脊髄神経よりなる（図7-A-1）．

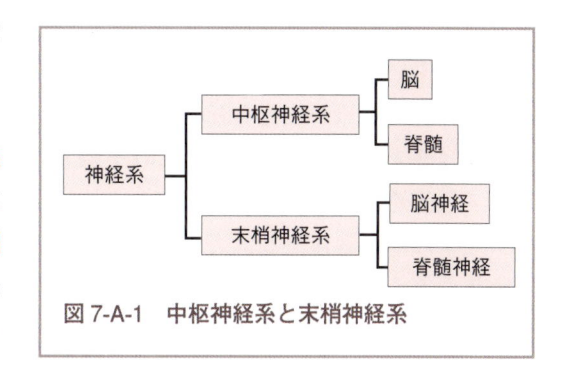

図7-A-1　中枢神経系と末梢神経系

　外部環境や内部環境の変化は感覚器によって感受され，その情報（入力）は求心性神経によって中枢神経系に伝えられる．中枢神経系では，様々な情報の連絡・処理・統合・認識などが行われる．そして中枢神経系からの命令は，遠心性神経によって骨格筋や内臓などの効果器に伝えられる（出力）．中枢神経系の中で，求心性神経の情報が伝えられる経路を上行路，遠心性神経の情報が伝えられる経路を下行路とよぶ（図7-A-2）．
　感覚系と運動系が大脳で随意的に統御されるのに対し，内臓からの情報を受け取って統合

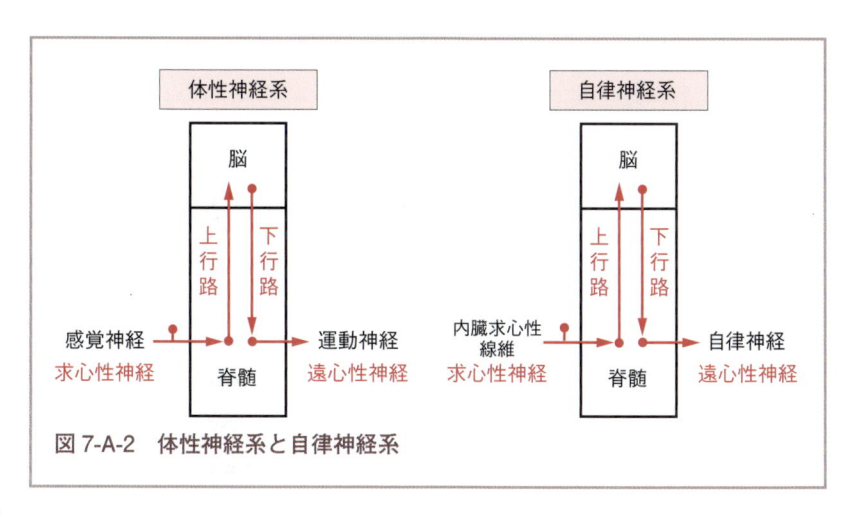

図7-A-2　体性神経系と自律神経系

し対処する反応系は視床下部・脳幹で無意識・不随意的になされることが多い．随意的制御がなされる感覚系と運動系を体性神経系，内臓機能の不随意的な調節系を自律神経系とよぶ．体性神経系の求心性神経は，感覚受容器からの情報を中枢へ伝える感覚神経（知覚神経）で，遠心性神経は骨格筋を支配する運動神経である．自律神経系の求心性神経は，内臓感覚受容器からの情報を中枢へ伝える内臓求心性線維で，遠心性神経（狭義の自律神経）には内臓の平滑筋や分泌腺を支配する交感神経と副交感神経とがある（図 7-A-2）．

2. 神経細胞とグリア細胞

神経組織は神経細胞とそれを支持するグリア細胞とから成る．

2-a 神経細胞（ニューロン）

神経細胞（ニューロン）は基本的に，細胞体と樹状突起，一本の長い軸索，その終末にある神経終末によって構成される（図 7-A-3）．軸索は長いものでは 1 m に達する．

神経細胞に情報が伝えられると，活動電位（後述）が発生し，その活動電位は軸索を伝わって，神経終末へと伝えられる．これを軸索における興奮の伝導という．この情報はさらにシナプス（後述）において神経終末から放出される神経伝達物質を介して，次の神経細胞の樹状突起または細胞体へと伝えられる．これを興奮の伝達という．

人体の多くの細胞は生後も分裂して増えていくが，神経細胞は胎児の間に盛んに分裂・増殖して生後早い時期に分裂を止める．また，多くの神経細胞は失われると再生できない．

軸索や神経終末で必要とされる蛋白質などの物質は，神経細胞の細胞体で作られた後，軸索の中を運ばれる．この仕組みを軸索輸送とよぶ．軸索が切断されると，切断部より末梢側の軸索は，細胞体からの物質の供給が途絶えて変性する．もし細胞体が死滅しないで生き残っていれば，細胞体側から必要な物質が運ばれて，神経線維は 1 日に 1 mm のゆっくりしたペースで再生する．すなわち，末梢神経系には再生能がある．

神経細胞に作用して神経突起の伸長促進，生存維持，分化誘導などの活性を示す生理活性物質を神経栄養因子とよぶ．神経栄養因子は多数の種類があり，グリア細胞，筋，神経細胞自体などで産生される．

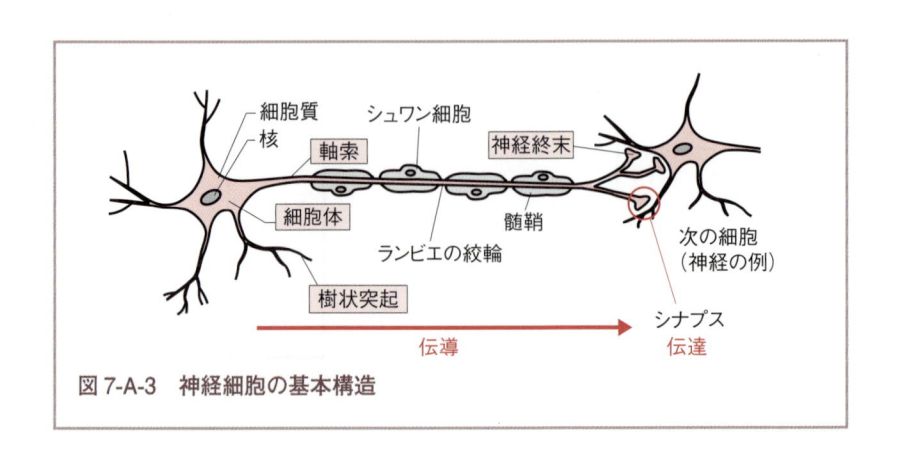

図 7-A-3 神経細胞の基本構造

図 7-A-4　末梢神経系の有髄線維と無髄線維の断面図

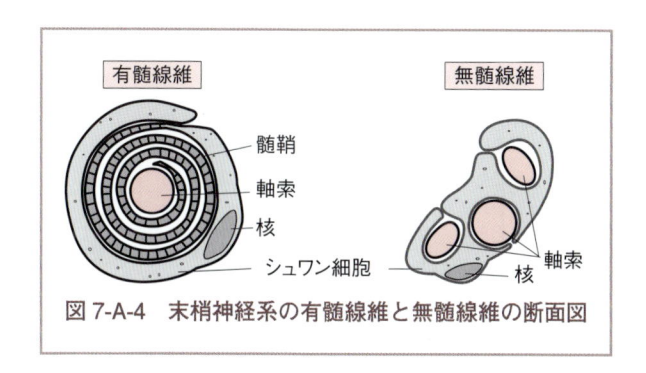

2-b グリア細胞（神経膠細胞）

神経系には，神経細胞を支持するためのグリア細胞（神経膠細胞）が多種類存在する．グリア細胞は神経細胞と異なり生後も分裂能をもつ．

①シュワン細胞：代表的な末梢神経系のグリア細胞で，神経細胞が周囲のほかの組織と直接に接しないように，軸索を包んで絶縁する．軸索とこれを取り囲むシュワン細胞とをまとめて神経線維とよぶ．一部の神経軸索では，シュワン細胞が軸索を何重にも同心円状に取り巻いて，髄鞘を形成する．これを有髄線維という（図7-A-4）．髄鞘は軸索の全長にわたって存在するのではなく，1〜2mmごとに切れ目がある．この切れ目をランビエの絞輪という．髄鞘をもたない神経線維を無髄線維という．無髄線維では1個のシュワン細胞が数本の軸索を包んでいる（図7-A-4）．

②オリゴデンドログリア：髄鞘を形成するグリア細胞は末梢神経系ではシュワン細胞とよばれるが，中枢神経系ではオリゴデンドログリアとよぶ．

③そのほかのグリア細胞：中枢神経系には神経細胞を支え，神経細胞と血液の間での栄養や代謝産物などの物質交換に関与するグリア細胞（アストログリア）もある．アストログリアは有害物質が血液から神経細胞に運ばれないようにも働いている（血液—脳関門，図7-A-10参照）．

3. 活動電位と軸索における興奮の伝導

神経細胞は速い頻度で電気的に興奮し，それを信号として伝える仕組みをもつ．

3-a 静止電位と活動電位

静止時の神経細胞の細胞内は，細胞外に対して$-70 \sim -90\,mV$の負電位を示す．これを静止電位とよび，膜が電位をもつことを分極という．この電位は細胞内外のイオン分布の違いにより作られる．細胞外にはNa^+やCl^-が多いのに対して細胞内にはK^+と蛋白質陰イオンが多量に存在する（表2-B-1参照）．

神経細胞の負の膜電位が0に向かうことを脱分極とよぶ．脱分極がある一定の値（閾値）に達すると，神経細胞は自動的に興奮して活動電位（インパルスまたはスパイク）を発生する．活動電位の持続時間は1ミリ秒程度で非常に短い．活動電位は閾値以上の刺激であれば，刺激強度の大小に無関係に常に一定の大きさで発生する．活動電位のこのような性質を全か

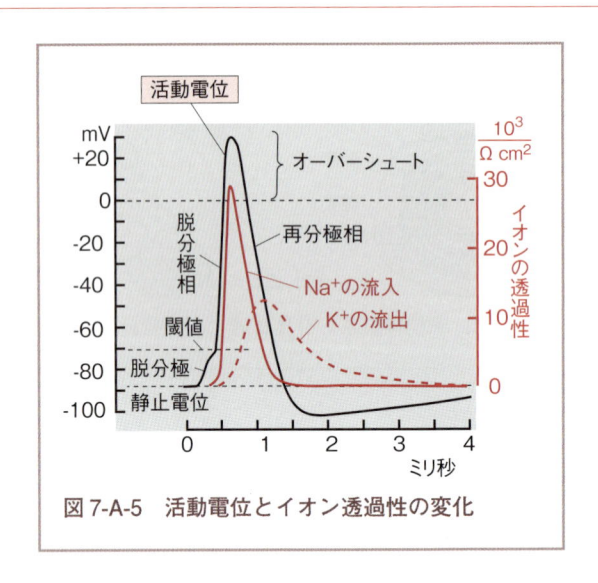

図7-A-5 活動電位とイオン透過性の変化

無かの法則という．

活動電位は以下のように，脱分極相と再分極相とに分けられる（図7-A-5）．

①**脱分極相**：膜電位が閾値まで脱分極すると，Na$^+$チャネルが突然開き，細胞外のNa$^+$が濃度勾配に沿って細胞内に流入する．その結果，膜電位は0を越えてプラスになる．活動電位のプラスの電位部分をオーバーシュートという．

②**再分極相**：オーバーシュートによりK$^+$の透過性も増加し，細胞内のK$^+$が細胞外へ流出するために，活動電位は頂点に達した後，急速に低下して再び負の静止電位に戻る．活動電位発生中に流入したNa$^+$と流出したK$^+$は，ナトリウムポンプ（Na$^+$K$^+$ATPアーゼ）によって，再びゆっくりと元の状態に戻される．

3-b　軸索と興奮の伝導

神経細胞の膜の一部に活動電位が発生すると，活動電位は電気信号として軸索に沿って伝わる．これを興奮の伝導という．

細胞膜の一部が興奮して活動電位を発生すると，Na$^+$が流入して，その部分の細胞内は＋（プラス），細胞外は－（マイナス）になる．Na$^+$は細胞内を通って隣接する静止部に流れ込む（つまり電流が流れる）．その結果，隣接部の細胞膜は脱分極されて新たな活動電位を生じる．こうして次々と隣接部を興奮させ活動電位を発生させ，興奮が伝導していく．軸索の一部を刺激すると，そこで生じた興奮は両方向性に伝導することができる．しかし，生体内では興奮は通常決まった一方向に伝導する．

3-c　跳躍伝導

活動電位が伝導する速度は，髄鞘をもつ有髄線維では無髄線維に比べてずっと速い．髄鞘で覆われた部分の膜は絶縁されているので，電流は髄鞘が途絶えているランビエの絞輪の部分でのみ流れる．したがって，活動電位は一つのランビエの絞輪から次の絞輪へジャンプしながら伝導する．このような伝導を跳躍伝導とよび，速いものでは100m/秒にも達する．一方，無髄線維の伝導速度は約1m/秒と遅い．

4. シナプスと興奮の伝達

ひとつの神経細胞の興奮がほかの細胞に伝えられることを興奮の伝達という．

4-a シナプスの構造

神経終末とほかの神経細胞，筋あるいは腺細胞との接合部をシナプスという．神経の軸索を活動電位として伝導されてきた情報は，シナプスを介して次の細胞に伝えられる．シナプスにおける興奮の伝達は，神経伝達物質の放出を介して行われる．

軸索の末端である神経終末には，神経伝達物質を含むシナプス小胞が多数存在する．神経が興奮すると，ここから神経伝達物質が放出される．次の細胞のシナプス後膜には，神経伝達物質に対して特異的な反応を示す受容体が存在し，情報を受け取る（図7-A-6）．

4-b シナプス伝達の特徴

① 一方向性の伝達：シナプスは情報の"弁"のような働きをもつ．シナプスにおける伝達はシナプス前側からシナプス後側に向かって起こり，その逆方向の伝達は起こらない．

② シナプス遅延：神経の興奮の伝導と異なり，シナプス伝達は化学物質が放出されて信号が伝わるため，興奮がシナプスを通過するのにわずかな遅れが生じる．

③ 薬物の影響：鎮痛剤など種々の薬物などの影響を受ける．

④ 興奮性シナプスと抑制性シナプス：中枢神経系には興奮性シナプス（次の神経細胞に興奮が伝達されるシナプス）と抑制性シナプス（次の神経細胞の興奮性が抑制されるシナプス）があり，この2種類のシナプスの組み合わせにより複雑なコントロールが可能になる．

⑤ 発散と収束（図7-A-7）：ある1本のシナプス前神経の軸索が多数の側枝に分かれて，ほかの多数の神経とシナプスを形成する場合を発散という．発散によって求心性の情報は中枢神経系内のいろいろな部位へ到達する．一方，多数のシナプス前神経の軸索が，同一の1個の神経にシナプスを形成する場合を収束という．収束によって中枢神経系内

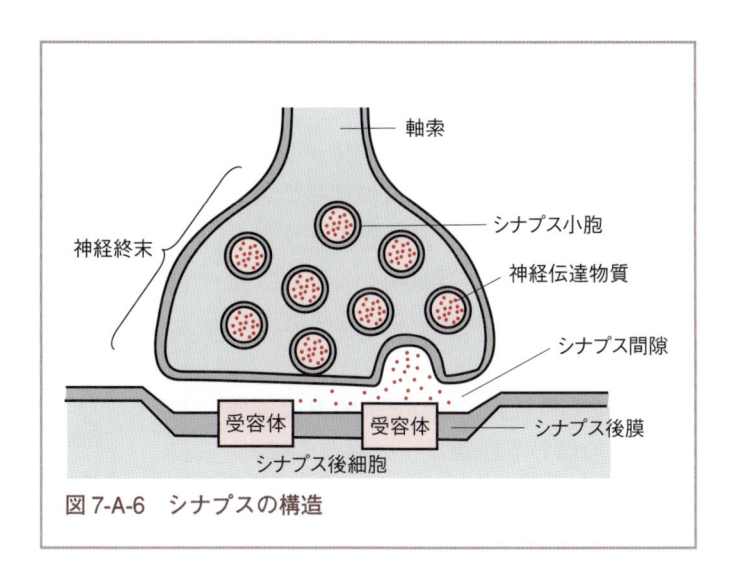

図7-A-6 シナプスの構造

図7-A-7 シナプスにおける発散と収束

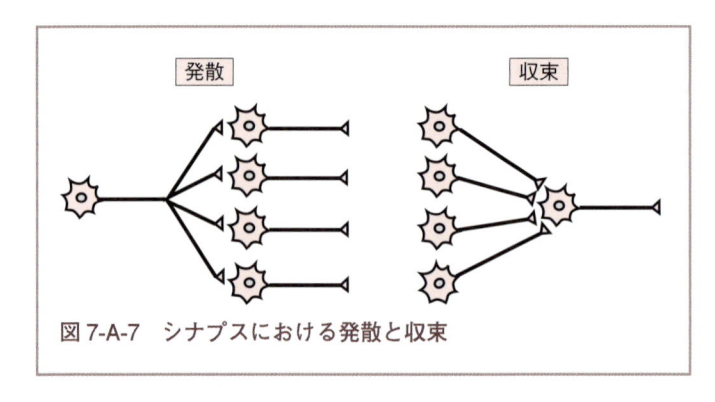

で情報の統合が行われる．中枢神経系では1個の神経細胞に数十から数千のシナプスが接続している場合もある．
⑥可塑性と学習：頻繁に使用されるシナプスは，稀にしか使用されないシナプスに比べ，シナプス伝達の効率が高まる特徴がある．シナプス伝達のこのような変化をシナプスの可塑性とよぶ．中枢神経系において，シナプスの可塑性は学習や記憶に重要な役割を果たす．

4-c 神経伝達物質

①末梢神経の神経伝達物質：運動神経では，アセチルコリンが放出されて，骨格筋の筋細胞のシナプス後膜上にあるアセチルコリン受容体に作用する．自律神経ではアセチルコリンやノルアドレナリンが働く．
②中枢神経系の神経伝達物質：中枢神経系内のシナプスにおける神経伝達物質の主なものには，アセチルコリン，ノルアドレナリン，アドレナリン，ドーパミン，セロトニン，γ-アミノ酪酸（GABA），グルタミン酸，グリシン，ヒスタミン，オピオイドペプチド，P物質などがある．ドーパミンはパーキンソン病において大脳基底核で減少することが知られているほかに，薬物依存の発現にも関わる．オピオイドペプチドは鎮痛に，P物質は痛覚に重要である．

5. 反射

異物が気道に入ると咳がでる．このように生体が受けた刺激が中枢神経で統合された結果，意志とは無関係に起こる"紋切り型"（ステレオタイプ）の一連の過程を反射という．反射は，血圧を調節する圧受容器反射のように，全く意識されないことも多い．また，排尿反射のように意思によって制御可能な反射もある．

情報が求心性神経から遠心性神経に切り替えられる場所を反射中枢という．情報の伝わる経路は反射弓とよばれ，受容器−求心路−反射中枢−遠心路−効果器の5つの要素からなる（図7-A-8）．

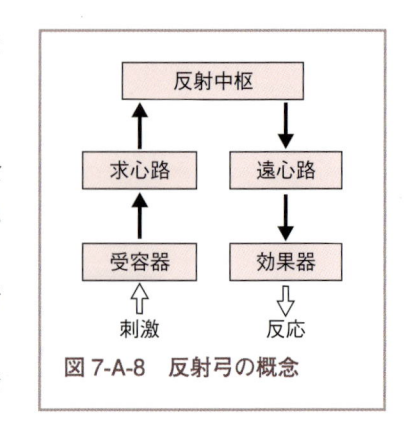

図7-A-8 反射弓の概念

図 7-A-9 膝蓋腱反射の反射弓

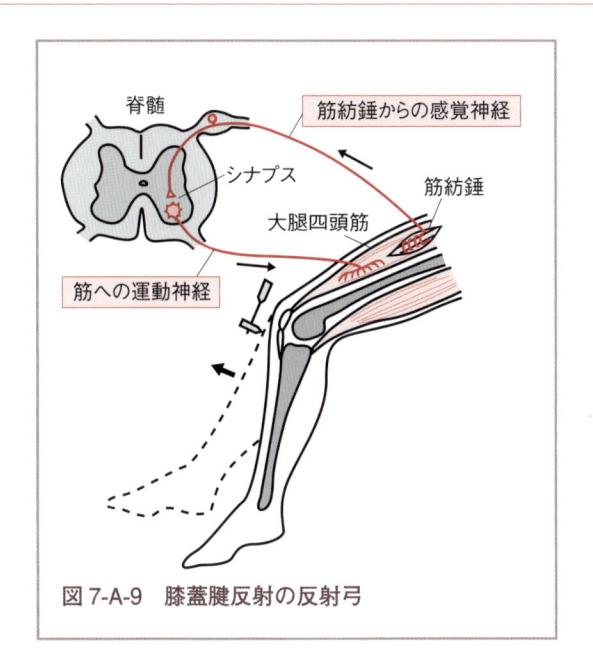

5-a 膝蓋腱反射の反射弓

代表的な反射である伸張反射では，ある筋を引き伸ばすと，その筋が収縮する．この反射の典型例に，臨床でよく用いられる膝蓋腱反射がある．これは，膝蓋骨の下にある大腿四頭筋の腱（膝蓋腱）を叩打することにより筋長が瞬間的にわずかに伸び，その結果として反射的に大腿四頭筋が収縮して，下腿が前方に上がる反射である（図7-A-9）．

①伸張反射の感覚器と求心路：伸張反射の感覚器は，筋紡錘とよばれる，筋の内部にあって筋の伸びを感受する受容器である．筋が伸展すると筋紡錘も伸展し，その求心性情報は筋紡錘からの感覚神経によって脊髄に伝えられる．

②伸張反射の反射中枢：感覚神経線維は，脊髄でシナプスを介して，大腿四頭筋を支配する運動神経を興奮させる．

③伸張反射の遠心路と効果器：運動神経の活動は，軸索を通って再び大腿四頭筋に伝えられ，その筋を収縮させる（第12章運動器系参照）．

5-b 反射の分類

①単シナプス反射と多シナプス反射：中枢神経系内で1つのシナプスを介して求心路と遠心路が繋がる反射を単シナプス反射という．伸張反射は代表的な単シナプス反射である．中枢神経系内で直列に2個以上のシナプス連絡をもつ反射を多シナプス反射という．反射弓に含まれるシナプスの数が多くなるほど反射時間は長くなる．例えば単シナプス反射である膝蓋腱反射の反射時間は約20ミリ秒，多シナプス反射である対光反射（後述）の反射時間は約200ミリ秒である．

②遠心路による分類：遠心路が運動神経で効果器が骨格筋である運動反射には，伸張反射のほかに，角膜反射や嚥下反射などがある．遠心路が自律神経である自律神経反射には圧受容器反射などがある．内分泌反射としては，遠心路としてホルモンのオキシトシンを用いている射乳反射がよく知られている．

③脊髄反射と脳幹反射：反射中枢が脊髄にある反射を脊髄反射，脳幹にある反射を脳幹反射とよぶ．

④原始反射：新生児や幼児期のみに見られる反射は原始反射とよばれる．例えば，吸引反射は乳児の口の周りを指や乳首で刺激すると吸い付く反射であるが，神経系が発達するにつれて大脳によって抑制され，通常は生後5ヶ月頃までに検出されなくなる．中枢神経系の障害により，成人でも原始反射が出現することがあり，この場合は病的反射とよばれる．

6. 脳血流と脳脊髄液

脳はエネルギー代謝が非常に高いにも関わらず，脳にはブドウ糖と酸素の貯蔵がほとんどないため，血流が短時間でも途絶えると神経細胞は永久的に傷害されうる．脳循環の完全な停止後，意識があるのは10秒以内である．

6-a 脳の血管支配

脳は内頸動脈と椎骨動脈から血流を受ける．これらの動脈によって，脳底部にウィリス動脈輪とよばれる輪が形成され，脳血流のバイパスとして働く．脳の静脈血の大部分は，脳の周りの静脈洞（後述）から内頸静脈に注ぐ．

脳血流は心拍出量の約15％に相当する．脳の血管は自己調節作用が顕著であり，脳の血流量を一定に調節する機構は非常によく発達している．

6-b 血液－脳関門

脳の毛細血管はほかの部位の毛細血管と異なり，内皮細胞のまわりが基底膜およびグリア細胞の突起によって取り囲まれており，物質に対する透過性に選択性がある．これを血液－脳関門とよび，脳内へ有害物質が作用することを防ぐのに役立つ（図7-A-10）．小児では血液－脳関門が未発達なため，大人に比べて薬物や有害物質などが神経細胞に到達しやすい．

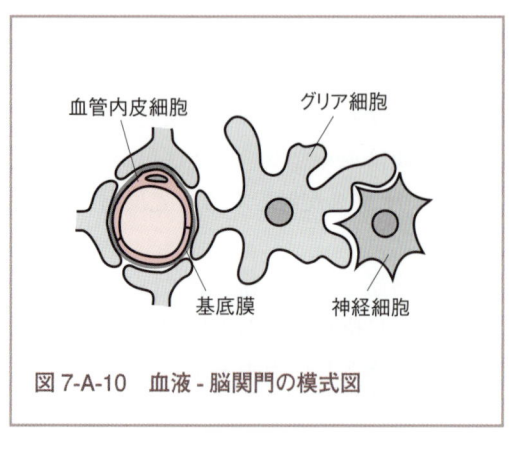

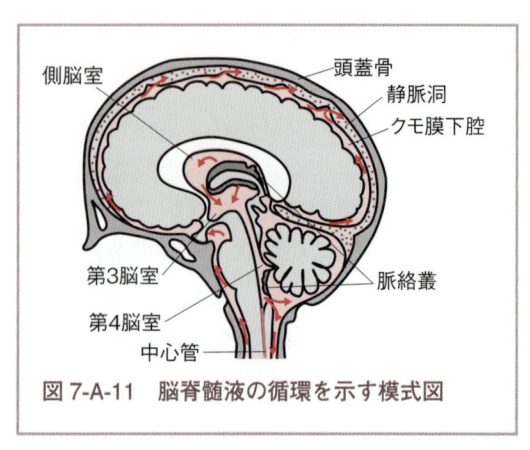

図7-A-10 血液-脳関門の模式図

図7-A-11 脳脊髄液の循環を示す模式図

6-c 髄膜と脳脊髄液

　脳と脊髄は，それぞれ頭蓋と椎骨の中に収められ，保護されている．これらの骨の中で脳と脊髄は髄膜とよばれる３層の膜に覆われている．髄膜は外側から硬膜，クモ膜，軟膜とよばれる．硬膜は強靭な膜で，内部に静脈洞を作る．クモ膜と軟膜の間のクモ膜下腔は脳脊髄液とよばれる透明な液体で満たされ，水枕のように脳脊髄を衝撃から保護している．脳の中には脳室（左右大脳の側脳室，間脳の第３脳室，脳幹背側の第４脳室）とよばれる腔所がある．脳脊髄液はこれらの脳室に存在する脈絡叢で分泌され，第４脳室で脳室の外へ出て脳の周囲を循環した後，静脈洞から静脈中に吸収される（図 7-A-11）．

　脊髄の中心には１本の中心管が通り，脳室と連絡して，内部に脳脊髄液を満たす．

B 中枢神経系

1. 中枢神経系の構造

　中枢神経系は，脊髄と脳よりなる．脳はさらに脳幹，間脳，小脳および大脳に分けられる（図 7-B-1）．ただし，間脳を脳幹に含めることがあるので注意が必要である．

　中枢神経系の切断面を観察すると，灰色の部分と白色の部分があり，各々灰白質と白質とよばれる．灰白質は神経細胞体の集まりで，樹状突起を介して多数のシナプスが作られている．白質では有髄線維が束になって走り，髄鞘が白いために明るく見える．

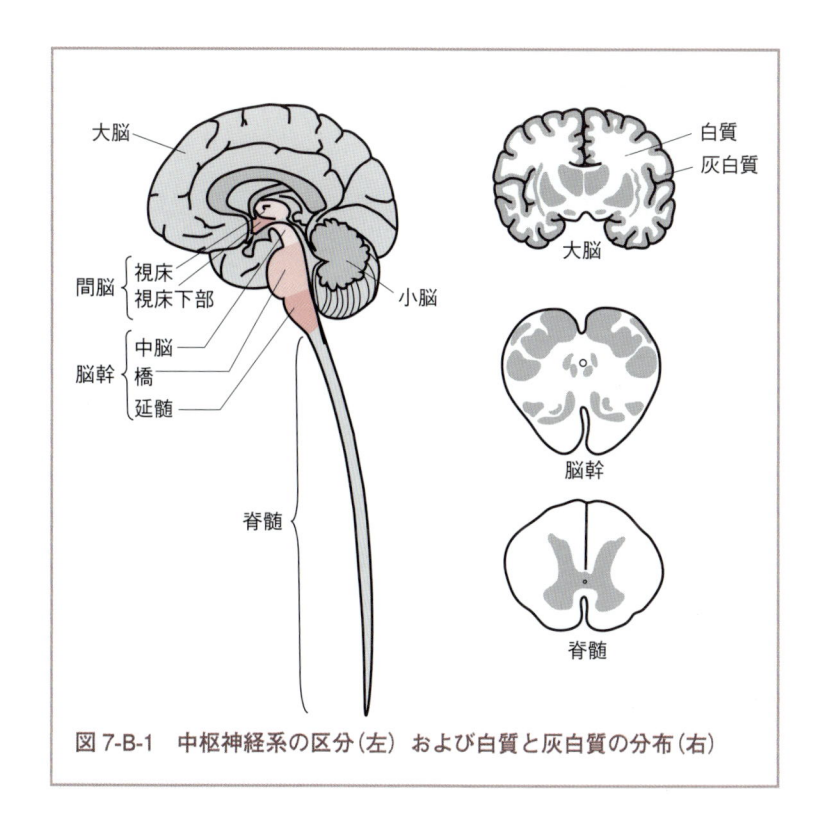

図 7-B-1　中枢神経系の区分（左）および白質と灰白質の分布（右）

図 7-B-2　脊髄断面の模式図

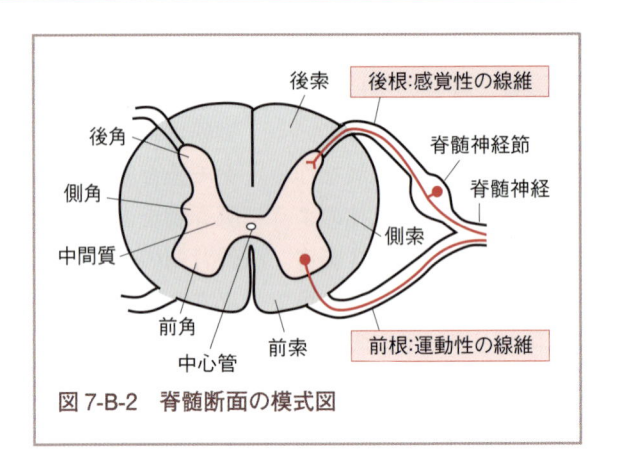

　脊髄では，灰白質は中心に位置し，白質に囲まれている．小脳と大脳では，灰白質は外周にあり皮質とよばれ，白質はその内部に存在する．脳幹や間脳では灰白質と白質の分布は様々で，白質に囲まれた灰白質の部分を核という（ここでの核の意味は細胞の核とは異なり，同じ働きをもった神経細胞の集まりの意味である）．

2. 脊髄の構造と機能

　脊柱管の中に納められた中枢神経系を脊髄という．成人で長さ約 40 cm，太さ約 1 cm の器官である．

　脊髄からは，末梢神経である 31 対の脊髄神経が出ている．脊椎を構成する椎骨と椎骨の間から，一つの椎骨ごとに一対の脊髄神経が出る．上から頸神経（8 対），胸神経（12 対），腰神経（5 対），仙骨神経（5 対），尾骨神経（1 対）とよばれる．一対の脊髄神経に対応する脊髄を脊髄分節という（実際には境界は存在しない）．脊髄分節も脊髄神経に対応して，頸髄，胸髄，腰髄，仙髄とよばれる．

　脊髄の横断面では，神経の細胞体が存在する灰白質は蝶型をしており，周囲を白質に囲まれている（図 7-B-2）．

①灰白質：腹側の前角，背側の後角，両者の間の中間質に分けられる．側方に突出した側角は主に胸髄に認められる．
　ⅰ）前角：大型の運動神経細胞が存在する．運動神経細胞の軸索は前根とよばれる神経線維の束を通って脊髄を離れ骨格筋を支配する．
　ⅱ）後角：感覚神経からの情報が入る．感覚神経の細胞体は後根の途中にある脊髄神経節とよばれる膨大部に存在し，末梢からの神経刺激を後根を通って脊髄に伝達する．
②白質：前索，側索，後索に分けられる．脳へ情報を送る上行路と，脳からの情報を受ける下行路を含む．

3. 脳幹の構造と機能

　延髄，橋，中脳をまとめて脳幹という（図 7-B-3）．延髄は頭蓋骨の大後頭孔を出て脊髄

図 7-B-3 脳幹の構造と主な反射中枢

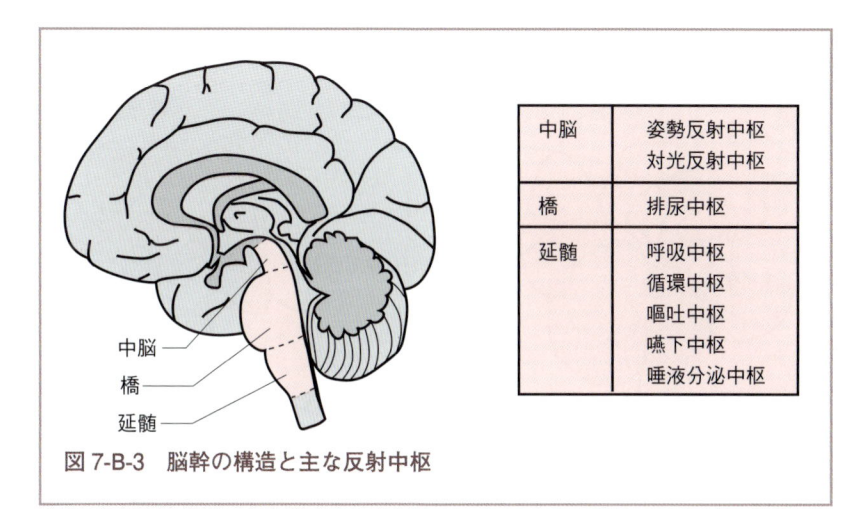

中脳	姿勢反射中枢
	対光反射中枢
橋	排尿中枢
延髄	呼吸中枢
	循環中枢
	嘔吐中枢
	嚥下中枢
	唾液分泌中枢

に移行し，中脳は上方で間脳に繋がる．

脳幹は全体で長さ約10cm，太さ約1〜4cm程度である．ここを，脊髄と大脳・間脳・小脳とを連絡する神経線維の全てが通過する．白質の間には神経細胞が集まった灰白質が散在して，生命にとって重要な中枢を形成する．このように脳幹では狭い場所に多くの神経線維や神経細胞が詰め込まれているため，小さな病巣でも重篤（じゅうとく）な症状を生じやすい．

延髄には呼吸中枢と循環中枢が存在し，これらは生命中枢ともよばれる．このほか嘔吐（おうと）中枢や嚥下（えんげ）中枢なども存在する．橋には排尿中枢がある．中脳には対光反射や姿勢反射の中枢が存在する．

①呼吸中枢：化学受容器や肺伸展受容器からの求心性情報などを受けて呼吸を調節する．
②循環中枢：心臓や大血管などの求心性情報を受け取り，それらを統合して心臓と血管系を調節する．
③対光反射中枢：光が眼に入ると反射性に縮瞳が起こる．
④脳神経核：脳幹は，12対の脳神経のうちの，嗅神経と視神経以外の10対の脳神経の核を含む．

4．間脳の構造と機能

間脳は中脳の前方に続く部分で，左右の大脳半球に挟まれた形になっている．間脳は主に視床と視床下部とからなり，視床下部の下には下垂体が下がっている（図7-B-4）．なお，間脳を脳幹の一部に含めることもある．

4-a 視床

視床は第3脳室の両側に位置する卵形をした部分で，複数の大型の核の集まりである．

視床は感覚伝導路の中継所をなす重要な統合中枢である．嗅覚以外の感覚線維は，全て視床でシナプスを作ってから大脳皮質に達する．また視床で中継された感覚の情報の一部は大脳皮質を介さずに情動や本能行動などにも直接に関与する．

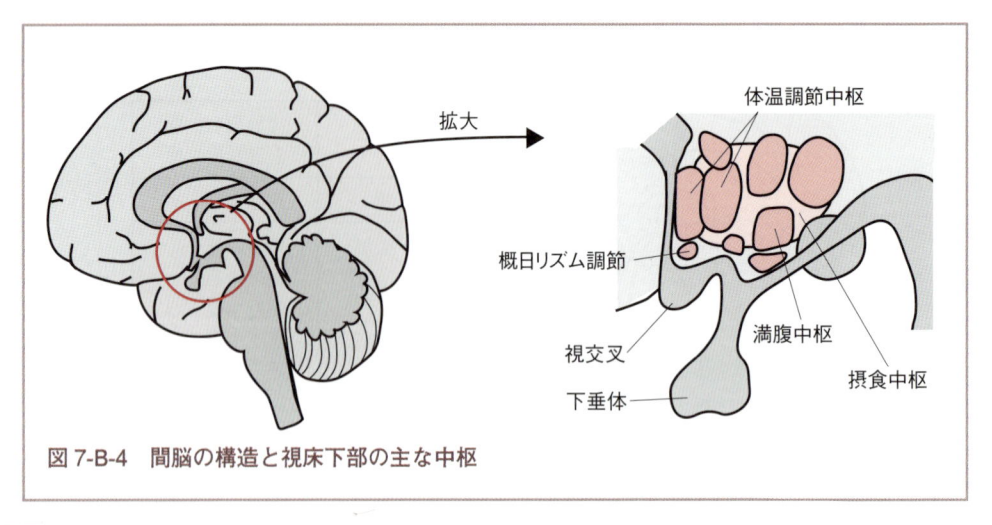

図7-B-4 間脳の構造と視床下部の主な中枢

4-b 視床下部

視床下部は視床の下部に位置し，視床下部の底部からは内分泌腺である下垂体がぶら下がるように突出している．視床下部は脳全体の重量の1％にも満たない小さな領域であるが，そこには，自律神経系と内分泌系への主要な指令中枢となる重要な中枢が多数存在する．

① 下垂体ホルモン分泌の調節中枢：下垂体前葉ホルモンの分泌を促進または抑制するホルモンを分泌し，また下垂体後葉ホルモンを産生する．

② 摂食中枢（食欲中枢）および血糖調節中枢：食欲・摂食行動の調節中枢で，血糖の変化を感受したり，末梢のブドウ糖受容器からの情報や胃の収縮伸展情報を受け取って，食欲を調整し，血糖値を維持する．動物実験において，視床下部外側野を電気刺激すると摂食行動が誘発され，ここを破壊すると動物は食物を拒否し飢餓に陥ることから，この領域は摂食中枢とよばれる．一方，視床下部腹内側核を電気刺激すると摂食行動が抑制され，ここを破壊すると動物は食物を食べ続けて肥満になることから，この領域は満腹中枢とよばれる．

③ 飲水中枢：浸透圧を感受して体内の水分量を調節する．

④ 体温調節中枢：皮膚や視床下部内にある温度受容器からの情報を受け取って統合し，体温の維持を行う．

⑤ 概日リズム（サーカディアンリズム）形成に関与する中枢：約1日の周期的リズムで発信する神経細胞の集まりで，覚醒と睡眠，血圧やホルモンの日内リズムに関与する．

⑥ 緊急事態への反応の統合中枢：緊急事態に際し，瞳孔散大，立毛，呼吸の促進，血圧上昇，腸運動の低下，腸血流の減少，骨格筋血流の増加などの，骨格筋運動に適した一連の自律性反応を起こす．

5. 小脳の構造と機能

小脳は脳幹の背側に位置し，その上面はほとんど大脳半球に覆われている．正中部の細長い領域である虫部と，その両側に位置する小脳半球からなり，3対の小脳脚によって脳幹と連絡する．小脳は，表面が灰白質よりなる皮質，内部が白質よりなる髄質で，さらに深部に

図 7-B-5 小脳の構造

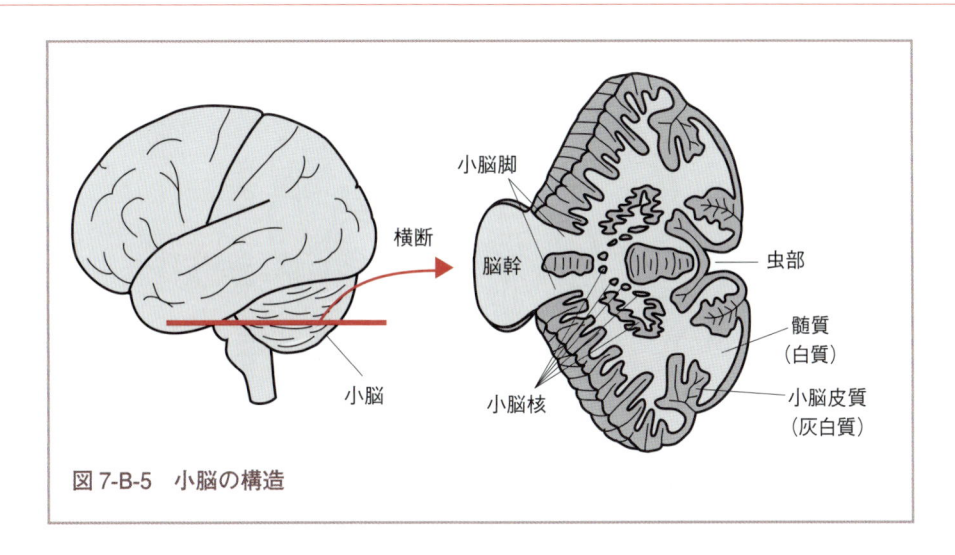

小脳核がある（図 7-B-5）．

　小脳は運動の調節や運動の学習に関与する．例えば骨格筋の運動を調節して，協調的な運動を行う働きをもつ．また筋・腱・関節などの深部受容器からの情報や，内耳からの平衡感覚の情報を受けて，身体の平衡を保つ働きがある．さらに小脳は熟練した運動の学習と記憶に関与している．

　小脳に病変があっても運動はできるが，動きは滑らかでなく不確実となる．随意運動を始めると手に振るえが起こる（企図振戦）．一直線上を歩くことが困難となり，フラフラとした歩行になる．身体の平衡を保つことが困難で，眼を閉じただけで倒れることもある．

6. 大脳半球の構造と機能

　大脳半球（終脳ともいう）は中枢神経の中でほかを圧して大きく発達した部分であり，高度で複雑な統合作用に働く．ここではものを理解して決断し，経験は記憶に蓄えられ，言語を理解して用いる，といったことが行われ，私たちが世界を認識する場所である．

　大脳の表面は灰白質からなる新皮質（大脳皮質）で覆われ，中には白質が存在する．白質の中には大小の灰白質の塊があり，大脳基底核とよばれる．また，新皮質は外に膨らんだ形をしているが，新皮質と繋がって中に取り残された部分は大脳辺縁系（古皮質）とよばれる．つまり，大脳の灰白質は，中心から大脳基底核，大脳辺縁系，新皮質の3つの部分に分けることができる（図 7-B-6）．新皮質は系統発生学的に新しく，人間に特有な高次神経機能の多くはここで行われる．

6-a 大脳基底核

　大脳基底核は大脳半球の深部にあり，姿勢の制御や円滑な運動の遂行に重要である．大脳基底核の機能障害によって起こる運動障害（錐体外路徴候ともよぶ）を示す疾患として，パーキンソン病とハンチントン舞踏病がある．

　①パーキンソン病：主に中年以降に発症し，安静時振戦，筋固縮（全身の筋緊張の亢進），

図 7-B-6　大脳半球の模式図

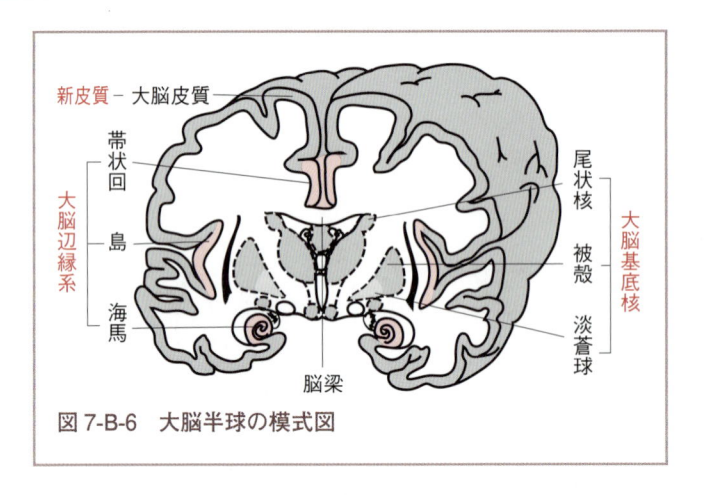

無動（すくみ足，顔の表情が乏しくなる），姿勢保持障害などの症状を示す．パーキンソン病では，大脳基底核のドーパミンニューロンが変性・脱落するため，ドーパミンの前駆物質であるL-ドーパを経口または静注投与すると，症状が改善される．これはL-ドーパが血液-脳関門を通って脳内に入り，ドーパミン生合成に利用されるためである（ドーパミン自体は血液-脳関門を通らないので無効である）．

②ハンチントン舞踏病：遺伝性の疾患で，進行性の舞踏様運動や認識力低下などを特徴とする．

6-b 大脳辺縁系

大脳辺縁系（古皮質）は系統発生学的に古く，下等動物の大脳半球では辺縁系の占める割合が大きい．大脳辺縁系は視床下部との密接な繋がりのもとに本能および情動行動に重要な役割を果たしている．また，大脳辺縁系の海馬とよばれる領域は記憶に重要であり，記憶の最も初めのプロセスを処理すると考えられている．

①本能行動の調節：ある状況の下で，自動的に生じてくる生存にとって必要な行動を本能行動という．本能行動には，摂食行動，飲水行動，性行動などがあり，視床下部で発現

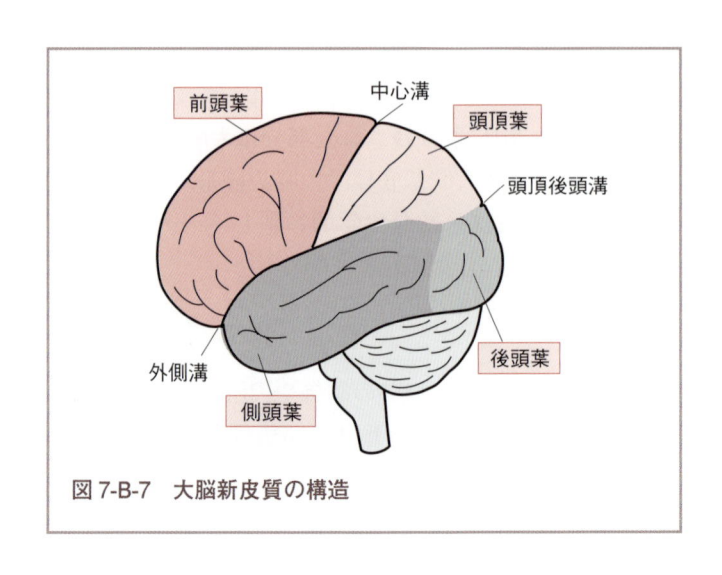

図 7-B-7　大脳新皮質の構造

7—神経・精神系

されるが，大脳辺縁系はこの発現を調節する．

②情動行動と動機付け：ヒトは快・不快などの情動に基づいて何らかの行動を起こす．ある行動を決めるのが動機付けで，例えば血糖低下による不快感から摂食行動を起こすなどのように，内的または外的要因に基づいて起こる．

6-c 新皮質と機能局在

大脳半球の表層にある灰白質の部分を新皮質（大脳皮質）とよび，高等動物でよく発達している．大脳半球は正中の大きい裂け目（大脳縦裂）によって左右の半球に分かれている．左右の半球は脳梁（のうりょう）とよばれる線維の束により繋がっている．大脳半球の表面は多数の曲がりくねった溝と，それにより生じた高まり（回）によって覆われている（図7-B-6）．溝のうちの外側溝，中心溝，頭頂後頭溝によって大脳半球の表面は前頭葉，頭頂葉，後頭葉，側頭葉に分けられる（図7-B-7）．

新皮質の各部位はそれぞれ異なった働きをする．これを機能局在という（図7-B-8）．

①運動野：中心溝の前にある中心前回と大脳縦裂に面した半球内側面にある．随意運動に

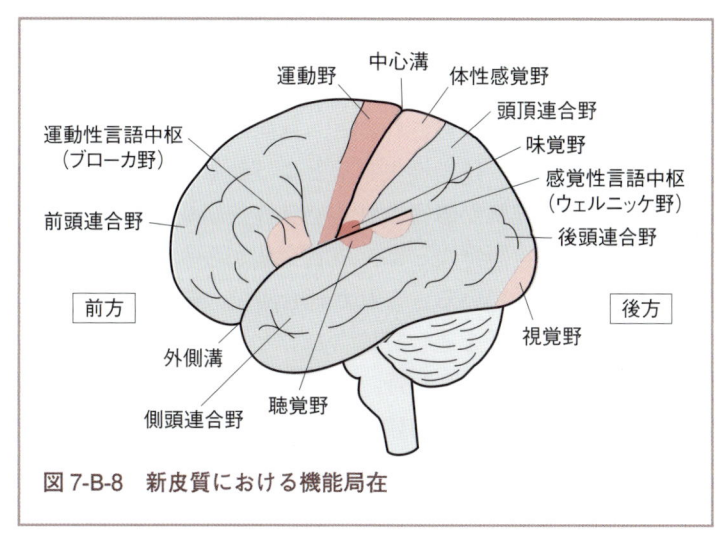

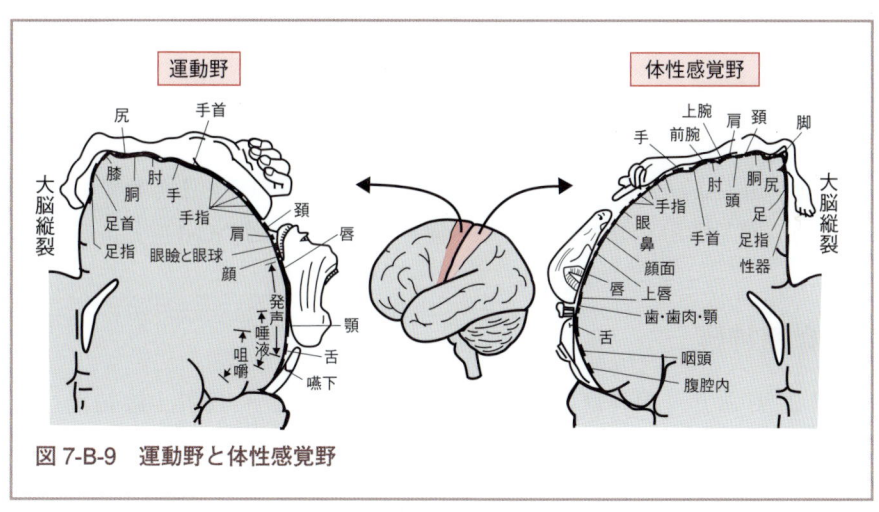

図7-B-8 新皮質における機能局在

図7-B-9 運動野と体性感覚野

関係する中枢で，中心前回の上内側から下外側にかけて，反対側半身の下肢，体幹，上肢，頭部の随意運動に対応する部位が配列されている（図 7-B-9 左）．

②感覚野：
　ⅰ）体性感覚野：中心溝の後の中心後回にある．体性感覚（触，温，冷，痛覚および深部覚）を司る中枢である．中心後回の上内側から下外側に向かって，反対側半身の下肢，体幹，肩，上肢，頭部の体性感覚に対応する部位が配列されている（図 7-B-9 右）．
　ⅱ）そのほかの感覚野：側頭葉上部に聴覚野，後頭葉に視覚野がある（第 8 章感覚器系と皮膚参照）．

③言語野：言語の中枢は大脳皮質の言語野にあり，通常左半球が言語優位である．前頭葉にある言語野は運動性言語中枢（ブローカ野）とよばれ，側頭葉にある言語野は感覚性言語中枢（ウェルニッケ野）とよばれる（図 7-B-8）．運動性言語中枢では言語を組み立てて，それを運動野に伝えて発声あるいは書字の作業に携わる．感覚性言語中枢では，聞いたり見たりした言語の意味を解読する．

　聞いた言葉を話す場合には，情報は，聴覚野→感覚性言語中枢→運動性言語中枢→運動野と移行して言語を話すことになる．書かれた言葉を話す場合には，情報は，視覚野→感覚性言語中枢→運動性言語中枢→運動野と移行して，言語を話すことになる．言語によって述べられている内容を理解するのは，下記の連合野において行われる．

　ブローカの運動性言語中枢が障害されると，言語を理解する能力を保っているが自発的に流暢に話すことができず，運動性失語症とよばれる．ウェルニッケの感覚性言語中枢が障害されると，言語の理解が障害され，感覚性失語症とよばれる．

④連合野：運動野や感覚野，言語野などは，皮質全体からみればごく一部にすぎず，あとに広い新皮質の領野が残されている．これが連合野で，統合機能を司り，高等動物でよく発達している．なお，言語野を連合野に含むことも多い．

　連合野には前頭連合野，頭頂連合野，側頭連合野，後頭連合野などがある．特に前頭連合野はヒトで発達が著しい．前頭連合野では，体性感覚野や視覚野などで受け入れた感覚性情報を総合し，過去の経験と照合して理解し，認識・判断を行った結果，意志が決定される．また，感性にもこの部分が重要である．

C　末梢神経系

末梢神経系は，脳および脊髄より出て全身に広く分布する神経をまとめていう．脳から出る神経を脳神経（図 7-C-2），脊髄から出る神経を脊髄神経（図 7-C-1）とよぶ．

1．脊髄神経

脊髄神経は 31 対あり，頸神経（C1〜C8），胸神経（T1〜T12），腰神経（L1〜L5），仙骨神経（S1〜S5），尾骨神経（Co）からなる．脊髄神経は，前根からの運動神経と後根からの感覚神経が合流して，一本の太い神経となって各分節の椎間孔から出る．四肢に分布

する脊髄神経は，脊髄を出て間もなく互いに吻合し，複雑な網目状の神経叢を形成する．脊髄神経の主な走行は以下の通りである（図7-C-1）．

①頚神経叢の枝（C1〜C4）：頚部や肩部の皮膚や筋に分布する．頚神経叢の最大の枝は横隔神経で，胸腔内を下行して横隔膜の運動を司る．

②腕神経叢の枝（C5〜T1）：筋皮神経，腋窩神経，尺骨神経，正中神経，橈骨神経などの枝を出し，上肢の運動や感覚を司る．

③肋間神経（T1〜T12）：神経叢を形成せず，肋間隙に沿って走行して，肋間筋や腹壁の筋および胸腹部の皮膚に分布する．

④腰神経叢と仙骨神経叢の枝（T12〜S5）：大腿神経や閉鎖神経，坐骨神経（全身で最も太い神経）などの枝を出す．下肢の運動や感覚を司る．

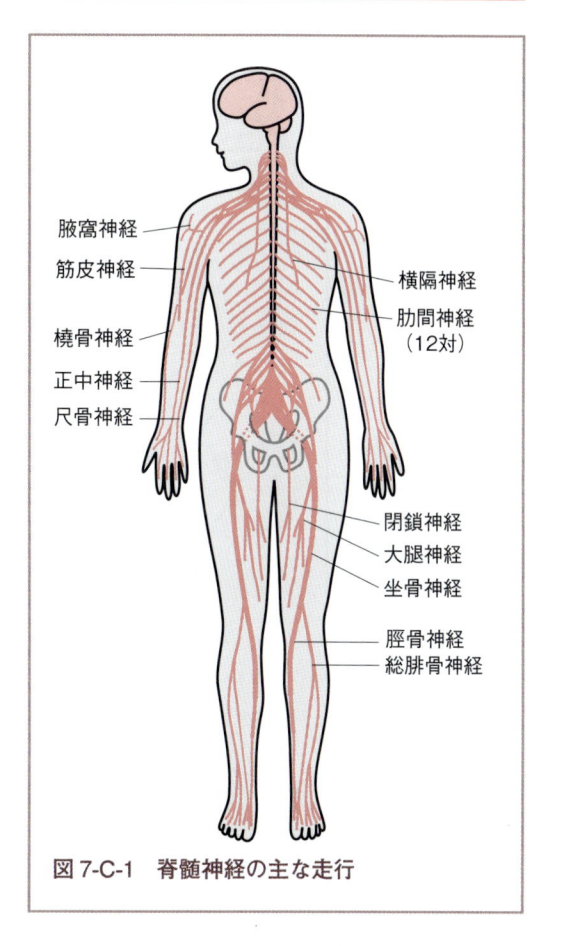

図7-C-1 脊髄神経の主な走行

2. 脳神経

脳神経は左右12対ある．脳から出る位置によって，前方から順にローマ数字でⅠ〜Ⅻの番号をつける（図7-C-2）．

①嗅神経（第Ⅰ脳神経）：嗅覚を伝える特殊感覚神経．
②視神経（第Ⅱ脳神経）：視覚を伝える特殊感覚神経．
③動眼神経（第Ⅲ脳神経）：眼球運動や瞼の運動を支配する運動神経．瞳孔を縮小させる副交感神経も含む．
④滑車神経（第Ⅳ脳神経）：眼球運動に携わる運動神経．
⑤三叉神経（第Ⅴ脳神経）：顔面と前頭部の皮膚感覚，鼻腔・口腔粘膜の感覚を司る感覚神経と，咀嚼に関与する咀嚼筋を支配する運動神経を含む．眼神経，上顎神経，下顎神経の3枝からなる．
⑥外転神経（第Ⅵ脳神経）：眼球運動に携わる運動神経．
⑦顔面神経（第Ⅶ脳神経）：顔面の表情筋を支配する運動神経，舌の前方2/3の味覚を伝える感覚神経，涙腺および唾液腺の分泌を支配する副交感神経を含む．
⑧内耳神経（第Ⅷ脳神経）：聴覚を伝える特殊感覚神経（蝸牛神経）と平衡覚を伝える特殊感覚神経（前庭神経）よりなる．
⑨舌咽神経（第Ⅸ脳神経）：咽頭筋の運動を支配する運動神経．舌の後方1/3と咽頭の味覚，

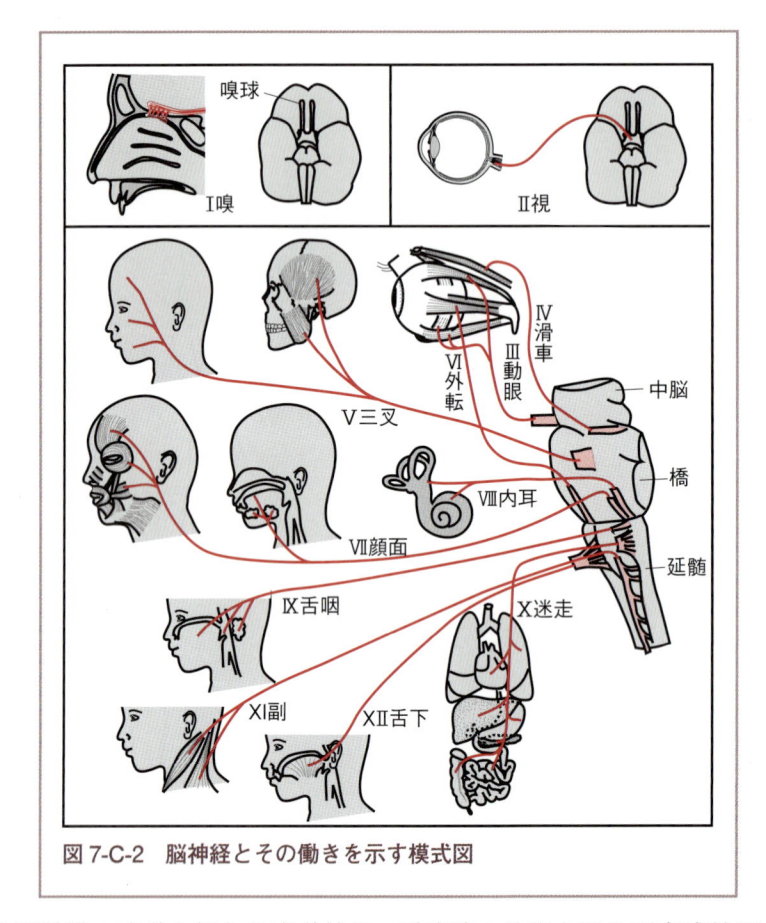

図7-C-2　脳神経とその働きを示す模式図

および咽頭粘膜の感覚を伝える感覚神経，唾液腺の分泌を司る副交感神経を含む．
⑩**迷走神経**（第Ⅹ脳神経）：大きな神経で，咽頭，喉頭，胸部や腹部の内臓の機能を司る副交感神経やこれらの部位からの内臓求心性線維を含む．さらに喉頭の筋肉を支配する運動神経，同部位の粘膜の感覚を司る感覚神経も含む．
⑪**副神経**（第Ⅺ脳神経）：頚の運動に関わる運動神経．
⑫**舌下神経**（第Ⅻ脳神経）：舌を動かす舌筋を支配する運動神経．

D　体性神経系

神経系は中枢神経系と末梢神経系という解剖学的な分類とは別に，随意的制御がなされる**体性神経系**と，内臓機能の不随意的な調節を担う**自律神経系**とに分類することができる．体性神経系はさらに，骨格筋を支配し，運動機能を司る**運動系**と，皮膚や骨格筋・関節や各種感覚器からの情報を伝える**感覚系**とに分けられる．

1．運動系（運動神経）

脳から運動神経への下行性の指令は，錐体路と錐体外路の2つの経路を通る．

①錐体路（図7-D-1 左）：大脳皮質の運動野にある運動神経（上位運動ニューロンとよぶ）の軸索が集まって神経線維束を作り，延髄の錐体を通って脊髄へ下行する．線維の大多数は延髄下部で反対側に交叉して，脊髄側索を外側皮質脊髄路として下行し，脊髄前角にある運動神経（下位運動ニューロンまたはα運動ニューロンとよぶ）に連絡する．下位運動ニューロンは骨格筋に分布し，下位運動ニューロンの興奮により骨格筋が収縮する．すなわち，錐体路は随意運動を司る．

②錐体外路系：錐体外路系は，運動に関与する錐体路以外の経路を総称したもので，大脳の運動皮質や大脳基底核，視床，小脳，脳幹を含む多様な系が知られており，姿勢の制御や円滑な随意運動の遂行に関与する．

2. 感覚系または知覚系（感覚神経または知覚神経）

皮膚や骨格筋・関節や各種感覚器からの情報は体性感覚とよばれ，主に毛帯路と脊髄視床路（図7-D-1 右）を通って大脳皮質の体性感覚野に伝えられる．触・圧覚の経路は主として毛帯路，一部は脊髄視床路を通る．痛覚と温度感覚は，主として脊髄視床路を通る．いずれの経路も視床でシナプス中継を行う．

①毛帯路（後索-内側毛帯路）：脊髄に入った一次ニューロンがそのまま同側の後索を上行し，延髄の後索核に達し二次ニューロンにシナプス連絡する．二次ニューロンは脳幹の毛帯で対側に交叉し，さらに視床の三次ニューロンにシナプスする．三次ニューロンが大脳皮質感覚野に投射する．

②脊髄視床路：温痛覚が通る．脊髄に入った一次ニューロンは脊髄後角で二次ニューロ

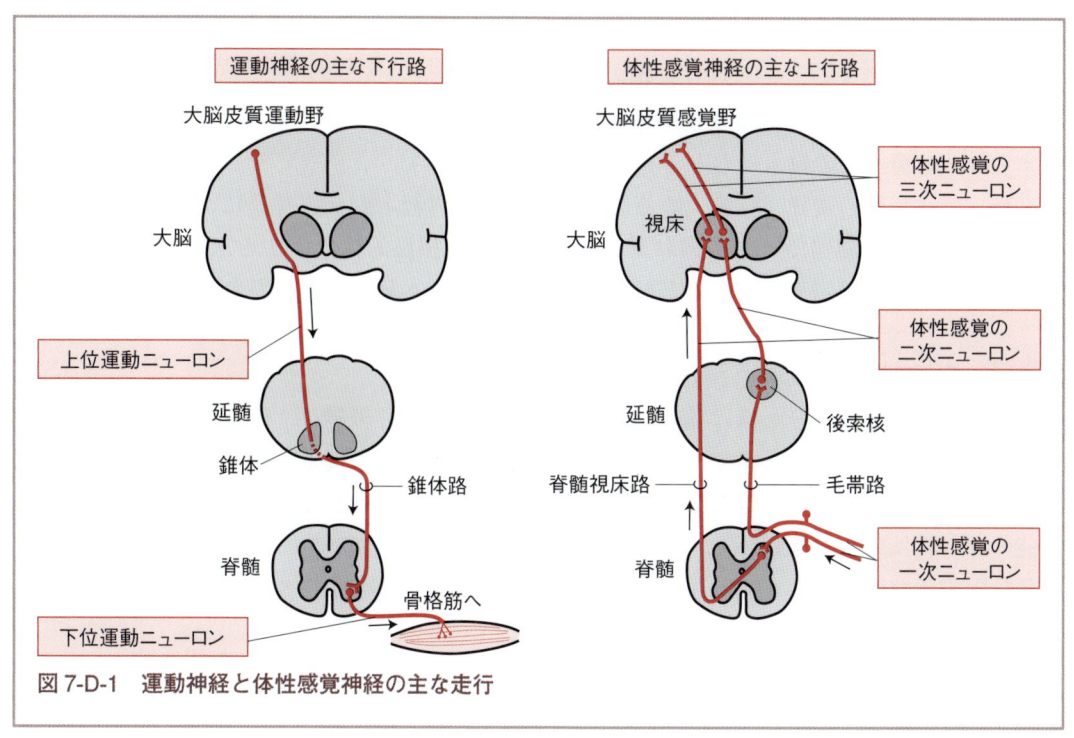

図7-D-1 運動神経と体性感覚神経の主な走行

ンにシナプスし，二次ニューロンはすぐに交叉して対側の側索を上行する．視床で三次ニューロンにシナプスして大脳皮質感覚野に投射する．

E 自律神経系

1. 自律神経系の一般特性

　生体にとって最も基本的な循環，呼吸，消化，代謝，分泌，体温維持，排泄，生殖などの機能は自律機能とよばれている．自律神経系は平滑筋，心筋および腺を支配し，上記の自律機能を協調的に調節している．体性神経系が意識的随意的な制御を受けるのに対し，自律神経系は意識的随意的な制御を受けない．そのため自律神経系は，植物神経系あるいは不随意神経系ともよばれる．

1-a 交感神経系と副交感神経系

　自律神経系の遠心路は，胸腰髄に起始する交感神経系と脳幹および仙髄に起始する副交感神経系との2つの系より構成される（図7-E-1）．おおまかな特徴として，一般に交感神経系は活動に適した状態，副交感神経系は活動に備えた状態を整えるといえる．例えば，活動時には交感神経活動が高まり，その結果瞳孔が開き，心機能が高まり，消化管の機能はむしろ抑制される．副交感神経活動が高まると，消化管の働きが活発となり食物の消化吸収が亢進し，体内にエネルギーや栄養源が蓄えられ，心臓などの働きはむしろ抑制される（表7-E-1）．

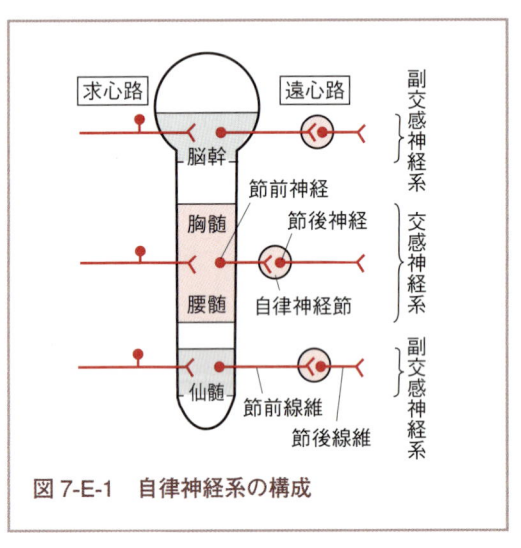

図7-E-1　自律神経系の構成

　心臓，肺，胃腸，膀胱，膵臓，唾液腺などは，交感神経と副交感神経によって二重支配されている．多くの臓器では，交感および副交感神経は相反的に作用するが（拮抗作用），唾液腺では交感および副交感神経のどちらの活動によっても分泌が促進される．

1-b 自律神経系の求心路と中枢

　交感神経や副交感神経とほぼ並行して走行する内臓求心性線維は，内臓からの情報を中枢へ伝える自律神経系の求心路である．情報のあるもの（空腹や渇き，便意，尿意など）は中枢神経系に送られて感覚を起こす．また感覚として意識に昇らなくても，求心性情報は自律機能の反射性反応を引き起こし，恒常性の維持に役立つことが多い．例えば，大動脈弓および頸動脈洞の血管壁に存在する圧受容器からの血圧に関する求心性の情報は，血圧の調節に重要な役割を果たす．

　自律神経系の中枢としては，脳幹と視床下部が重要である．脳幹には，循環中枢や呼吸中枢などの様々な調節中枢が存在する．視床下部はしばしば自律神経系の高位中枢とよばれ，

表7-E-1 交感神経系と副交感神経系の作用

効果器	交感神経活動に対する応答	副交感神経活動に対する応答
眼	散瞳・毛様体筋弛緩	縮瞳・毛様体筋収縮
唾液腺	分泌（粘稠な唾液）	分泌（希薄な唾液）
心臓	心拍数増加・心収縮力増加	心拍減少
気道・肺	気管支筋弛緩	気管支筋収縮・気管支腺分泌
肝臓	グリコーゲン分解	グリコーゲン合成
副腎髄質	カテコールアミン分泌	———
胃腸管	運動の抑制・分泌抑制	運動の亢進・分泌促進
膀胱	排尿筋弛緩・括約筋収縮	排尿筋収縮・括約筋弛緩
汗腺	分泌	———
血管	収縮	———
立毛筋	収縮	———

——— は副交感神経が分布していない

　自律神経活動とホルモン分泌を介して自律性反応の発現と調節にあずかる．具体的には，視床下部には内部環境の変化に感受性の高い神経細胞が存在し，これらの情報を受けて，体温，血糖値，細胞外液量，浸透圧などの恒常性の調節を行っている．視床下部は，摂食，防御，生殖などの本能行動様式の統合中枢でもある．いずれの場合にも，自律神経系，内分泌系，体性神経系の三者の協調的調節が視床下部によって行われている．

1-c 自律神経系の神経伝達物質と受容体

　中枢神経系から出た神経は自律神経節においてシナプスを介してから効果器に至る．中枢神経系に細胞体をもつ神経線維を節前神経，自律神経節に細胞体をもつ神経線維を節後神経

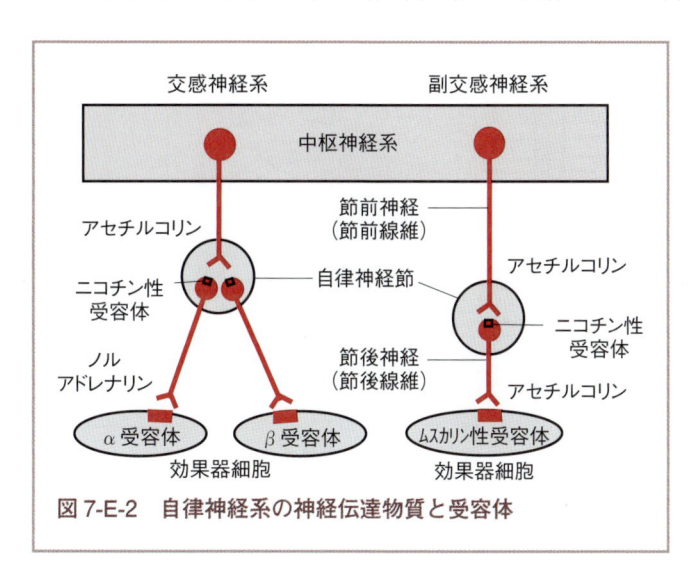

図7-E-2 自律神経系の神経伝達物質と受容体

とよぶ．交感神経の節前神経末端と副交感神経の節前・節後神経末端とから放出される神経伝達物質はアセチルコリンである．一方，交感神経の節後神経末端から放出される神経伝達物質は主としてノルアドレナリンである（図7-E-2）．

ノルアドレナリンやアドレナリンなどが作用するカテコールアミン受容体には，α受容体とβ受容体の2種類がある．α受容体は，血管の収縮に関与する．β受容体は，心拍数増加，心収縮力増大，脂肪分解促進，気管支拡張，胃腸管平滑筋弛緩，膀胱弛緩に関与している．

アセチルコリン受容体には，ニコチン性受容体とムスカリン性受容体の2種類がある．節後神経の細胞体にはニコチン性受容体が存在し，一方，平滑筋などの効果器にはムスカリン性受容体が存在する．

2. 交感神経系の特徴

交感神経系（図7-E-3左）の節前神経は胸髄と腰髄から出て交感神経節に達する．交感神経節は脊柱の左右に分節ごとに配列し，さらに上下に連絡している．この交感神経節の鎖を交感神経幹とよぶ．節前神経は，交感神経幹にある神経節もしくは内臓の近くにある神経節で節後神経とシナプスを形成し，節後神経が効果器に達する．

胸髄上部から出る交感神経は，瞳孔や唾液腺などの頭部にある器官，心臓，気管支，肺などの胸腔内器官を支配する．胸髄下部から出る交感神経は，胃腸管や脾臓，肝臓などの腹腔内器官を支配する．胸髄下部から腰髄にかけて出る交感神経は，膀胱・直腸などの骨盤内器官を支配する．

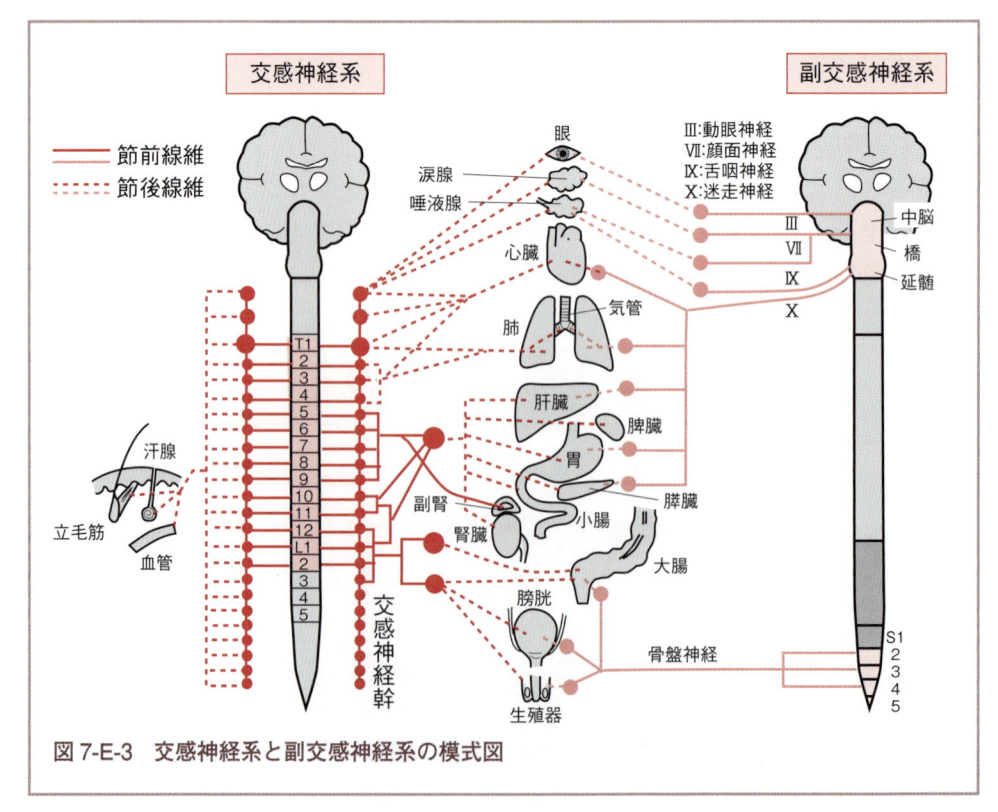

図7-E-3 交感神経系と副交感神経系の模式図

交感神経の一部は脊髄神経に入り込み，全身の皮膚の血管，汗腺，立毛筋にも分布する．

3. 副交感神経系の特徴

　副交感神経系（図7-E-3右）の節前神経は脳幹と仙髄から出て，末梢効果器の近傍あるいは効果器の壁内にある神経節で節後神経にシナプス連絡し，節後神経が効果器に達する．

　脳幹に起始する副交感神経は，動眼神経（Ⅲ），顔面神経（Ⅶ），舌咽神経（Ⅸ），迷走神経（Ⅹ）の4つの脳神経を通る．動眼神経，顔面神経，舌咽神経の3つの脳神経は，瞳孔や唾液腺などの頭部にある器官を支配する．迷走神経は支配範囲が特に広く，心臓，気管支，肺などの胸腔内器官，さらに胃腸管，肝臓，膵臓，腎臓などの腹腔内器官を支配する．

　仙髄に起始する副交感神経は，骨盤神経を経由して直腸・膀胱・生殖器などの骨盤内器官を支配する．

8 感覚器系と皮膚

A 刺激に対する感覚受容

1. 感覚とその種類

　生体には環境の変化をとらえるための感覚器（知覚器）が備わっている．感覚器の種類によって感覚（知覚）の種類が区別される．特殊感覚（視覚，聴覚，平衡覚，嗅覚，味覚），体性感覚（皮膚感覚，深部感覚），内臓感覚などの種類がある（表8-A-1）．

2. 感覚の特徴

①適刺激：それぞれの感覚器官は，特定の種類の，特定の範囲の刺激に敏感に応じる感覚受容器を備えている．ある受容器に最適な刺激をその受容器の適刺激という．
②刺激の強さと感覚：刺激の強さを大きくすると，感覚の強さも大きくなる．異なる強さの刺激を区別するのに必要な刺激の最小の差を弁別閾という．

表8-A-1　感覚の種類

感覚の種類		感覚器官	感覚の質
A．特殊感覚	1．視覚	眼（網膜）	青，赤など
	2．聴覚	内耳（蝸牛）	高音，低音など
	3．平衡覚	内耳（前庭・半規管）	加速度など
	4．嗅覚	鼻（嗅上皮）	花の香り，刺激臭など
	5．味覚	舌（味蕾）	甘い，苦いなど
B．体性感覚	1．皮膚感覚	皮膚	触覚，圧覚など
			温覚と冷覚など
			痛覚，痒みなど
	2．深部感覚	筋，腱，関節	位置覚，痛覚など
C．内臓感覚	1．臓器感覚	内臓	空腹感，尿意など
	2．内臓痛覚	内臓	痛覚

③感覚の順応：持続的な刺激は，次第に弱く感ずるようになる．例えば匂いは嗅いでいるうちに徐々に感じなくなる．これを感覚の順応という．順応の程度は，感覚器官の種類によって著しく異なる．

④感覚の認識：感覚受容器で受け取られた感覚の情報は，大脳皮質の感覚野に伝えられて感覚を起こす．さらに連合野で処理され，過去の感覚の記憶と照合され感覚として認識される．

⑤感覚入力の調節：感覚情報は，中枢神経系に伝えられる過程で種々の調節を受ける．例えば視覚や皮膚感覚の場合，刺激が加えられた場所の周辺の感覚情報は抑制される．また大脳皮質連合野の働きにより，特定の感覚に集中してその感覚を特に敏感に感じ取ることも可能である．

⑥感覚と情動：感覚情報は，大脳皮質感覚野に投射されるだけでなく，視床下部と大脳辺縁系にも伝えられ，情動が生じる．感覚情報が意識を介さずに情動反応を起こすこともある．

⑦感覚刺激と反射：ある種の感覚情報は，無意識的に反射性反応を起こす．例えば，眼に強い光が入ると縮瞳が起こる対光反射などがある．

B 特殊感覚

1．味覚と嗅覚

味覚と嗅覚は共に，化学物質が感覚細胞に作用して生ずる感覚である．味覚や嗅覚情報は，それぞれ特有な感覚を起こす一方で，視床下部や大脳辺縁系にも作用して快や不快の情動を伴い，本能行動にも関与する．

1-a 味覚

味覚は，甘味，酸味，苦味，塩味，旨味の5つの基本味が区別されている．辛味やアルコールなどは，下記の味覚受容器を介さずに直接神経を刺激して，味として感受される．これらが組み合わされて多種多様な味が構成される．食物の味の要素はこのほかに，鼻からの香り・匂いの情報，舌や口唇・歯の触覚や温度覚の情報，さらには視覚や聴覚からの情報も加わって総合的に感知される．

①味覚受容器：味覚は舌の表面にあるつぼみの形をした味蕾とよばれる構造で感受される（図8-B-1）．味蕾の大部分は舌の表面に分布するが，口蓋，咽頭，喉頭にも存在する．水に溶けた化学物質は，味蕾の開口部（細孔）から入って味細胞を興奮させる．味細胞の寿命は短く，10日くらいで新しい細胞と入れ替わる．

②舌乳頭：舌背（舌の上面）は舌乳頭とよばれる突起で被われている．糸状乳頭は細長く，多数分布して舌背にベルベット様の概観を与える．味蕾は糸状乳頭には存在せず，茸状乳頭，葉状乳頭，有郭乳頭とよばれる3種類の舌乳頭に主に分布する．

③味覚伝導路：味細胞の興奮は，味細胞の基底部にシナプス連絡している味覚神経線維に

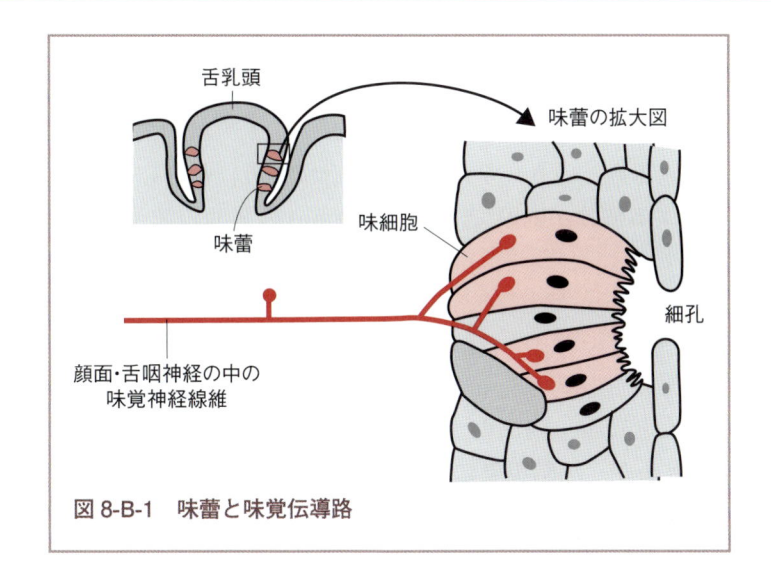

図 8-B-1 味蕾と味覚伝導路

よって，中枢神経系に伝えられる．舌の前 2/3 に分布する味蕾からの情報は顔面神経，後 1/3 からの情報は舌咽神経，口蓋の味蕾からの情報は迷走神経によって延髄に伝えられ，視床を中継して大脳皮質の味覚野（中心後回の下部）へ送られる．

④味覚の異常：味覚障害には味覚減退や異常味覚などがある．亜鉛やビタミン欠乏によって味細胞の産生が障害されたり，顔面神経麻痺によって味覚神経伝導路が障害されたりして生じるが，原因不明のものも多い．

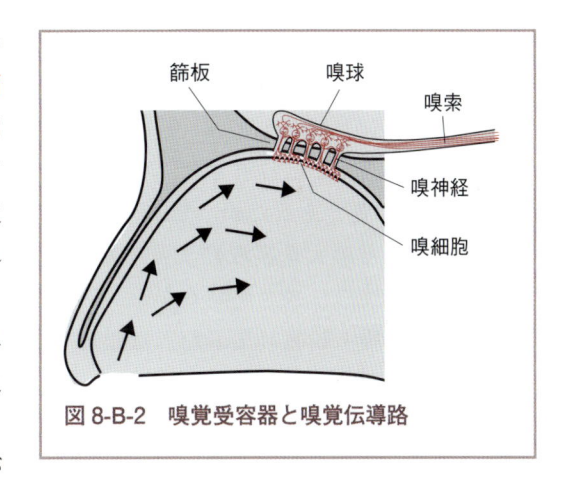

図 8-B-2 嗅覚受容器と嗅覚伝導路

1-b 嗅覚

ヒトは約 5,000 種類の物質をかぎわけることができる．

①嗅覚受容器：嗅覚は，吸気中の匂いの分子が，鼻腔の天井部分にある嗅細胞を刺激することによって感受される（図 8-B-2）．嗅覚の感受性は，鼻腔の構造上の偏りにより個人差がある．

②嗅覚伝導路：嗅細胞は神経細胞の一種で，匂いの分子を感受して興奮する．嗅細胞の軸索は嗅神経となって篩板とよばれる非常に薄い骨の板を通り抜け，大脳の突起である嗅球に投射する．嗅球からの情報は，嗅索を経てさらに視床下部や大脳皮質嗅覚野（眼窩前頭皮質）などに伝えられ，臭いとして認識される．

2. 視覚

　視覚とは光の情報であり，眼によって感受される．眼はカメラに例えることができる．レンズに当たる部分（屈折系という）が角膜と水晶体であり，絞りに当たるのは虹彩である．感光フィルムに相当する部分が網膜で，400〜800nmの範囲の波長の光（可視光線）を受容する．

2-a 眼の構造と働き

① 眼球：成人の眼球は直径約2.5cmの球形の器官で，眼球を取りまく眼球壁（角膜・強膜・虹彩・網膜など）と，内部の水晶体，硝子体，眼房からなる（図8-B-3）．水晶体の混濁を白内障とよび，加齢現象によるものが多く，糖尿病など全身疾患に合併することもある．眼球の内圧は眼圧とよばれ，眼圧の上昇により網膜や視神経が侵されて視覚障害をきたす状態を緑内障という．

② 網膜と光の受容：網膜に存在する視細胞は光受容器であり，錐状体細胞と杆状体細胞の二種類がある．錐状体細胞は明るいところで働き，色や形を識別するが，明暗の識別能力は弱い．杆状体細胞は薄暗いところで働き，明暗や形を識別する．

③ ロドプシンとビタミンA：杆状体細胞にはロドプシンとよばれる感光色素が含まれ，これに光が当たると分解され，その過程で細胞が反応する．ロドプシンの産生にはビタミンAが必要であるため，ビタミンAの不足により夜盲症となる．ただし，医薬品や魚の肝油などの大量摂取によってビタミンAが過剰に肝臓に蓄積された場合は，妊婦での催奇形性のリスクが高くなる．

④ 眼瞼と結膜：眼瞼（まぶた）は眼球を保護する作用をもち，その内側は眼瞼結膜により覆われる．

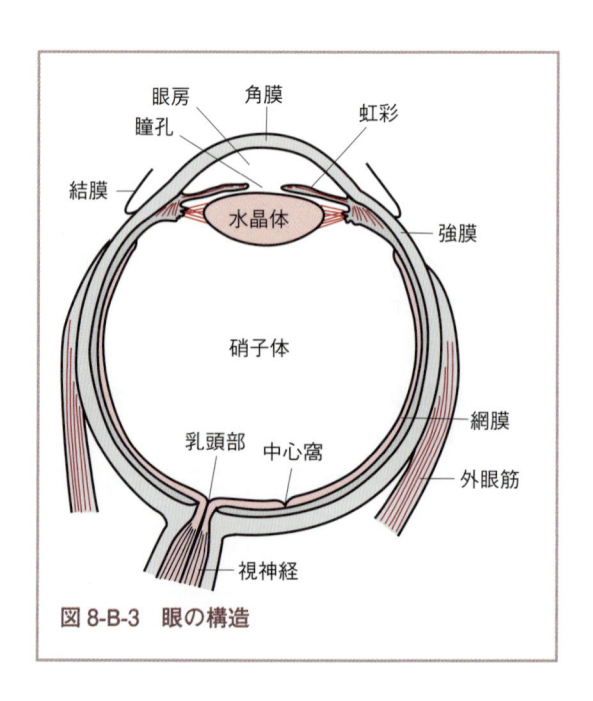

図8-B-3　眼の構造

⑤涙器：涙は眼球の上外側にある涙腺（るいせん）から絶えず分泌され，眼球表面を潤した後，眼瞼の内側にある涙点から涙管を通って鼻腔に排泄される．
⑥外眼筋と眼球運動：眼球には6つの外眼筋が付着しており，様々な方向への眼球運動ができる．このために左右の両眼で同じ点を注視できる．

2-b 視覚伝導路

網膜上では視細胞とよばれる光感受細胞によって，光の情報が電気信号に変えられ，網膜の神経節細胞に伝えられる．神経節細胞の軸索は眼球を出た後に集まって視神経となり，途中で視交叉（こうさ）を経て視床の外側膝状体に至る．ここでシナプスを介した後，大脳皮質の後頭葉にある視覚野に投射する（図8-B-4）．視神経は視交叉において半交叉するために，視野の左半分からの情報は右脳の視覚野に，視野の右半分からの情報は左脳に入る．

2-c 視覚の性質と調節

①視力：視覚の分解能のことで，空間の2点を2点として識別しうる能力をいう．最適の眼鏡やコンタクトレンズを装用して測定した視力を矯正視力，装用しない視力を裸眼視力という．
②屈折：眼に入る光は角膜や水晶体で屈折して網膜に結像する．遠くの物体を見る時には水晶体を薄くし，近くの物体を見る時には水晶体を厚くする．
③明るさの調節：入射光の量は瞳孔の大きさで決まる．例えば日差しが強く明るいところでは瞳孔が縮んで入射光を減少させ（対光反射），薄暗いところでは瞳孔が広がって，より多くの光を受ける．瞳孔の大きさは，虹彩の筋によって調節される．副交感神経の活動亢進によって，虹彩の中を同心円状に走る瞳孔括約筋が収縮すると，瞳孔が縮小する（縮瞳）．交感神経の活動亢進によって，虹彩の中を放射状に走る瞳孔散大筋が収縮すると，瞳孔が広がる（散瞳）．
④色覚：網膜の視細胞である錐状体細胞には3種類あり，それぞれ赤，緑，青に最大感度を有する．全ての色が三原色の混合で得られるように，3種類の錐状体細胞の応答の組合せで色の感覚を生ずる．

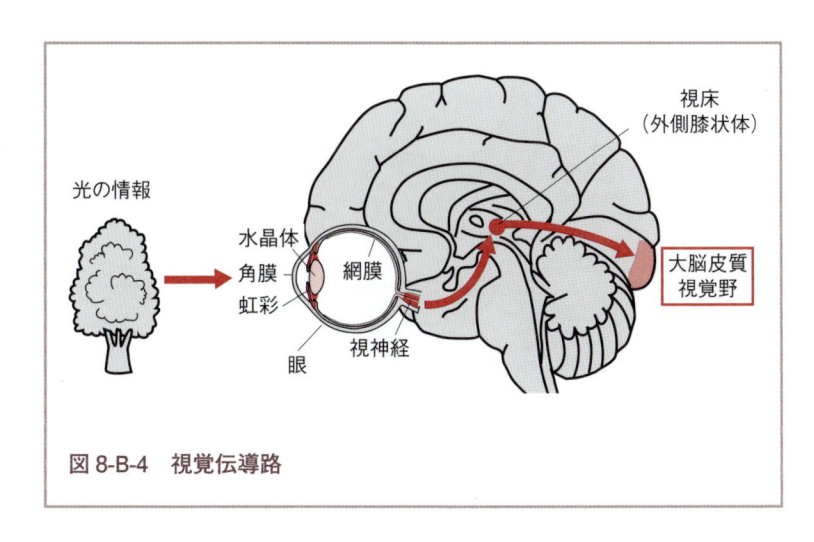

図8-B-4　視覚伝導路

⑤黄斑と盲斑（図 8-B-3）：網膜後部の中心窩とよばれる窪みのまわりは，黄褐色に見えるので黄斑とよばれ，網膜のうちで最も視力のよい部分である．また，乳頭部からは神経節細胞の軸索が視神経となって眼球を出るが，乳頭部には視細胞はないため，視野の中に盲斑（盲点）となって現れる．両眼視では，視野は重なり合って盲斑はなくなる．

⑥視野：片眼について，ある1点を注視させて視軸を固定した状態で，その眼で見える空間の範囲を視野という．視野狭窄は緑内障や網膜剥離のほか，下垂体腫瘍などでも認められる．

⑦眼の反射：対光反射では一側の眼に光をあてると，両側の縮瞳が起こる．近見反応では，近くの物を診る時に，水晶体が厚くなり，縮瞳し，両側の眼球の内転（輻輳という）が起こる．角膜反射では，角膜に触れると両眼を迅速に閉じる．

3．聴覚と平衡覚

耳は聴覚と平衡覚を感受する器官である．聴覚とは音の情報であり，音の高さ（周波数）や強さ（音圧），音源の局在を聞き分けることができる．平衡覚は重力に対する頭の向きや，直線運動および回転運動の速度の変化（すなわち加速度）を感じ取るものであり，身体や頭部の空間における位置や運動の知覚に重要である．

3-a 耳の構造と働き

耳は外耳，中耳，内耳に区分される（図 8-B-5）．

①外耳：耳介と外耳道よりなる．外耳道には耳道腺，毛，脂腺が存在し，異物が入ってくるのを妨ぐ．

②鼓膜：外耳と中耳の境に位置するロート状の薄い膜である．音に共鳴して振動する．

③中耳：鼓室と耳管からなる．鼓室の中にはツチ骨，キヌタ骨，アブミ骨の3つの耳小骨があり，この順に鼓膜の振動を伝える．耳管は鼓室と咽頭を連絡する細長い管で，通常は閉じているが，嚥下運動の際に開いて鼓室の内圧を調節する．風邪などで咽頭の炎症

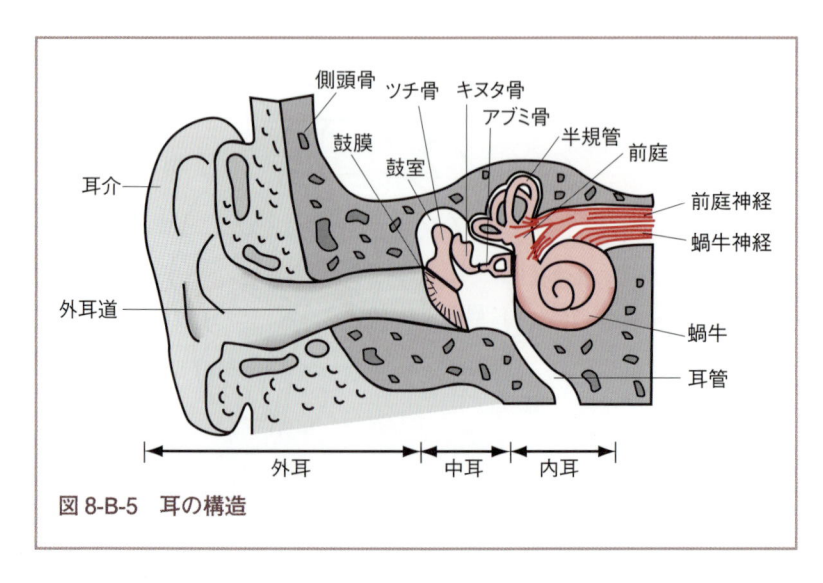

図 8-B-5 耳の構造

図 8-B-6 聴覚伝導路

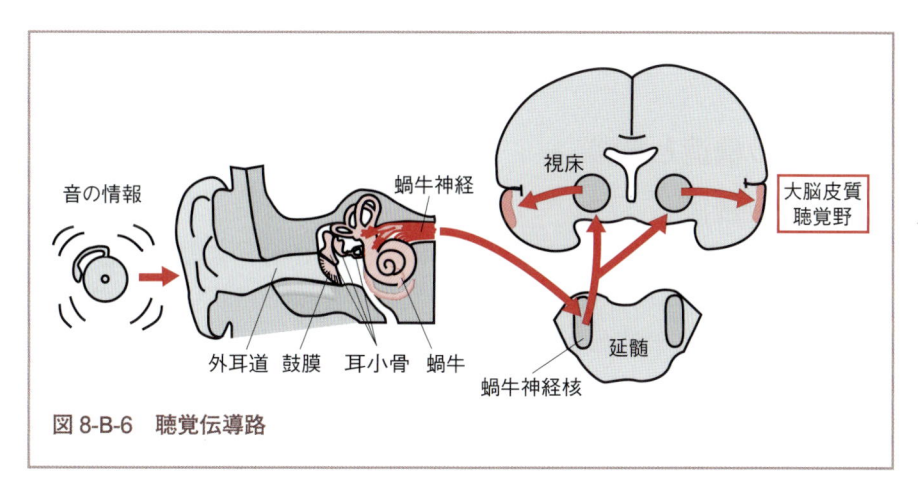

が耳管にそって中耳に感染すると，中耳炎になる．
④内耳：聴覚受容器として働く蝸牛は，ラセン形に約2回転半巻かれた管である．平衡覚を受容する器官は前庭器官とよばれ，前庭と半規管（三半規管）とがある．

3-b 聴覚とその伝導路

音波は外耳道を通って鼓膜を振動させた後，3つの耳小骨によって増幅されて蝸牛に伝えられる．蝸牛では有毛細胞とよばれる聴覚受容器によって，振動の情報が電気信号に変えられる．この電気信号は蝸牛神経を通って，延髄・視床などの複数の中継核を経由した後，大脳皮質の聴覚野へ伝えられる（図8-B-6）．

音が良く聞こえない難聴は，障害部位によって伝音性難聴と感音性難聴などに分けられる．伝音性難聴は外耳や中耳の障害によるもので，鼓膜の損傷や中耳炎などで起こる．感音性難聴は内耳や聴覚伝導路の障害によるもので，有毛細胞や蝸牛神経の障害，大脳皮質聴覚野の障害などで起こる．

3-c 平衡覚の伝導路と反射

前庭器官からの情報は，前庭神経によって延髄の前庭神経核に伝えられ，視床でシナプスを介して大脳に伝えられる．前庭神経核は，外眼筋の運動核，小脳および脊髄とも連絡しており，眼球運動や姿勢調節の反射を引き起こす．例えば頭の傾きや動きが変化したという情報が入ると，体が倒れないように姿勢を保とうとする反射（前庭反射）が引き起こされる．また，視野を保つために，頭部の回転と逆方向に眼球が動く（前庭動眼反射）．

前庭は静止時に頭部が重力に対してどちらに向いているかという静的平衡感覚を，半規管は運動時に頭部がどの方向に回転しているかという動的平衡感覚を感受するが，両者は協力し合って身体の位置や動きの情報を得ている．

C 体性感覚と皮膚

皮膚は身体の外表面を覆い，感覚受容器としての働きだけでなく，外部環境からの保護作

用，体温の調節作用などの様々な働きをもつ．

1. 皮膚の構造と機能

1-a 皮膚の基本構造

皮膚は，表皮，真皮，皮下組織の3層に大別される（図8-C-1）．表皮と真皮を皮膚とよび，皮膚と皮下組織を外皮とよぶ場合もある．表皮と真皮を合わせた厚さは部位で異なるが，平均約2mm（表皮約0.1mm，真皮約1.9mm）で，眼瞼・耳介・亀頭などでは薄い．手掌や足底では表皮が特に厚い．

① 表皮：表皮細胞が多層重なって形成されている上皮組織である．表皮の最下層には基底層，最上層には角質層がある．基底層では細胞分裂が盛んに起っている．基底層で作られた新しい細胞はケラチンを産生しながら上層へ移動し，やがて核を失って死滅する．このような過程を角化という．角質層は，角化して死んだ細胞の集まりであり，皮膚の保護作用に重要な役割をもつ．皮膚表面の角化した細胞は最後に垢となってはげ落ちる．こうして表皮細胞は約4週間をかけて分裂→角化→剥離を繰り返す．表皮にはメラニンを産生するメラニン細胞（メラノサイト）や免疫に関わる細胞もある．

② 真皮：真皮は柔軟性と弾力性を備えた疎性結合組織である．豊富な細胞外マトリクスは線維芽細胞によって生成され，線維（膠原線維と弾性線維）と基質からなる．基質は蛋白質やヒアルロン酸を含み，水分に富んだゲル状の物質で，皮膚に水分を保持し張りをもたらす．真皮には感覚受容器や神経終末，血管やリンパ管，毛根・汗腺・皮脂腺，免疫担当細胞などが存在し，感覚の受容や体温の調節などに働く．

③ 皮下組織：皮膚と筋膜などの組織との間を繋いでおり，真皮よりも線維密度の少ない結合組織からなる．通常は皮下脂肪とよばれる脂肪組織を多く含む．皮下脂肪は保温や栄養貯蔵としての働きをもつ．

④ 毛：表皮が変形した角質器であり，手掌，足底，口唇などを除いて全身の皮膚に分布す

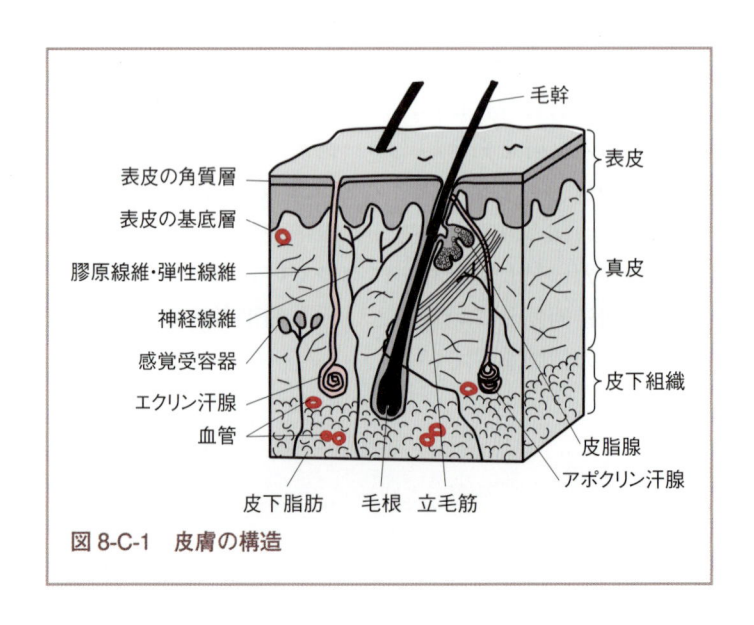

図8-C-1　皮膚の構造

る．皮膚に埋もれている部分を毛根，皮膚から表面に出ている部分を毛幹という．毛根の底部で細胞が分裂・増殖・角化する．
⑤爪：手足の指先の背面で表皮の角質層が変化したもので，半透明で下層の血管がピンク色に見える．皮膚から表面に出ている部分を爪体（そうたい），皮膚に隠れた部分を爪根とよぶ．爪根で爪が成長する．

1-b 皮膚の機能

①皮膚の保護作用：皮膚は弾力と抵抗力のある体の「覆い」であり，複雑な外部の環境から体を守る．有害な化学物質や細菌の体内への侵入，機械的刺激・熱・紫外線・乾燥などから身を守る働きがある（表8-C-1）．
②皮膚感覚の受容：触覚・圧覚・振動覚，温覚や冷覚および痛覚を受容する．
③水分保持：角質層は，体内からの水分の喪失を防ぐ．真皮にある基質は水分保持作用をもつ．皮脂は毛を潤し皮膚を滑らかにして水分の蒸発を防ぐほか，抗菌作用ももつ．
④体温調節作用：皮膚は直接外界と接しており，放熱の大部分は皮膚表面から行われる．体温調節には皮膚の発汗と血流の調節が大きな役割を果たす．
⑤経皮吸収：水分，電解質，ある種の薬剤などの小さな分子は，わずかであるが皮膚から吸収される．これを利用して薬物の皮膚を通した投与を目的とした軟膏剤や硬膏剤，パッチ型薬剤などがある．
⑥ビタミンD産生作用：皮膚の中で紫外線の作用によりビタミン前駆体からビタミンDが作られる．（第6章内分泌系）．

表8-C-1　皮膚の保護作用

微生物への防御	表皮は，表皮細胞間の接着構造により，微生物の侵入を防ぐバリアとして働く． 角化細胞が基底層から角質層へ移動し剥離する際，侵入異物を押し出しつつ排除する働きがある． 表皮や真皮にはマクロファージや肥満細胞などの免疫担当細胞が存在する． 汗は弱酸性であり，細菌の増殖を防ぐ働きがある． 汗や皮脂などの分泌物中には，ある種の細菌に対して制菌性のある化学物質が含まれる． 皮膚常在細菌叢（表皮ぶどう球菌など）により，病原性微生物の皮膚への定着と増殖が阻止される．
化学物質への防御	角質層は，多くの有害な化学物質の体内への透過を防ぐ．
機械的刺激への防御	真皮の膠原線維と弾性線維は皮膚の構造を支え，組織の伸展に対して元に戻す働きがある． 皮下組織の脂肪組織は，身体内部を機械的ショックから守るクッションとしても役立つ．
熱への防御	汗腺からの汗の量を調節することによって体温調節に役立つ． 皮膚が温められると，その部位の血流が増加して熱が放散し，皮膚温が上がりすぎないように働く． 皮下脂肪は熱を通しにくく，断熱材として内部器官を守る役割をもつ．
紫外線への防御	メラニン色素は皮膚に色を与えるとともに，表皮細胞の核の中のDNAを紫外線から保護する． 皮膚が紫外線にさらされると，メラノサイトでのメラニン合成が促進され，皮膚が褐色になる．
水分保持	角質層には，体内からの水分の喪失を防ぐ働きがある． 真皮にある基質は水分保持作用をもつ．

1-c 汗腺と発汗

汗腺にはエクリン汗腺とアポクリン汗腺とがある.

①**エクリン汗腺**：口唇と陰茎亀頭を除く ほぼ全身の皮膚に分布し，汗を分泌する．分泌能が高く， 体温調節の際に重要な役割を果たす．エクリン汗腺の分泌する汗は99％以上が 水であり，残りの大部分は NaCl である．

②**アポクリン汗腺**：腋窩(えきか)などの特定の部位に分布し，思春期以降に活発となる．分泌物は水や NaCl に加えて 有機物を多く含む.

③**発汗**：汗腺からの汗の分泌を発汗という．外界の温度が上昇すると体温調節中枢が働いて，手掌と足底を除いた全身で発汗が促される．このような 温熱性発汗のほかに，精神的緊張や感動によって手掌・足底や腋窩などに現れる 精神性発汗，辛いものや酸っぱいものを食べた際に顔面部で起こる 味覚性発汗 が知られている．

1-d 皮膚の色

皮膚の色は皮膚の色素の量（メラニン色素），真皮の毛細血管の血流量などで決まる．

①**メラニン色素**：メラニン細胞のメラニン色素産生能力は人種や個人によって異なる．

②**血流と血液**：発熱などで皮膚血管が拡張して血流が増えると，皮膚は赤く紅潮する．貧血で血液のヘモグロビン量が低下すると，皮膚と粘膜は蒼白(そうはく)になる（眼瞼結膜や爪体で観察しやすい）．血液の酸素飽和度が低下していると，爪先や口唇は暗紫色を呈し，チアノーゼとよばれる．

③**黄疸**：肝機能が障害されて，胆汁色素（ビリルビン）の血液中濃度が上昇すると皮膚が黄色を呈する．

④**カロチン色素**：みかんなどのカロチンに富んだ食物を過剰摂取すると皮膚が黄褐色になることがある．

2. 体性感覚

　生体には特殊感覚器官に加えて，生体の外部環境からの信号を捉える働きをもった受容器が全身に存在する．これらの感覚系をまとめて体性感覚とよぶ．体性感覚には，皮膚の受容器からの 皮膚感覚（例えば触覚など）と，皮下の筋肉・腱・関節などの受容器からの 深部感覚（例えば位置覚など）がある．温度感覚，痛覚，振動覚など多くの感覚は皮膚感覚と深部感覚の両方に存在する．

2-a 皮膚感覚

　表在性感覚ともよばれ，触覚・圧覚・振動覚などの機械的感覚，温覚や冷覚の温度覚および痛覚がある．皮膚表面にはこれらの感覚を感ずる部位が点状に散在しており，それぞれ 触圧点, 温点, 冷点, 痛点という.

①**機械的感覚**：触覚は，皮膚の表面に軽く触れた時に感ずる．圧覚は，圧迫されたり引っ張られたりすることで生ずる．振動覚は振動によって起こる．

②温度感覚：温度受容器には，温受容器と冷受容器がある．
③くすぐったい感じ：腋窩（えきか），足底などに軽く触れられた時に起こる．心理的要因が大きい．
④かゆい感じ：皮膚の炎症，外傷などで痛覚受容器が弱く刺激された時に起こる．炎症などの際に皮膚の肥満細胞から局所に放出されたヒスタミンが細かい求心性神経線維を刺激して起こると考えられている．
⑤痛み：針で皮膚を突き刺すと，瞬間的に鋭い痛みを感じる．これは局在性が明確な痛みで，刺激がやむと急速に消失する．刺激が強い場合，この後に遅い痛みが続く．これは鈍（にぶ）い痛みで空間的な広がりをもち，ゆっくりと消失する．また，日焼けや熱傷，極度の低温，剥離（はくり）などによって皮膚が傷害を受けると，損傷された細胞から発痛物質（K^+，ブラジキニン，セロトニン，ヒスタミンなど）が放出されて，痛覚が起こる．

2-b 深部感覚

深部感覚は皮膚以外の体性感覚である．皮下，筋，筋膜，腱，骨膜，関節などにある受容器によって感受される．
①位置覚：眼を閉じていても四肢の相互の位置関係や関節の動きを認識することができる．位置覚に関与する受容器としては，筋紡錘（ぼうすい）と腱受容器（ゴルジの腱器官）が重要である．
②深部痛覚：皮下組織，骨格筋，関節などから生じる痛みを深部痛覚という．深部痛覚は，局在性に乏しく，持続的な鈍痛である．激しい筋運動の後や筋循環障害時に起こる筋痛，脳の血行障害や脳圧変化などによって起こる頭痛などがある．

2-c 体性感覚の伝導路

手足・頭部・体幹の体性感覚の情報は，脊髄神経の後根を通って脊髄に送られた後，毛帯路や脊髄視床路などを通って，視床を経由して大脳皮質の体性感覚野へ伝えられ，認識される．顔面の体性感覚の情報は三叉神経を通って脳幹に送られた後，視床を経由して体性感覚野に伝えられる．

3. 内臓感覚

内臓感覚には空腹感などの臓器感覚と，内臓の障害によって起こる内臓痛覚がある．

3-a 臓器感覚

臓器感覚は内臓の特定部位に投射されることは少なく，全身的に起こることが多い．感覚の内容も明瞭でなく，情緒的な要素を多く含む．
①空腹感・満腹感：胃の機械的受容器，視床下部や肝臓・小腸などに存在するブドウ糖受容器などが関与する．
②渇き：体液浸透圧の上昇や体液量の減少，咽頭粘膜の乾燥によって起こる．視床下部にある浸透圧受容器，心房の伸展受容器，咽頭粘膜の受容器などがこの感覚に関与する．
③便意と尿意：糞便が直腸に入ると，直腸壁にある機械受容器が刺激され，骨盤神経叢を介して中枢へ伝えられて便意を催す．膀胱内に尿が貯まると，膀胱壁にある伸展受容器

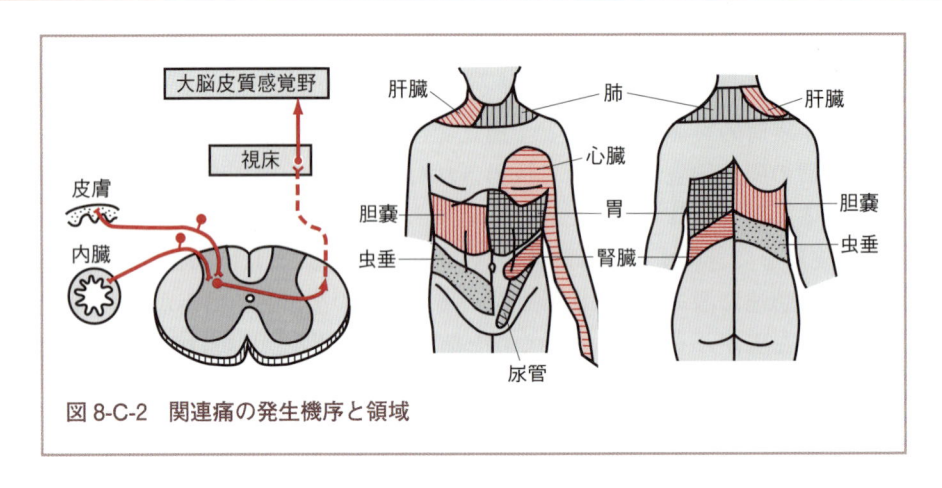

図 8-C-2　関連痛の発生機序と領域

が刺激され，骨盤神経叢を経て中枢へ伝えられて，尿意を催す．

3-b　内臓痛覚

　内臓痛覚は局在がはっきりせず，持続性のうずく痛みで吐き気や自律神経反射を伴う．腹部内臓は切ったり熱を加えたりしても痛覚は起こらないが，腸間膜を伸展したり，胃や胆囊，尿管などが痙縮を起こした際に痛覚を生じる．内臓の血行不良による循環障害では，発痛物質が遊離されて痛みを起こす．

①筋性防御：内臓痛覚は，近くの骨格筋（腹壁の筋など）に強い反射性収縮を引き起こす．
②関連痛：内臓に異常がある時，その求心性神経と同じ脊髄分節に属する皮膚に痛みを感じることがある．例えば，狭心症の時に左胸や左上肢に感じる痛みや，尿道結石の時に脚のつけ根に放散する腰部痛などがある（図 8-C-2）．

9 呼吸器系

A 呼吸器系の構造と機能

1. 呼吸器系とは

1-a 外呼吸と内呼吸

　生体が生命を維持するために必要な酸素（O_2）を生体内あるいは組織内に取り入れ，その酸素を利用して物質代謝を行い，その結果生じた二酸化炭素（CO_2）を生体外あるいは組織外に排出する機能を，呼吸という．

　空気中の酸素は吸気として肺に吸い込まれ，肺胞とよばれる小さな部屋において毛細血管の血液に拡散し，血液循環によって全身の各組織に運ばれ，組織の毛細血管から間質液に拡散し，間質液中から細胞に取り込まれて物質代謝に使われる（「肺胞の毛細血管→循環血液→組織の毛細血管」）．物質代謝の結果生じた二酸化炭素は，「組織の毛細血管→循環血液→肺胞の毛細血管」へと移動して，呼気中に排出される．

　これらの酸素と二酸化炭素のガス交換のうち，外気と血液との間のガス交換を外呼吸（または肺呼吸），血液と細胞との間のガス交換を内呼吸（または組織呼吸）という（図9-A-1）．一般に呼吸という場合には外呼吸を意味し，内呼吸は代謝に含める場合が多い．

1-b 換気

　呼吸運動によって肺における酸素と二酸化炭素の入れ替えが起こる現象を換気という．呼吸運動では吸息と呼息が交互に繰り返される．吸息時に胸腔容積が拡大して外気が肺に流入し，呼息時には胸腔容積が縮小して肺のガスが押し出される．換気によって，酸素が多い吸気と二酸化炭素の多い呼気との交換がなされる．

1-c 呼吸器系

　肺におけるガス交換に関わる器官を呼吸器系という．呼吸器系は気道，肺および胸郭よりなる（図9-A-2）．

　①気道：外気と肺の間のガスの通路であり，鼻腔，咽頭，喉頭，気管，気管支より構成される．吸気と呼気は，吸息と呼息の時間差を利用して1本の気道内で往復の流れを作っている．吸気は気道を通る間に，特に鼻腔において異物が取り除かれ，暖められ，水蒸気で飽和されて，肺胞へと達する．

　②肺：空気と血液との間のガス交換に携わる肺胞と，多数の枝分れする気管支からなる臓

図 9-A-1：外呼吸と内呼吸

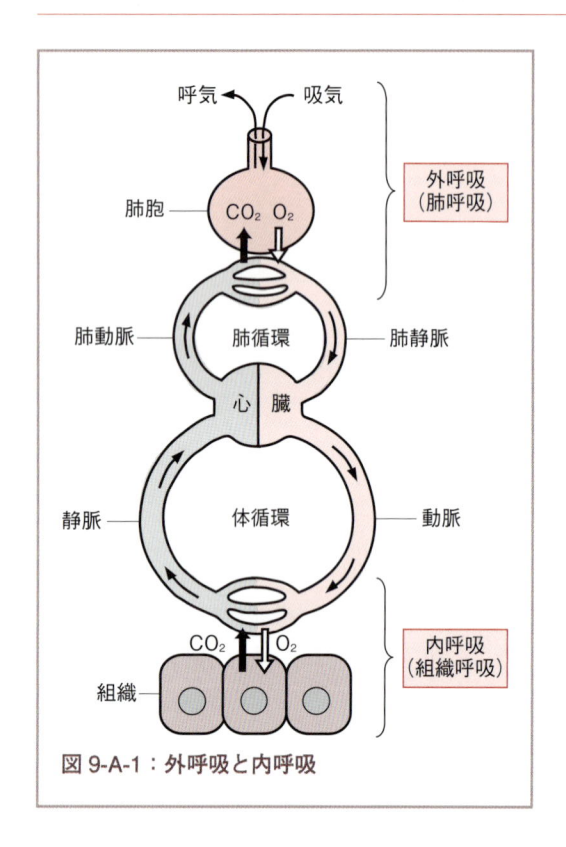

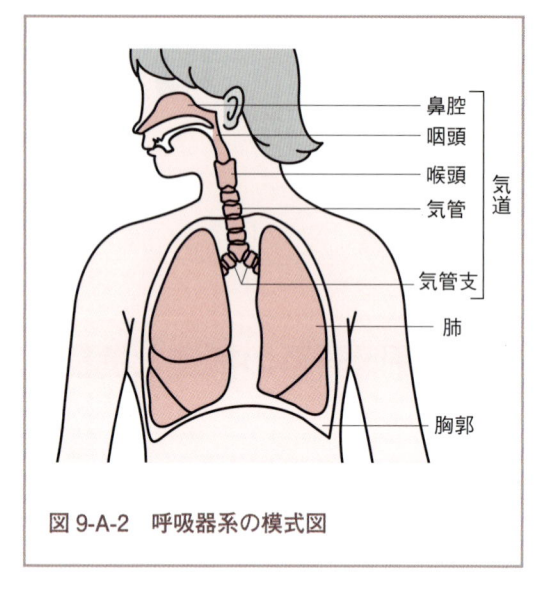

図 9-A-2　呼吸器系の模式図

器であり，胸膜に被われている．
③胸郭：肺を収め，呼吸運動に関わる．骨格と筋からなる．

1-d　肺の動静脈

　肺循環系の動脈は一本の肺動脈幹として右心室を出て，大動脈弓の下で左右の肺動脈に分かれる．両肺動脈は肺門を通って肺に入り，分枝して右では上中下の3つの肺葉，左では上下の2つの肺葉に入る．動脈は気管支に沿ってさらに分枝をくり返した後，各肺胞に達し，多数の毛細血管となって肺胞を取り囲む．その後，毛細血管は次々と合流して，最終的に各々2本の静脈が各肺門を出て合計4本の肺静脈となって左心房に入る．肺動脈は大動脈と比べて血圧が低く，血管壁が薄い．
　肺動脈は機能血管として肺で酸素を取り込むための動脈で，酸素の少ない静脈血を肺に送る．これに対し，肺に酸素や栄養に富んだ動脈血を供給する栄養血管は気管支動脈である．

2．気道の構造と機能

2-a　鼻腔

　鼻は外鼻と鼻腔より成り，外鼻孔により外界と通じ，後鼻孔により咽頭に通じる．外鼻孔には鼻毛が生えており，細塵の侵入を防ぐのに役立つ．外鼻と鼻腔は鼻中隔により左右2つに分かれる．鼻腔内には上・中・下鼻甲介という薄い骨が側壁側から突出しており，各々の鼻甲介の下の通路をそれぞれ上・中・下鼻道という．下鼻道には鼻涙管が開いている．

図 9-A-3　咽頭と喉頭

図 9-A-4　気管と気管支

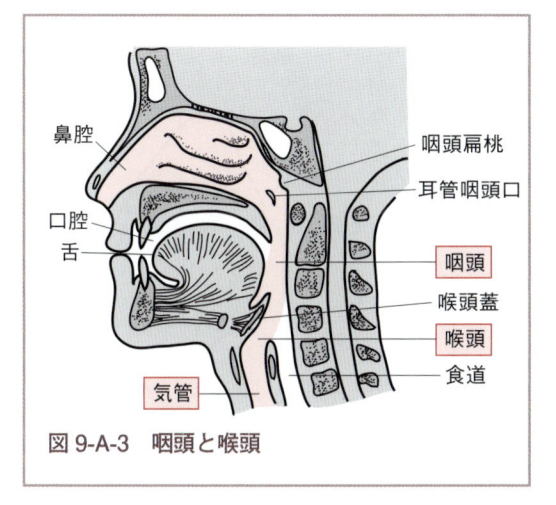

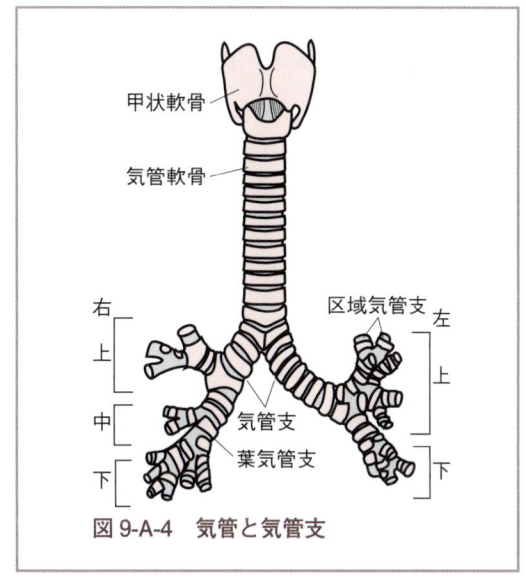

　鼻腔を覆う粘膜は静脈叢や鼻腺が豊富なため，吸気を温め湿気を与える働きをもつ．鼻汁は鼻腺の分泌物である．また静脈叢が破れてそこから出血すると鼻血を生じる．鼻腔の最上部の粘膜には匂いを感じる嗅細胞が並び，嗅細胞から出る嗅神経線維が頭蓋骨の篩骨を通り抜け大脳の嗅球に達する．

2-b　咽頭と喉頭

　咽頭は上方では鼻腔と口腔に，下方で喉頭と食道に通じる，長さ約 12 cm の前後に扁平な管である（図 9-A-3）．咽頭の筋層は横紋筋からなり，嚥下運動に重要である．咽頭壁の上部には咽頭扁桃とよばれるリンパ組織が存在する．また，側壁には中耳につづく耳管の開口（耳管咽頭口）がある．

　喉頭は前頸部に位置し，咽頭から飲食物が気道へ入らないようにする"関所"の働きと，発声器官としての役割とが重要である．多くの軟骨により組み立てられ，これに靭帯や筋が付着し，内部が粘膜で覆われている．甲状軟骨は喉頭を形成する最大の軟骨で，喉頭隆起（のどぼとけ）をつくる（図 9-A-4）．甲状軟骨からは喉頭蓋軟骨が後ろ上方に突出し，その周りを粘膜が覆って咽頭と喉頭を隔てる喉頭蓋を形成する（図 9-A-3）．飲食物を飲み込む際には，喉頭が上方へ引き上げられるとともに舌根部分が喉頭蓋を押すため，喉頭蓋が蓋の役割を果たして喉頭を咽頭から遮断する．

　喉頭内には声帯にはさまれた声門がある．ここで作り出された声は，咽頭，口腔，鼻腔などで修飾されて，母音や子音の区別がつけられる．咽頭上部と喉頭には多列線毛上皮や分泌腺があり，侵入した異物を分泌物にからめ，線毛が働いて口腔に向かって排出する．

2-c　気管と気管支

　気管は喉頭に続く長さ約 10 〜 12cm，直径約 2cm の管で，食道に沿って胸腔を下った後，大動脈弓の高さで左右に分かれて気管支となり（気管分岐部），左右の肺に入る．大動脈弓が左気管支を越えていくため，左気管支は右気管支より細く長く分岐角も大きい．このため

気道に入った異物は大部分が，より短く鉛直に近い右気管支に入る（**図 9-A-4**）．

気管・気管支の外壁は，気管軟骨・気管支軟骨とよばれる多数のU字型の硝子軟骨よりなり，後方には軟骨はなく平滑筋が存在する．内腔は粘膜組織に被われ，喉頭と同様に多列線毛上皮や分泌腺があり，異物を排出する働きがある．

3. 肺の構造と機能

3-a 肺の構造

肺は胸腔の大部分を占める半円錐状の器官で，左肺と右肺よりなる．右肺は上葉・中葉・下葉，左肺は上葉と下葉よりなる（**図 9-A-5**）．上端部を肺尖といい，底面を肺底という．各肺の内側中央部で気管支および肺動静脈が出入りする部位を肺門という．肺の表面は胸膜に被われている．中では気管支の枝が肺胞に達して，肺胞で空気と血液との間のガス交換が行われる．

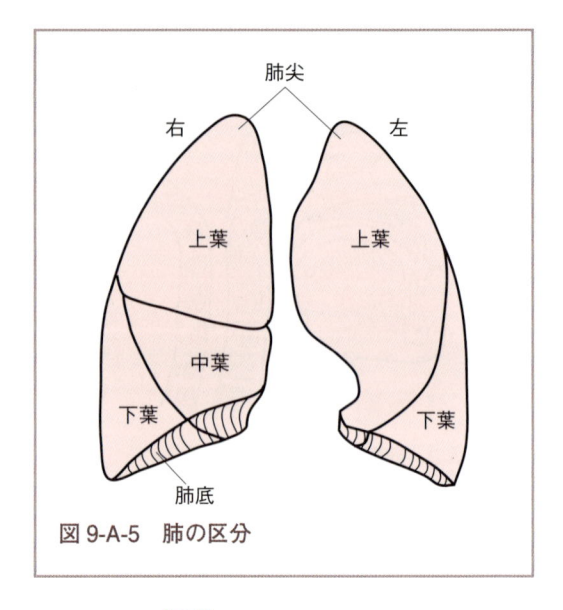

図 9-A-5　肺の区分

3-b 気管支

左右の気管支は肺に入った後，葉気管支（右で3本，左で2本）に分かれ（**図 9-A-4**），さらに分岐を繰り返して細気管支となる．細気管支は終末細気管支とその先の呼吸細気管支（直径約 0.4 mm）に分けられる．呼吸細気管支の最後は肺胞に達する．細気管支に達すると軟骨は消失し，代わりに平滑筋や弾性線維が豊富になる．この平滑筋は交感神経活動が亢進すると弛緩（管径の拡張）し，副交感神経活動が亢進すると収縮（管径の縮小）する．

気管支喘息の発作時は，気管支平滑筋が過度に収縮するとともに分泌も亢進し，呼吸困難となる．

3-c 肺胞

肺胞において，肺胞内の気体と周囲の毛細血管内の血液との間でガス交換が行われる．肺胞は1層の薄い呼吸上皮細胞に囲まれた球状の小胞であり，内部の気体を肺胞気という．肺胞の直径は 0.1〜0.2 mm，総数は両肺で約3億個といわれ，ガス交換の行われる総呼吸面積は，およそテニスコート一面分といわれる．

1つの肺胞を多数の毛細血管が取り囲んでいる（**図 9-A-6**）．呼吸上皮細胞（肺胞上皮細胞）は極めて薄い（厚さ約 0.1 μm）扁平上皮であり，毛細血管の内皮細胞も同様に極めて薄い．呼吸上皮細胞と毛細血管内皮細胞の間には薄い基底膜が存在し，これら3層を血液空気関門とよび，その厚さは合わせてわずか 0.3 μm 程度と薄い．ガスの拡散の度合いは，交換面積に比例し，拡散距離に反比例するため，肺胞における酸素と二酸化炭素の拡散は非常に効率が良い．

肺胞には，呼吸上皮細胞のほかに，異物の取り込みを行う細胞や，肺胞がつぶれるのを防ぐ**表面活性物質（サーファクタント）**を分泌する細胞などが存在する．表面活性物質は脂質からなり，肺胞の内側の表面張力を弱めて肺胞がつぶれるのを防ぐ．未熟児では表面活性物質が十分に分泌されず，新生児呼吸窮迫症候群とよばれる呼吸不全を起こすため，人工のサーファクタント補充療法が行われる．

　肺胞は弾性線維に富むが平滑筋をもたない．したがって肺は自ら拡大することはできず，呼吸運動に伴う胸膜腔内圧（後述）の変化によって受動的に伸展度が変化する．

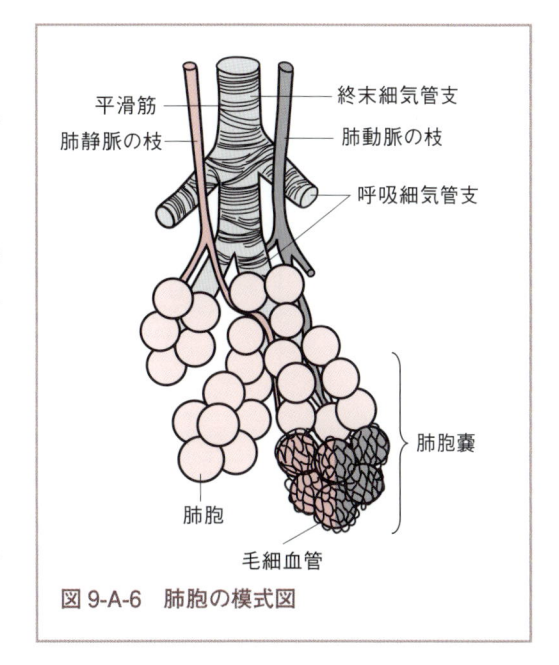

図 9-A-6　肺胞の模式図

4. 胸郭と呼吸運動

4-a　胸郭の構造

　胸郭は**胸壁**と**横隔膜**よりなる．胸壁の前部には胸骨，後部には脊柱があり，両者を肋骨が結合している．肋骨間を肋間筋が覆っている．下部にはドーム状の横隔膜がある．胸郭の内腔を**胸腔**とよぶ．胸郭は内臓を保護し，また胸腔を拡大・縮小させる呼吸運動に関与している．

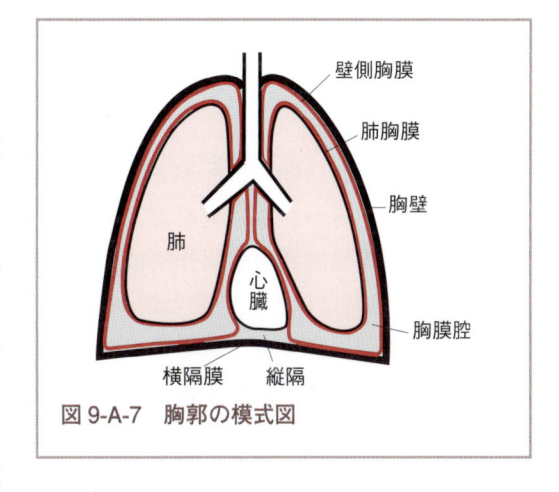

　胸壁の内側と肺の表面はいずれも**胸膜**によって覆われ，それぞれ壁側胸膜，肺胸膜（臓側胸膜）とよばれる（**図 9-A-7**）．胸膜は狭い袋状につながっており，その内部を**胸膜腔**とよび，少量の漿液からなる**胸膜内液**で満たされている．

図 9-A-7　胸郭の模式図

4-b　胸膜腔内圧

　胸膜腔は閉鎖された腔であり，この中の圧を**胸膜腔内圧**または胸腔内圧とよぶ．胸膜腔内圧は吸息時にも呼息時にも**常に陰圧**に保たれているため，肺は肺の組織自体のもつ収縮しようとする性質に逆らって常時引き延ばされた状態にある．吸息時には，胸膜腔容積が増大して胸膜腔内圧はさらに陰圧となり，肺はさらに膨張して外気が肺内に流入する．呼息時には，胸膜腔容積が減少して，胸膜腔内圧の陰圧度は減少し，肺は縮小されて肺胞気の一部が排出される．

　肺が破れたり，胸壁に穴が開いて空気が胸膜腔内に流入すると，肺は自身の弾性によって収縮してしまう．これを気胸という．

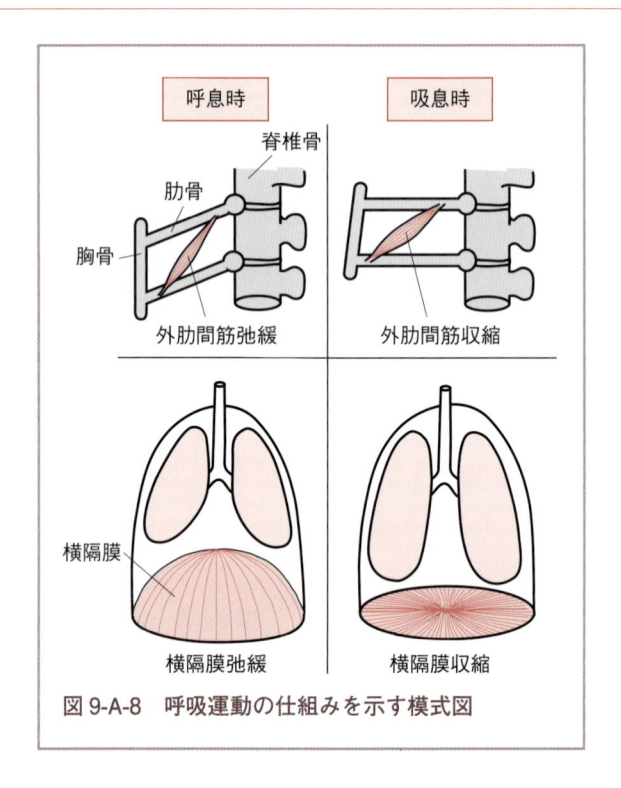

図 9-A-8　呼吸運動の仕組みを示す模式図

4-c　呼吸運動

肺自体は能動的に動くことができないので，呼吸運動とは胸部の運動をさす．主に横隔膜の運動によって行われる呼吸を腹式呼吸，主に肋間筋の運動によって行われる呼吸を胸式呼吸という．通常は両者の共同作用による呼吸である（図 9-A-8）．

① 吸息：吸息時には外肋間筋と横隔膜が収縮する．外肋間筋の収縮により肋骨は挙上する．横隔膜が収縮すると，横隔膜の面積が減り，ドーム状に盛り上がっていた横隔膜は沈下する．その結果，胸郭が広がり，胸膜腔内圧が下がって外界の空気が受動的に肺に流入する．

② 呼息：呼息時には横隔膜と外肋間筋は弛緩する．横隔膜の面積は広がってドーム状に盛り上がり，肋骨は下がる．その結果，胸郭が狭くなり，肺の空気が呼出される．積極的な呼息時には，内肋間筋や腹壁の筋が収縮し，胸郭がさらに狭くなる．

5．血液による酸素と二酸化炭素運搬の仕組み

5-a　吸気と呼気

吸気は空気であり，酸素が約 21%，二酸化炭素が 0.03%，窒素が約 78% からなる混合気体である．吸気は気道内で水蒸気によって飽和され，気道の空間である死腔の気体と混ざって肺胞に達する．肺胞では，酸素が 13〜14%，二酸化炭素が 5〜6% となる．肺胞気と血液の間でガス交換した後に，酸素が 16%，二酸化炭素が 4% の呼気となって吐き出される．

5-b 肺胞におけるガス交換

肺胞におけるガス交換は，肺胞気と肺の毛細血管の静脈血との間のガス分圧の差によって行われる．肺胞気の酸素分圧は約 100 mmHg，二酸化炭素分圧は約 40 mmHg である．一方，肺に流入してくる静脈血のガス分圧は，酸素分圧が約 40 mmHg，二酸化炭素分圧が約 46 mmHg である．従って酸素は 100 − 40 = 60 mmHg の分圧差により，肺胞気から静脈血中に拡散し，二酸化炭素は 46 − 40 = 6 mmHg の分圧差により，血中から肺胞気中に拡散する．肺胞上皮細胞壁とそれを囲んでいる毛細血管壁はいずれも非常に薄く，肺胞気と血液との間のガス拡散は速やかに行われる．その結果，血液は酸素分圧 95 mmHg，二酸化炭素分圧 40 mmHg の動脈血となって肺から出ていく．

5-c 血流による酸素の運搬

動脈血 100 ml（1 dl）には約 20 ml の酸素が溶解している．その大部分は，赤血球内に含まれているヘモグロビン（Hb）と可逆的に結び付くことによって溶解している．

ヘモグロビンと酸素との結合は，酸素分圧によって左右され，その関係はS字型をしたヘモグロビンの酸素解離曲線で表される（図 9-A-9）．酸素分圧が高いほど，酸素と結合したヘモグロビン（酸素化ヘモグロビン，HbO$_2$）の割合が増える．全ヘモグロビンに占める酸素化ヘモグロビンの割合を酸素飽和度という．通常の動脈血の酸素分圧（95 mmHg）においては，ヘモグロビンの約 97％が酸素化ヘモグロビンとなっている．この酸素を多量に含んだ動脈血が心臓から末梢の各組織に送られ，そこで血液と組織の間で再びガス交換が行われる．組織では酸素分圧が低いので，酸素はヘモグロビンから離れ，血液から組織へと拡散により移動する．

また，血液中の二酸化炭素分圧が増加すると，ヘモグロビンの酸素結合能力は減少する（図 9-A-9）．組織では二酸化炭素分圧が高いため，酸素はさらにヘモグロビンから遊離しやすくなる．結局，動脈血の含む酸素量が約 20 ml/dl であるのに対し，静脈血中の酸素量は約 15

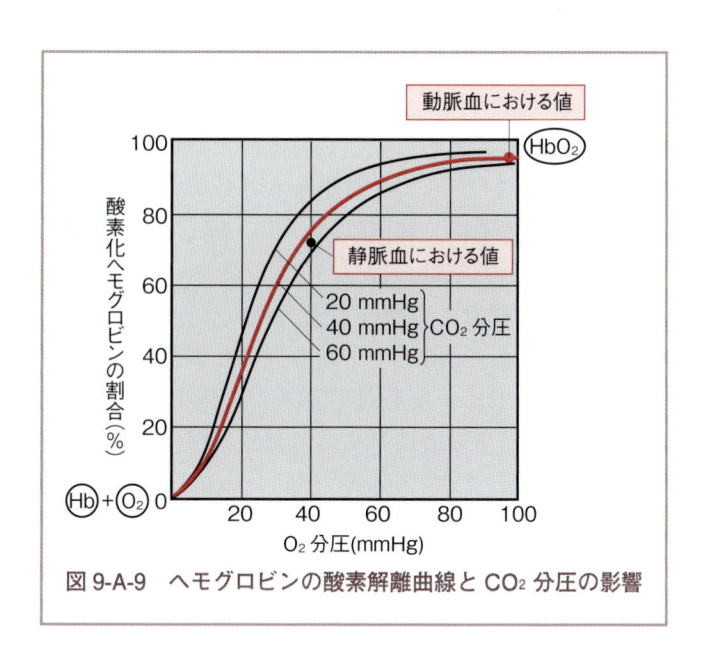

図 9-A-9 ヘモグロビンの酸素解離曲線と CO$_2$ 分圧の影響

ml/dl であり，約 5ml/dl が組織に供給されることになる．
　一酸化窒素中毒では，ヘモグロビンの酸素結合能力が著しく減少する．

5-d 血流による二酸化炭素の運搬

　100ml の血液中に二酸化炭素は動脈血では約 40～50ml，静脈血では 45～55ml 溶解している．このうち遊離した二酸化炭素として物理的に溶解している量は約 10％にすぎず，約 80％は血漿中の水と反応した結果の重炭酸イオン（HCO_3^-）として存在し，約 10％は赤血球内のヘモグロビンと結合したカルバミノヘモグロビンとして存在する．

　組織で二酸化炭素が産生されるので，組織の二酸化炭素分圧は血液中の二酸化炭素分圧より高い．組織中の二酸化炭素は拡散によって静脈血中へ移動する．静脈血中へ移動した二酸化炭素の多くは速やかに水和され炭酸（H_2CO_3）となり，直ちに HCO_3^- と H^+ に解離する．この反応は，赤血球内にある炭酸脱水酵素の働きで素早く起こる（図 2-B-5）．

　肺胞においては二酸化炭素分圧が低いので，二酸化炭素は拡散により血液から肺胞気中へ移動する．

6．肺機能の測定

6-a 呼吸数

　安静時の成人の呼吸数は毎分約 12～20 回である．呼吸数は新生児では速く，成熟に伴って減少する．

6-b 肺気量

　呼吸の際に出入りする空気の量，すなわち肺気量は，スパイロメーターという装置を使って測定され，これによって得られたグラフの曲線をスパイログラム（呼吸曲線）とよぶ（図 9-A-10）．

① 1 回換気量：安静呼吸時に 1 回の吸息あるいは呼息で出入りする空気の量（成人約 500ml）．
② 予備吸気量：安静吸息の上に，さらに吸い込める最大の吸気量（成人約 2～3l）．
③ 予備呼気量：安静呼息の後に，さらに吐き出せる呼気量（成人約 1l）．
④ 残気量：最大に吐き出したのちに，肺内に残っている気体容量（成人約 1～1.5l）．
⑤ 機能的残気量：予備呼気量と残気量の和．
⑥ 肺活量と％肺活量：1 回の呼吸で可能な最大の換気量が肺活量で，最大吸気位から最大呼気位までゆっくり呼出させて測る．1 回換気量と予備吸気量と予備呼気量の和に相当する．肺活量は成人男子で 3～5l 程度であるが，体格や年齢，性別などにより異なる．これらの因子を加味した予測値に対する実測値の割合を％肺活量とよび，正常値は 80％以上である．
⑦ 努力性肺活量と 1 秒率：努力性肺活量は，最大吸気位からできるだけ速く呼出したときの呼気量をいう．努力性肺活量の内，はじめの 1 秒間で吐き出される量が 1 秒量で，努力性肺活量に対する 1 秒量の割合を 1 秒率という．1 秒率の正常値は 70％以上である．

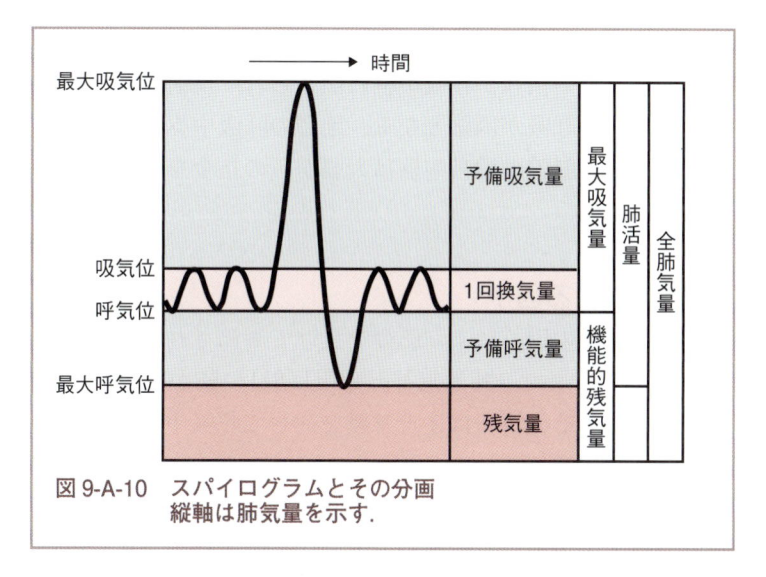

図9-A-10　スパイログラムとその分画
縦軸は肺気量を示す.

⑧全肺気量：肺活量と残気量の和.

6-c　換気障害

　肺の伸展が障害される状態を拘束性換気障害（拘束性肺疾患）とよび，%肺活量が低下する．原因としては塵肺や肺切除などがある．気道が狭くなるために呼出に支障をきたす状態を閉塞性換気障害（閉塞性肺疾患）とよび，1秒率が低下する．原因としては，喘息の発作時や，肺気腫などの慢性閉塞性肺疾患（COPD）などがある．%肺活量と1秒率の両方が低下する場合は混合性換気障害という．

6-d　死腔と肺胞換気量

　気道のガス交換しない部分の容積は死腔（解剖学的死腔）とよばれる．1回の呼吸によって吸い込まれる空気のうち，死腔量を差し引いた量がガス交換にあずかり，肺胞換気量とよばれる．例えば死腔の容積を150mlとすると，1回の換気量が250mlの浅い呼吸では肺胞換気量は100mlにしかならず，1回の換気量が1,000mlの深い呼吸では肺胞換気量は850mlにもなる．つまり「浅く早い呼吸」より「深く遅い呼吸」のほうが換気効率は高い．

7．呼吸の調節

　呼吸は覚醒時にも睡眠時にも常時律動的に行われる．また，運動時の1分当りの換気量は安静時の10倍にも達する．

7-a　呼吸中枢

　延髄には，呼息時に活動する呼息ニューロンと，吸息時に活動する吸息ニューロンとがある．呼息ニューロンと吸息ニューロンの集まりを呼息中枢，吸息中枢といい，これらを合わせて延髄の呼吸中枢とよぶ．この部位で基本的な呼吸リズムが形成される．呼吸中枢によって作られた呼吸リズムは，脊髄から出る横隔神経や肋間神経の活動を介して呼吸筋に伝えら

れる．体液の二酸化炭素，酸素分圧あるいはpHが変化すると，脳幹内または末梢の血管内にある化学受容器を介してその情報が呼吸中枢に伝えられ，反射性に呼吸が調節される．

　延髄が障害されると自発的呼吸が困難となる．延髄の呼吸中枢は，橋にある呼吸調節中枢からの調節を受ける．また，脳幹の呼吸中枢は大脳からの指令を受け，意志や情動によっても調節される．

7-b　呼吸に影響を与える因子

呼吸は以下のように，種々の因子により影響を受けて調節される．

① ヘーリング・ブロイエル反射（肺迷走神経呼吸反射）：肺が吸息により伸展されると肺の伸展受容器が興奮し，その情報は迷走神経を通して呼吸中枢に伝えられ，吸息中枢を抑制し，吸息から呼息に移行させる．これをヘーリング・ブロイエル反射とよび，吸息から呼息への切り替えを促進する．過度に深い吸息による肺胞の破裂を防ぐのに役立つ．

② 末梢性化学受容器による調節：頸動脈洞の近くにある頸動脈小体および大動脈弓にある大動脈小体には，血液中の酸素分圧の減少あるいは二酸化炭素分圧の増大，pHの低下に反応して興奮する化学受容器がある．この受容器の興奮は呼吸中枢に伝えられ，呼吸運動が促進される．

③ 中枢性化学受容器による調節：延髄の呼吸中枢の近くには特殊な化学受容性細胞群が存在し，この部位は中枢性化学受容領野とよばれる．この部位の細胞は，脳脊髄液のpHの低下を感受して，呼吸を促進する．

④ 皮膚や粘膜刺激による反射性調節：鼻粘膜が刺激されるとくしゃみ反射が起こり，咽頭あるいは気道粘膜が刺激されると咳反射が起こる．皮膚や筋への刺激や痛みは呼吸を促進させる．

⑥ 体温・ホルモンによる影響：体温の上昇は呼吸を促進させる．また，運動時や精神的興奮時にはアドレナリンの分泌が亢進して呼吸を促進する．

⑧ 精神性影響や意志による調節：呼吸のリズムは精神活動の影響を受けやすい．また，呼吸は意志により随意性に調節することができる．

10 血液と造血器

A 血液・造血器の構造と機能

1. 血液の成分と機能

　血液は，粘稠性をもった比重1.06，弱アルカリ性（pH7.4 ± 0.05）の液体である．成人の血液量は 4 ～ 6l で，体重の約 8% を占める．体重（kg）を 12 ないし 13 で割ると，およその血液量（l）が概算できる．たとえば，体重 60 kg のヒトなら血液量は約 5l，体重 50 kg なら血液量は約 4l となる．

1-a 血液の成分
　血液は液体成分の血漿と，その中に浮遊する細胞成分（赤血球，白血球，血小板）よりなる．抗凝固剤を加えた試験管に血液を取って遠心分離すると赤血球が沈澱し，その上層に白血球と血小板からなる白い薄層が形成され，上澄みに血漿が分離する（図10-A-1）．細胞成分は血液の 40 ～ 45% を占める．血漿の大部分は水で，その中に蛋白質や脂質などの有機物，ナトリウムイオンや塩素イオンなどの電解質が溶解している．

1-b 血液の働き
血液の主な働きには以下のものがある．
　①物質運搬：全身の組織に酸素や栄養素ならびにホルモンを運ぶ．組織で生じた二酸化炭

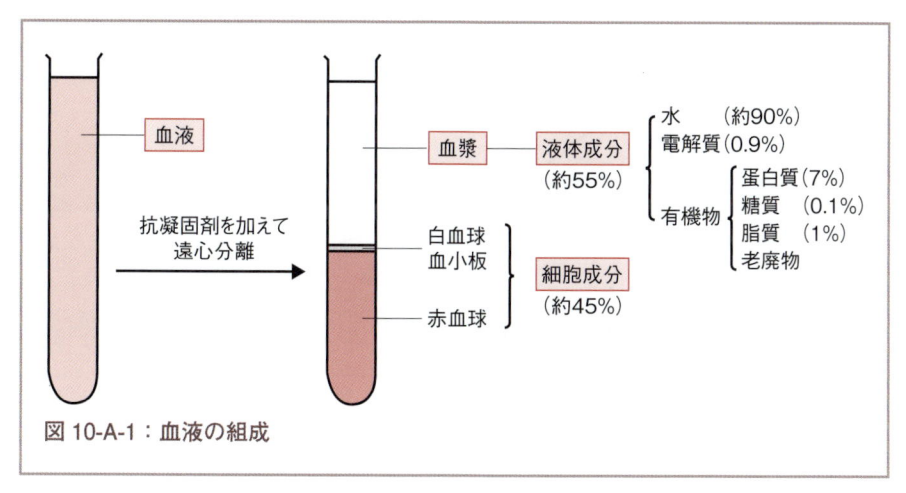

図10-A-1：血液の組成

素や老廃物を組織から運び去る．
②内部環境の恒常性の維持：体液の浸透圧やpHを調節する．体温を均一にする．
③身体の防御：生体内に入ってきた細菌などの異物を食作用や免疫反応により除く．
④止血作用：出血などの場合，血栓形成や血液凝固によって血液の損失を防ぐ．

2. 骨髄，造血幹細胞，各血球の分化・成熟

2-a 胎児期の造血

造血は受精後2週間目ですでに卵黄嚢で始まり，第2ヶ月には肝臓・脾臓へ，第5ヶ月には骨髄へと造血の場が移り，出生時では骨髄が造血の中心場所となる．病的な状態では生後でも肝臓や脾臓で造血が認められることがある（髄外造血）．

2-b 骨髄の構造

血球は骨髄で産生される．骨髄では，支持組織の中で血管が網目を形成し，空隙は造血細胞と脂肪細胞で満たされる．骨髄には赤色骨髄と黄色骨髄（脂肪髄）があり，赤色骨髄のみが造血機能をもつ．

①赤色骨髄：造血作用が盛んで，血液に富んでいるので赤く見える．成人では椎骨，骨盤，胸骨，肋骨などの中にある（図10-A-2）．
②黄色骨髄：長管骨の骨幹部の髄腔中にあり，赤色骨髄に比べ血球が少なく，脂肪に富むので黄色を呈する．造血機能がない．幼時には骨髄は全て赤色骨髄からなるが，年とともに脂肪細胞が増えて黄色骨髄になる．

2-c 血球の産生と幹細胞

全ての血球は，骨髄に存在する幹細胞から造られる（図10-A-3）．最も未熟な段階の幹細胞は特に多能性幹細胞あるいは全能性幹細胞とよばれる．この幹細胞は盛んに分裂して自己複製するとともに，赤血球・白血球・巨核球（血小板を作る）へと分化・成熟する能力をもつ．幹細胞の産生・分化・成熟は様々な造血因子やサイトカインによって調節される．

白血病とは幹細胞などの造血系細胞が腫瘍化する疾患である．腫瘍化した造血系細胞が骨

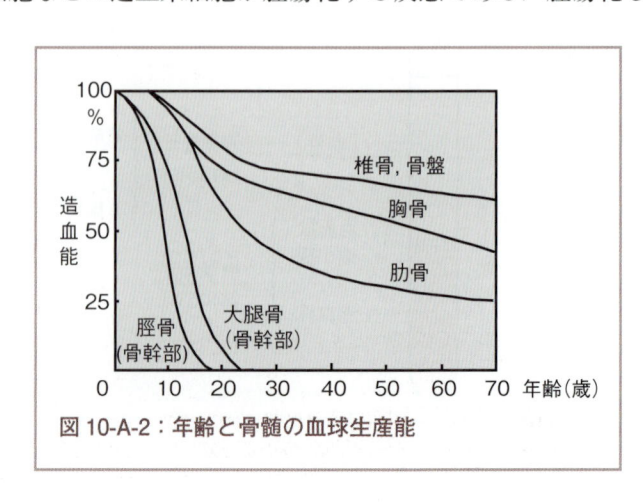

図10-A-2：年齢と骨髄の血球生産能

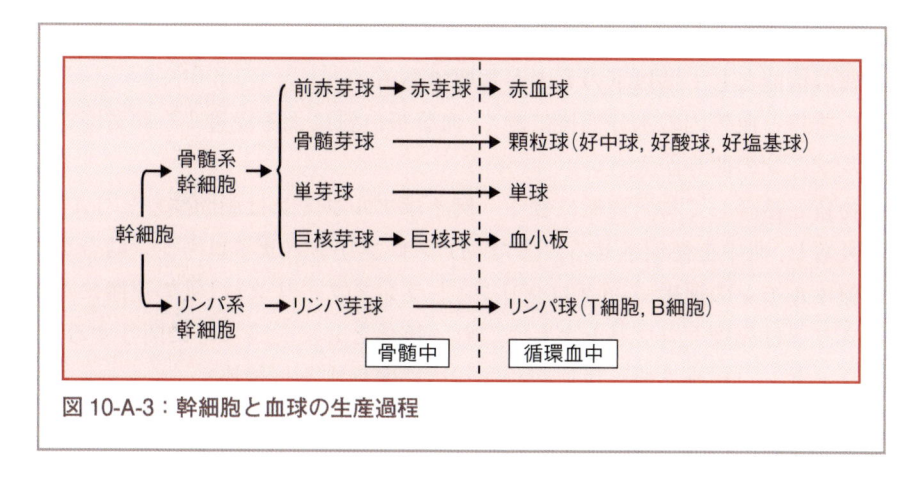

```
            ┌ 前赤芽球 → 赤芽球 →│ 赤血球
     ┌ 骨髄系 ┤
     │ 幹細胞 │ 骨髄芽球 ─────→│ 顆粒球(好中球,好酸球,好塩基球)
     │      │ 単芽球  ─────→│ 単球
幹細胞 ┤      └ 巨核芽球 → 巨核球→│ 血小板
     │
     └ リンパ系 → リンパ芽球 ──→│ リンパ球(T細胞, B細胞)
       幹細胞
                       骨髄中 │ 循環血中
```

図 10-A-3：幹細胞と血球の生産過程

髄中で大量に増殖することにより，正常な血液細胞の増殖が妨げられ，赤血球減少に伴う貧血，白血球減少に伴う感染症，血小板減少による出血などを生じる．

2-d 血球の種類と分化

①赤血球：幹細胞は骨髄系幹細胞を経て前赤芽球に分化し，続いて赤芽球となって，赤血球に成熟して血中に出る．この分化の過程で赤血球は核を失う．

②白血球：顆粒球(好中球，好酸球，好塩基球)と単球は，骨髄で幹細胞がまず骨髄系幹細胞に分化し，さらに骨髄芽球と単芽球を経て，それぞれ顆粒球と単球に成熟して血中に出る．リンパ球は，まずリンパ系幹細胞に分化した後，リンパ芽球を経て，骨髄など(B細胞)や胸腺(T細胞)で成熟し，リンパ節や血中へ移る．

③血小板：幹細胞から巨核芽球を経て分化した巨核球の突起が分離して，血小板として血中に出る．したがって血小板は細胞の"かけら"である．

3. 血漿と血漿蛋白質

3-a 血漿の成分

血漿は淡黄色・透明の液体で，約 90% は水であり，その中に以下の物質が溶けている．
①電解質：大部分は Na^+ と Cl^- であるが，その他 K^+，Ca^{2+}，Mg^{2+}，Fe^{2+}，H^+，HPO_4^{2-}，SO_4^{2-}，HCO_3^- なども少量含まれる．
②蛋白質：血漿中の蛋白質を血漿蛋白質という．
③糖，脂質，アミノ酸．
④老廃物：尿素，クレアチニン，尿酸，ビリルビンなど．

3-b 血漿蛋白質

血漿蛋白質の重量は血漿の約 7% を占め，ほとんどは肝臓で合成される．主にアルブミン，グロブリン，フィブリノゲンの3種類に分類される．量はこの順に多く，アルブミンは全体の 50〜65% を占める．グロブリンは $α1$, $α2$, $β$, $γ$ グロブリンなど，多種の蛋白質に分かれる．アルブミンとグロブリンの比（A/G 比）は正常では 1.5〜2.0 で，A/G 比は $γ$ グロブリンの

増加（慢性感染症など），アルブミンの減少（肝疾患など）などで低下する．
　血漿蛋白質の機能としては以下のものが重要である．
①浸透圧の維持と血管内の水分保持に働く．血漿蛋白質による浸透圧を膠質浸透圧とよび，特にアルブミンの関与が大きい．
②種々の物質と結合して物質運搬に働く．例えばアルブミンは脂肪酸やビリルビン，薬剤などを吸着し，血中を循環させる．また，$\alpha 1$ グロブリン（サイロキシン結合グロブリン）は甲状腺ホルモンの運搬に，β グロブリン（トランスフェリン）は鉄の運搬に重要である．
③γ グロブリンは免疫グロブリンともよばれ，抗体として免疫反応に関与する（後述）．
④フィブリノゲン（線維素原）は血液凝固作用に関与する（後述）．

3-c　脂質の輸送とリポ蛋白

　血液中で，遊離脂肪酸は主にアルブミンと結合して運搬されるが，ほかの脂質はリポ蛋白とよばれる球状粒子の形で運搬される．リポ蛋白は，疎水性の中性脂肪（トリグリセリド）とコレステロールを，アポ蛋白とよばれる蛋白質やリン脂質などが取り囲む形をしている．アポ蛋白は，リポ蛋白を細胞内に取り込む際のリガンドである（つまり，そのリポ蛋白がどの細胞に届けられ，どう処理されるかを記す"荷札"の役割を担う）．リポ蛋白は，比重の軽い順に（粒子の大きい順に），以下のように分類される．
①カイロミクロン（キロミクロン）：食事で摂取された脂質（外因性脂質）から小腸上皮細胞で合成され，リンパ管から血中に入って肝臓へ運ばれる．
②VLDL（超低比重リポ蛋白）：肝臓で合成された脂質（内因性脂質）を含む．肝臓から筋肉など末梢組織に脂質を供給する．
③IDL（中間比重リポ蛋白）：VLDL が LDL に変わる途中のリポ蛋白．
④LDL（低比重リポ蛋白）：VLDL → IDL → LDL と中性脂肪が分解され引き抜かれるため，LDL はコレステロール含有量の高いリポ蛋白となる．余ったコレステロールは肝臓に回収されるが，過剰になると血管内膜に蓄積して動脈硬化を進行させるため"悪玉コレステロール"とよばれる．
⑤HDL（高比重リポ蛋白）：余分なコレステロールを末梢組織から除去し，肝臓に回収するため"善玉コレステロール"とよばれる．

3-d　血清と血餅

　血漿中よりフィブリノゲンをはじめ血液凝固に関わるいくつかの物質（後述）を除いたものを，血清とよぶ．血液を血清と血餅（血球とフィブリンが一緒になった成分）に分けることができる．抗凝固剤を加えずに血液を放置すると，血餅が沈殿し，上澄みに血清が分離する．

4. 赤血球とヘモグロビン

4-a　赤血球の形状と数

　血液を一滴採取して染色し，顕微鏡下で観察すると多種類の細胞が見える．このうち大部分の細胞が赤血球である．赤血球は直径約 $7 \sim 8 \mu m$，厚さ約 $1 \sim 2 \mu m$ の円盤状で，両面

図 10-A-4　赤血球の形状

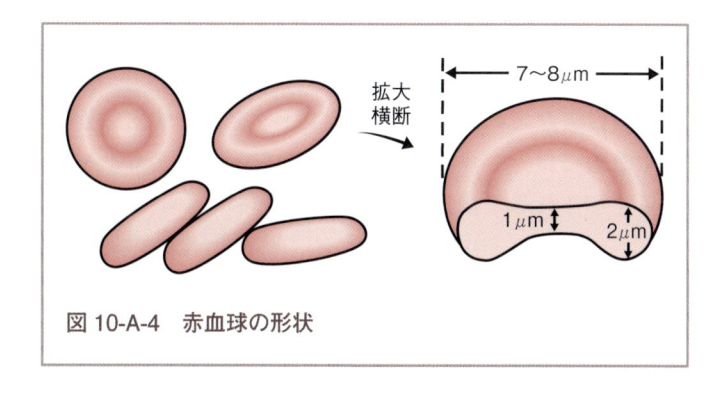

の中央がくぼんだ形をしている（図 10-A-4）．赤血球の膜は弾性に富んでおり，赤血球は容易に変形して細い毛細血管を通り抜ける事ができる．

赤血球は核もミトコンドリアももたない細胞で，自己増殖することができない．多量のヘモグロビンを含有するため，赤色を呈する．血中の赤血球数は，成人男子で約 500 万/mm^3，成人女子で約 450 万/mm^3 である．身体全体の細胞数の約 1/3 を赤血球が占める．

4-b ヘモグロビン（Hb）

ヘモグロビン（血色素，Hb）は赤血球内にある色素蛋白で，グロビンという蛋白質とヘムという鉄を含む分子とが結合したものである（図 10-A-5）．

Hb は酸素分圧の高い部位で酸素と結合し，酸素分圧の低い部位で酸素を解離する性質がある（図 9-A-9 参照）．したがって酸素分圧の高い肺で酸素と結合し，酸素分圧の低い組織で酸素を解離し，その結果酸素は組織に供給される．Hb は 1g で 1.34ml の酸素と結合可能である．血液中に Hb が存在することによって，Hb のない血漿の約 60 倍の酸素を運搬できる．酸素分子と結合したヘモグロビンは鮮紅色で，酸素分子を解離したヘモグロビンは暗赤色を示す．このため動脈血は鮮紅色，静脈血は暗赤色を呈する．

4-c 赤血球の機能

赤血球は組織に酸素を運搬する機能をもつ．ヘモグロビンが酸素と結合するため，100ml の動脈血は約 20ml の酸素を溶かすことができる．成人の心臓は 1 分間に約 5l 血液を拍出するので，1 分間に約 1l の酸素を運び出すことができる．また赤血球は炭酸脱水酵素を含んでおり，重炭酸イオンの運搬（つまり二酸化炭素の運搬）や pH 調節にも関与する（第 9 章呼吸器系参照）．

4-d 赤血球の生成

赤血球は，骨髄で幹細胞が前赤芽球に分化し，続いて赤芽球となって Hb を含むように

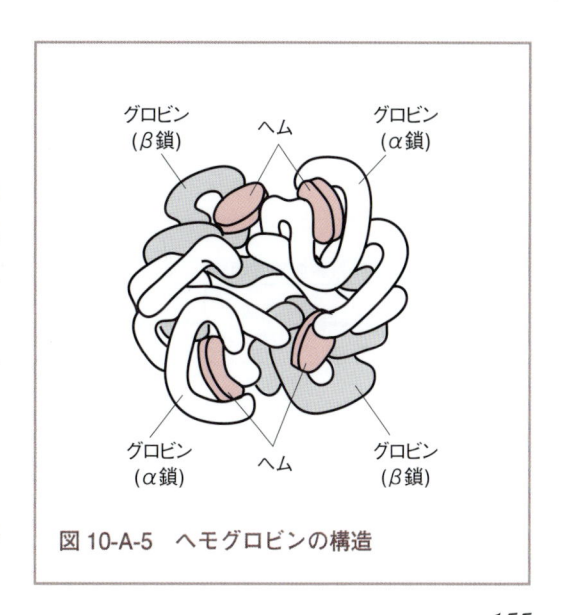

図 10-A-5　ヘモグロビンの構造

なり，やがて核が消失して赤血球に成熟して血中にでる．骨髄における赤血球の生成に約7日間を要する．

　赤血球の生成には，蛋白質などの栄養素に加えてHbを構成する鉄が不可欠である．さらに赤血球の生成を促すためには，ビタミンB_{12}や葉酸などのビタミンや，腎臓で産生されるエリスロポエチンが必要とされる（後述）．

4-e　赤血球の寿命と破壊

　骨髄から血中に出た赤血球は無核の細胞なので増殖機能はなく，寿命は約120日である．老化して変形能を失った赤血球は，主として脾臓の細網内皮系細胞の食作用によって破壊される．赤血球の破壊によって放出されたHbは分解されてビリルビン（間接ビリルビン）という黄色い色素となり，肝臓で水溶性のビリルビン（直接ビリルビン）となり，肝臓から胆汁成分として十二指腸へと排泄される．腸内に出たビリルビンは腸内細菌の作用によりウロビリノゲンとなり，その大部分（約80％）は糞便中に排泄される．残りのウロビリノゲンは腸から吸収されて循環血中に入り，一部は肝臓を経て再び腸管に排泄される．ウロビリノゲンの一部は腎臓から尿中に排泄される（図10-A-6）．Hbから遊離された鉄は肝臓や脾臓に蓄えられて，必要に応じて赤血球の生成に再利用される．

　赤血球の破壊が亢進してHb放出が増えたり，肝障害などによって血中ビリルビンの代謝が遅れたりすると，ビリルビン濃度が増加して，皮膚や眼球結膜などが黄色に染まる．これを黄疸という．

4-f　貧血

　貧血とは血液全体に含まれる赤血球数あるいはHb量が減少した状態とそれに伴う症状（倦怠感，動悸，頻脈など）をいう．血液中のHbの量は粘膜，結膜，皮膚，爪の色に反映される．貧血は赤血球の生成から破壊までの過程に何らかの障害があるために起こる．

①ビタミンB_{12}と葉酸の不足：ビタミンB_{12}と葉酸はDNA合成に必要であるため，いずれかが不足すると前赤芽球は分裂できずに未熟な巨赤芽球となって，巨赤芽球性貧血（大球性正色素性貧血）を生じる．胃で分泌される内因子欠乏によってビタミンB_{12}の吸収が障害されて生じる貧血を，特に悪性貧血とよぶ．

②鉄の不足：ヘモグロビンの合成のためには毎日大量の鉄が必要とされるが，体内の鉄は

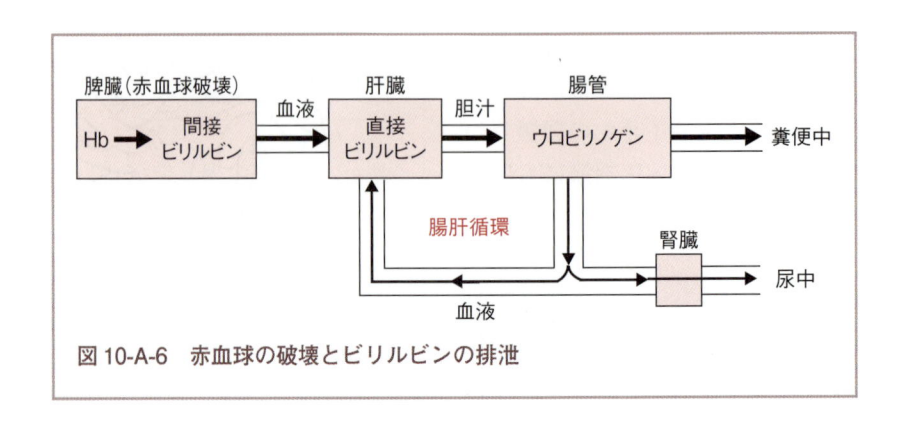

図10-A-6　赤血球の破壊とビリルビンの排泄

効率良く再利用されるため，吸収によって補われる鉄はそのうちの数％程度である．体内の鉄が減少すると，肝臓などに貯蔵された鉄が動員される．慢性的な出血や成長・妊娠に伴う鉄需要の増大などによって体内の鉄が不足すると，ヘモグロビン含有量の少ない小さな赤血球が作られ，鉄欠乏性貧血（小球性低色素性貧血）を生じる．

③エリスロポエチンの分泌障害：赤血球の減少や呼吸の障害によって血液の酸素分圧が低下すると，腎臓からのエリスロポエチン分泌が増加し，赤血球の産生を促進する．高地では気圧が低く肺に入る酸素量が少ないため，エリスロポエチンが働いて赤血球が増加する（高地順化）．慢性腎不全患者ではエリスロポエチン産生障害による貧血をきたすことがあり，腎性貧血（正球性正色素性貧血）とよばれる．

④骨髄の障害：例えば白血病では腫瘍化した造血細胞が骨髄内で異常に増殖するため，正常な血球の産生が障害される．

⑤溶血：赤血球の破壊が亢進した状態を溶血とよぶ．例えばマラソンやバレーボール，バスケットボールのように足底に繰り返し衝撃がかかるようなスポーツでは，足の毛細血管で赤血球が機械的に破壊されて貧血を生じることがある（スポーツ貧血）．

⑥失血：慢性的な消化管出血や月経過多は貧血の原因となる．

5. 白血球と免疫

5-a 生体の防御機構と免疫

生体には，病原微生物などの異物の侵入を防ぎ，さらに侵入した異物を排除する働きがあり，生体の防御機構とよばれる．異物の侵入を防ぐ防御機構としては，皮膚や粘膜などの生体表面のバリアーが重要である．このバリアーを突破して生体内に侵入した異物に対しては，生体はこれを異物として認識し，破壊して排除する．この機能は主に好中球とマクロファージが担っている．生体はまた，特定のターゲットを選別して攻撃する機能もあり，この働きを免疫とよぶ．免疫に働く細胞は主としてリンパ球であるが，このほかに抗体など様々な液性因子も重要な役割を有する．

免疫系によって認識される分子を抗原とよぶ．抗原の代表的なものは，ウィルス・細菌・寄生虫などの病原微生物表面に存在する蛋白質や糖である．このほかに，例えばスギ花粉など，動植物の成分や様々な化学物質も抗原として認識されうる．生体に有害な免疫反応が引き起こされる病態をアレルギーとよぶ．

5-b 白血球の種類と形状

白血球は赤血球よりも大きく，しかも核をもつ．白血球は顆粒球（好中球，好酸球，好塩基球），単球，リンパ球の3種類に大別される（図10-A-7）．血中では好中球が最も多く，ついでリンパ球が多い．

血中の白血球数は，およそ5,000～9,000/mm^{3}である．白血球増多症は，種々の感染症の際に起こる．白血球減少症は，放射線照射や薬物投与などにより骨髄の造血機能が障害された際に起こる．

	赤血球	白血球					血小板
		顆粒白血球			単球	リンパ球	
		好中球	好酸球	好塩基球			
		50〜70%	1〜2%	<1%	約5%	約30%	
直径	7〜8 μm	10〜16 μm	10〜16 μm	12〜18 μm	15〜20 μm	6〜10 μm	2〜5 μm
数	500万(男) 450万(女)	5,000〜9,000/mm³					15〜40万

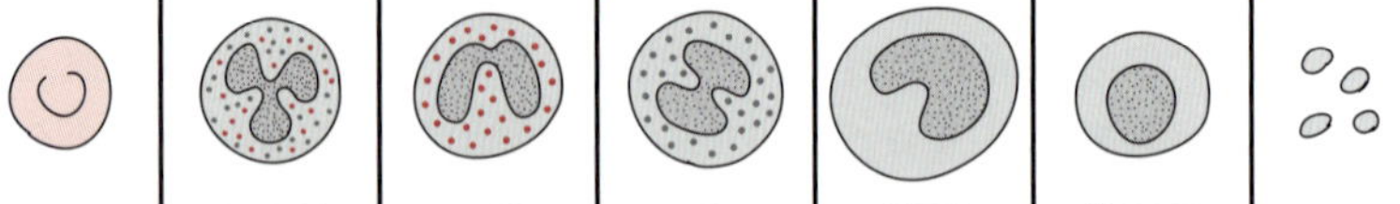

図 10-A-7 血球の分類と他の血球との比較
%は全白血球に占める比率を示す．数は血液 1mm³ 中の血球数を示す．

5-c 顆粒球

顆粒球の細胞質には豊富な顆粒が存在する．このうち，顆粒がエオジン（赤色の酸性色素）に染まるものを好酸球，メチレンブルー（青色のアルカリ性色素）に染まるものを好塩基球，そのいずれにも染まるものを好中球とよぶ．

①好中球：顆粒球の大部分を占める．細菌や異物が体内に侵入すると，真っ先に感染局所に動員される．毛細血管壁から組織中に遊出し，感染局所に遊走して，異物を取り込み（貪食作用），活性酸素によって殺菌する．

②好酸球：脱顆粒によって寄生虫を傷害したり，喘息などのアレルギー反応を起こす．

③好塩基球：好塩基球表面にある IgE 抗体に抗原が結合すると，脱顆粒によってヒスタミンを放出し，即時型アレルギーを引き起こす．組織中には好塩基球と同じ性質を有する肥満細胞（マスト細胞）が存在し，IgE と結合して皮下組織や粘膜下組織などで異物の侵入を防ぐ．

5-d 単球とマクロファージ

単球は顆粒球よりも若干大きく単一の核をもち，細胞質には比較的少量の顆粒をもつ．好中球と同様に，積極的に遊走し異物を貪食して除去する．さらに貪食によって取り込んだ異物の断片を抗原としてリンパ球に提示する働きをもち，免疫系において重要な役割を担う．

単球は血管から組織中に出てマクロファージとなる．マクロファージの仲間は，真皮ではランゲルハンス細胞，骨では破骨細胞，脳ではミクログリア細胞，肝臓ではクッパー細胞とよばれる．

5-e リンパ球

リンパ球は，リンパ液やリンパ節に広く分布するほか，血中にも存在し，正常で血中の白血球の約 30% を占める．リンパ球は骨髄で作られたあと，骨髄（B 細胞）などや胸腺（T 細胞）で成熟し，リンパ節や血中へ移る．分化したリンパ球の寿命は数日のものもあるが，一部は免疫記憶細胞として数年から数十年も存する．

①B細胞と形質細胞：各々のB細胞はそれぞれ特定の抗原を認識し，抗原が生体内に侵入すると分裂して大量に増え，さらに形質細胞に分化して，その抗原に対する抗体を産生する．B細胞が増殖，分化するためにはT細胞（ヘルパーT細胞）の助けが必要である．
②T細胞：B細胞と同様に特定の抗原を認識して働く．B細胞の増殖や抗体産生を助けたり，マクロファージが病原体を破壊するのを助けるなど，様々な働きを有する．
③ナチュラルキラー細胞（NK細胞）：ウイルス感染細胞や腫瘍細胞を傷害する．

5-f 免疫系に働く液性因子

免疫系に働く因子は，白血球だけではなく，様々な細胞によって産生される．既に多くの物質が知られているが，現在も免疫系において重要な働きを担っている新しい因子が次々と発見されつつある．

①抗体（免疫グロブリンまたはγグロブリン）：形質細胞によって産生される蛋白質で，特定の抗原と特異的に結合する．細菌などの抗原と抗原抗体複合体を作って凝集させたり，ウィルスなどの抗原に結合して感染力を失わせる．免疫グロブリンは，IgG，IgA，IgM，IgD，IgEに分けられる．IgGやIgMは血液中に含まれるが，IgAは消化管粘膜や気道粘膜の表面に分泌されるとともに，母乳中にも分泌される．
②サイトカイン：免疫反応において細胞間相互作用を司る液性因子の総称．
③補体：補体系は約30種類の血漿蛋白からなり，炎症反応・細胞溶解作用など，様々な働きを助けている．

6. 血小板，止血機能，凝固・線溶系

6-a 血小板の形状と数

血小板は，直径 2～5 μm の円盤状をした無核の細胞であり，血液 1 mm³ 中に 15～40万個存在する．血小板が減少したり，血小板の数が正常でもその機能が障害されている場合には出血傾向が現れやすく，逆に血小板が増加する疾患では血栓症が認められることがある．

6-b 血小板の機能と止血機構

血管が傷害されると血液の流出を防ぐために直ちに止血機構が働く．止血機構は，傷害された血管の収縮，血小板血栓による一時的止血，血液凝固の機序からなる．
①傷害された血管の収縮：血管が傷害されるとそれが刺激となって，まず局所の血管収縮が起こる．この血管収縮により，傷害部位の血流が減少する．しかしごく細い血管を除いては，血管収縮のみでは血管傷害時の止血は十分ではない．
②血小板血栓による一時的止血：血液中の血小板は，血管壁の傷害部位に露出した膠原線維に粘着する．粘着した血小板は変形して，セロトニンやADPを含む顆粒を放出する．セロトニンは血管収縮，ADPは血小板の凝集を促し，傷害部位に血小板が凝集して血小板血栓（白色血栓）を形成する（図10-A-8）．
③血液凝固：血管収縮および血小板血栓による止血作用は一時的なものであり，やがて血液は凝固してゼリー状の血餅となる．血液凝固では，血小板から遊離される血小板因子，

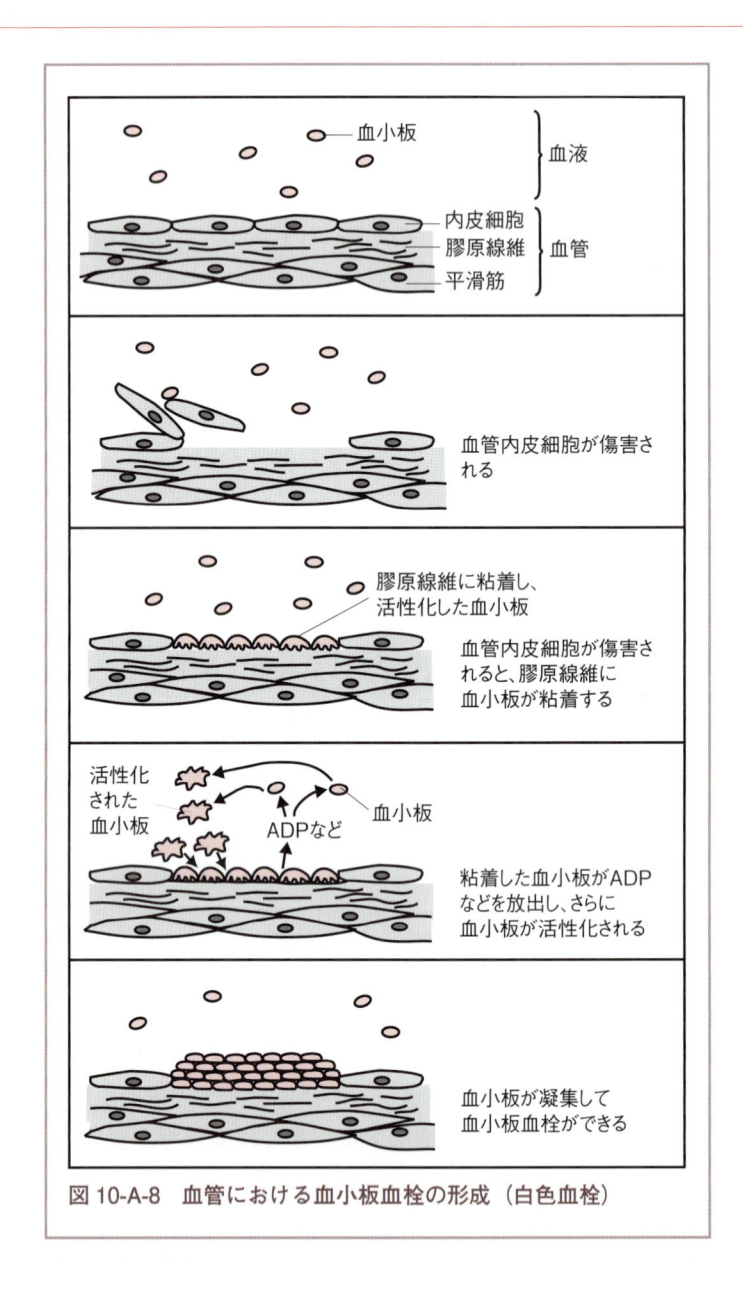

図10-A-8 血管における血小板血栓の形成（白色血栓）

損傷された組織から遊離される組織因子（トロンボプラスチンなど），血漿中の Ca^{2+} やトロンビンなど，血液凝固因子とよばれる様々な因子が，次々と活性化されて連鎖反応的に起こる．最終的には，血漿蛋白のフィブリノゲンが不溶性のフィブリンに変わり，フィブリンの線維網に血球が捕捉されて，血液が凝固する（図10-A-9）．

6-c 線維素溶解

血管内で一度凝固した血液は，血管が完全に修復されると再び溶解する．この現象は，フィブリンがプラスミンという蛋白分解酵素によって分解を受けるために起こり，線維素溶解（線溶）とよばれる．線維素溶解は，血管内の凝固血液を取り除くことによって，特に細い血管の閉塞が起こるのを防止し，また血栓が生じるのを防ぐ．

図 10-A-9　フィブリン線維網に補足された赤血球（赤色血栓）

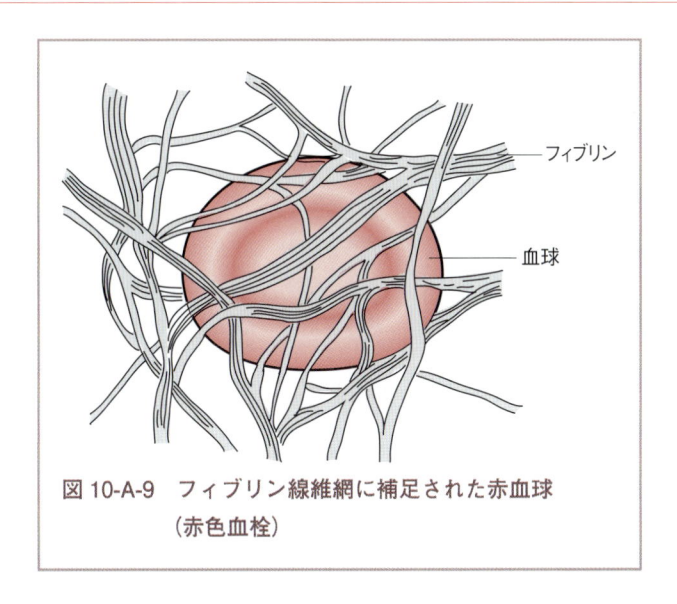

6-d 血管内凝固と出血性疾患

血液凝固系や線維素溶解系，あるいは血小板に異常があると，血栓症や出血性疾患などを引き起こす．

① 血栓症：血管が障害されなくても，血管に狭窄や内皮の損傷があると，そこに血小板が凝集して血管内で血液凝固を起こす．凝固した血液は血栓とよばれ，血栓の一部が剝離して細い血管に詰まって閉塞する場合を塞栓症という．血栓や塞栓が脳血管に起こると脳梗塞に，肺に起これば肺梗塞や肺塞栓症となる．

② DIC：敗血症（細菌感染が全身に波及した重篤な状態），悪性腫瘍，外傷などの際には，凝固系が異常に活性化されて全身性に微小血栓が多発することがあり，DIC（播種性血管内凝固）とよばれる．DICでは血栓に伴う血管閉塞により臓器が障害される．また，血栓の材料として凝固因子が消費された結果，逆に出血傾向をきたす．

③ 血友病：先天的に一部の血液凝固因子が欠如しているため種々の程度の出血傾向を示す．

④ ビタミンK：緑黄色野菜などに含まれるほか，腸内細菌によっても合成される脂溶性ビタミンで，いくつかの血液凝固因子（第Ⅱ，Ⅶ因子など）の生成に必要である．新生児は腸内細菌が未発達なため，母乳中のビタミンKが不足すると血液凝固が障害される．また，胆汁の排泄が障害されると，ビタミンKの吸収が低下する．

7. 血液型

血液型の異なる血液を混ぜると赤血球が互いに接着して塊をつくることがある．これを赤血球の凝集反応という．赤血球膜にある凝集原は抗原，血漿中にある凝集素は抗体でもあり，凝集反応は抗原と抗体の特異的な結合によって起こる．血液型の異なる血液を輸血すると赤血球が凝集して溶血や小血管の閉塞を起こし，悪心やショック症状となって現れることがある．同型血液型同士の間の輸血でも副作用を起こしうるので，輸血の前には供血者の血液と

表 10-A-1：ＡＢＯ式血液型

血液型	抗原（凝集原）（赤血球の膜）	抗体（凝集素）（血漿）	遺伝子型
A 型	A	β	AA，AO
B 型	B	α	BB，BO
AB 型	A，B	なし	AB
O 型	なし	α，β	OO

受血者の血液の間で，交叉適合試験により凝集反応の有無を調べる必要がある．

7-a ＡＢＯ式血液型

ＡＢＯ式血液型は，赤血球の膜に存在するAとBの2種の凝集原のそれぞれの有無によって分類される．また凝集原に対する$α$，$β$の2種の凝集素が血漿中に含まれる（**表 10-A-1**）．凝集はA＋$α$，B＋$β$の組合せの時に起こる．輸血はこの凝集が起こらない組合せで行わねばならない．原則として同型輸血を行うが，O型の血液には凝集原がないので凝集反応を起こしにくい．

7-b Rh式血液型

Rh抗原にはC・c・D・E・eなどの赤血球抗原が存在する．D抗原をもつ人をRh$^+$，もたない人をRh$^-$とよび，日本人の99.6％がRh$^+$である．Rh式血液型は，輸血を繰り返す場合や妊娠時に問題となる．Rh因子に対する抗体は通常血液中に存在しないが，Rh$^+$の血液をRh$^-$の人に輸血すると抗D抗体が産生され，2回目以後の輸血時に赤血球凝集反応を起こす．

7-c HLA

HLA（ヒト白血球抗原）はMHC（主要組織適合性抗原複合体）ともよばれ，生体のほとんどの細胞表面にある「自己のマーク」として免疫系に重要である．特に骨髄移植においてはHLA型が一致することが望まれるが，HLA型が一致する確率は兄弟間では1/4，非血縁者では数百人から数万人に一人である．

11 運動器（筋骨格）系

A 運動器（筋骨格）系の構造と機能

1. 運動器系とは

　直接あるいは腱を介して骨に付く筋は，骨格筋とよばれる．骨格筋が収縮して骨を引っ張り関節が動くことにより運動が起こる．このため骨格系と骨格筋を合わせて運動器系とよぶ．

1-a 運動の仕組み

　神経が骨格筋を収縮させ，骨格筋が関節を構成する骨を引っ張ることにより，関節の伸展・屈曲が引き起こされる．例えば肘の屈曲は以下の過程によって生じる（図11-A-1）．
　①肘を曲げようという意志が働くと，筋皮神経が興奮してこの興奮が上腕二頭筋に伝えられ，上腕二頭筋が収縮する．このように意志によって収縮することを「随意的に」収縮するという．また，上腕二頭筋の収縮は筋皮神経によって引き起こされるので，筋皮神経を上腕二頭筋の「支配神経」とよぶ．
　②上腕二頭筋は，上（近位側）は肩甲骨に，下（遠位側）は橈骨に付いている．筋の収縮によってこの2ケ所の付着点は引き寄せられる．2ヶ所の間に肘関節があるため，肘関

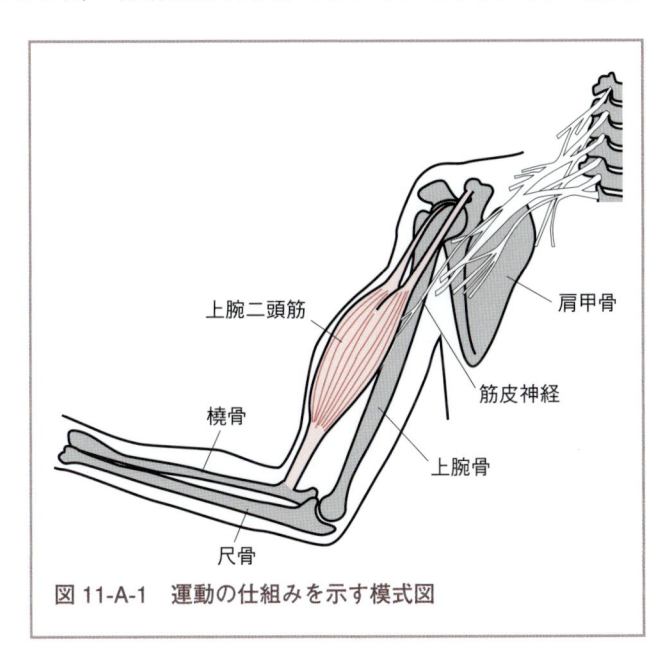

図11-A-1　運動の仕組みを示す模式図

節が曲げられることになる．

1-b 運動の方向
①屈曲と伸展：関節を曲げることを屈曲，伸ばすことを伸展という．足首では，足の指を上に上げる運動を背屈,足の指を下に下げる（または踵を持ち上げる）運動を底屈とよぶ．
②外転と内転：体軸から遠ざける運動を外転，近づける運動を内転とよぶ．
③回旋：体肢の長軸を軸とする運動で，内旋と外旋とに区別する．前腕の回旋運動は特別で，回内（手掌を下に向ける回旋）と回外（手掌を上に向ける回旋）とよばれる．足首では足底を内側に翻す運動を内反，外側に翻す運動を外反とよぶ．

1-c 運動時の他器官の働き
運動時には運動器系以外に様々な器官が作用する．運動器系への指令は体性神経系によって出される．運動のための筋収縮に必要なエネルギー源となるブドウ糖と酸素は血液によって供給される．運動時には心拍出量が増大し，骨格筋への血流量が増大し，運動に関与していない臓器への血流量は減少する．運動時には循環器系と共に呼吸器系も活性化される．また運動によって熱が体内に貯まると皮膚が熱を逃がすように働く．この様な内臓の調節は自律神経系のうちの交感神経系によって行われる．

2．骨の構造と機能

身体の支柱は骨格系により作られる．骨格系は主として骨によって構成され，これに軟骨や関節が加わる．

2-a 骨の機能
骨は以下のような生理作用を有する．
①支持作用：身体各部の支柱となる．
②運動作用：骨に付着している筋の収縮によって，関節を支点とした運動を行う．
③保護作用：骨格の中に，脳や肺，心臓などの臓器を入れて保護する．
④造血作用：骨の中にある骨髄において赤血球，白血球，血小板が絶えず新生される．
⑤カルシウム貯蔵作用：全身のカルシウムの99％を含み，血中のカルシウムを一定に保つ上でも重要である．

2-b 骨の構造
全身には約200個の骨がある．大腿骨などの長く管状の骨は長管骨（長骨），手根骨など短く不規則な形の骨は短骨，頭蓋の天井部の骨などの扁平な骨は扁平骨とよばれる．長管骨の管状の部分は骨幹，両端の膨らんだ部分は骨端とよばれる．骨は関節面を除いて骨膜に包まれ，硬い骨質と，内部の柔らかい骨髄より構成される（図11-A-2）．
①骨膜：骨を包んで保護し，骨の太さの成長や骨折時の再生に役立つ．
②骨質：緻密質と海綿質よりなる．

図 11-A-2　骨の構造

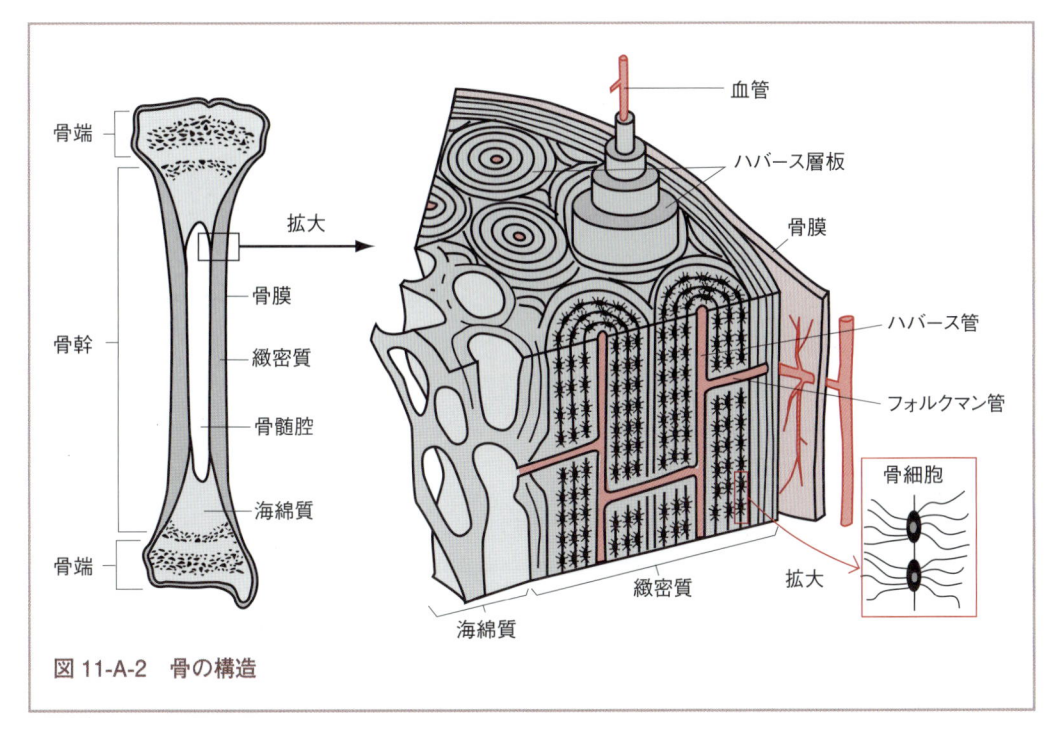

i）**緻密質**：骨の表層を占める．**ハバース系（骨単位）**とよばれる円柱状の構造単位が集まって，硬い骨の殻を形成している．ハバース系の中心を，血管が通るハバース管が縦に走る．**ハバース管**は，骨膜側から血管を導入するフォルクマン管と交通する．骨質はこれらの管を通る血管によって栄養の供給を受ける．ハバース管の周りを年輪のように同心円状に骨層板（ハバース層板とよばれる）が配列する．ハバース層板の間には多数の小骨腔があり，その中には1個ずつ**骨細胞**が閉じこめられている．

ii）**海綿質**：骨の深層や骨端にある．骨柱とよばれる網目状の薄い骨板からなる．海綿質には多数の空洞があり，その中には**骨髄**が入っている．

iii）**骨髄腔（髄腔）**：長管骨の中央には骨髄腔があり，骨髄で満たされている．

2-c　骨の成長

胎児期に骨が作られるときには，ほとんどの骨は軟骨を鋳型（いがた）として形成される．この過程は**軟骨内骨化**とよばれる（図 11-A-3）．長管骨の軟骨内骨化では，骨の中央部と骨端に血管が進入し，ここを骨化点として，軟骨組織の破壊（つまり骨髄腔の形成）と骨組織の形成が起こる．

生後も，骨幹と骨端の間に，**骨端軟骨**とよばれる軟骨の層が思春期まで残る．骨の長軸方向の成長は，骨端軟骨の軟骨内骨化によって行われる．思春期以降，成長ホルモンの分泌が低下すると，骨端軟骨は骨組織で完全に置換されて**骨端線は閉鎖**し，それ以降，長管骨が長軸方向に成長することはできなくなる．頭蓋骨など一部の扁平骨では，軟骨ではなく結合組織性の膜から骨が形成される．この過程は**膜性骨化**とよばれる．

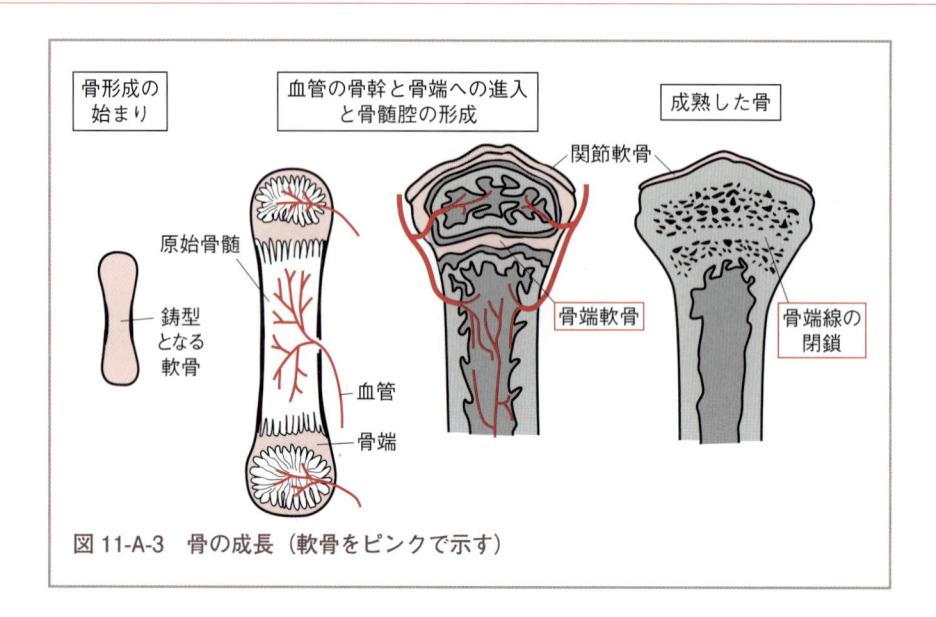

図 11-A-3 骨の成長（軟骨をピンクで示す）

2-d 骨の代謝（骨形成と骨吸収）

骨基質は約80％の無機成分（主にリン酸カルシウム）と約20％の有機成分（コラーゲンなど）からなる．細胞成分としては，骨芽細胞，骨細胞，破骨細胞が重要である．

骨芽細胞は骨形成に働く．骨組織表面に存在して盛んにコラーゲンを分泌し，これにリン酸カルシウム結晶が沈着し（骨化），骨組織ができる．一部の骨芽細胞は基質の中に埋め込まれて骨細胞となり，細胞突起を伸ばして他の骨細胞や骨芽細胞と相互に連絡し，骨代謝を営む．

破骨細胞は骨吸収に働くマクロファージ由来の多核の巨細胞で，酸を産生して骨を溶解する．

2-e 骨代謝の調節

骨粗鬆症とは骨基質の量が低下する病態で（質的にはほぼ正常），閉経後の女性に生じやすい．骨軟化症は骨基質中の無機成分の割合が低くなる病態で（石灰化不全），小児では「くる病」とよばれ，ビタミンD欠乏などで生じる．

骨代謝は以下の因子によって左右される．

①副甲状腺ホルモン（パラソルモン），カルシトニン，ビタミンDなどは，カルシウム濃度調節に働き，骨と血中のカルシウムの出入のバランスを調節する（第6章内分泌系参照）．この他に成長ホルモンやエストロゲンも骨の強化に関与する．副甲状腺ホルモンは破骨細胞を活性化して骨基質を溶解する（血中カルシウム濃度は上昇）．一方，カルシトニンやエストロゲンは破骨細胞活性を抑制する．

②骨基質の材料となるカルシウムや蛋白質，ビタミンDなどの栄養を十分に摂取することが，骨の強化に重要である．

③運動や重力による力学的負荷によっても骨は強化される．

3. 軟骨・関節と靱帯の構造と機能

3-a 軟骨の構造と機能

軟骨は，軟骨細胞とそれを取り囲む軟骨基質からなる（第1章人体の構造と機能参照）．適度な弾性と硬度を合わせもち，圧迫と屈曲に対して柔軟性を示す．軟骨は骨とともに骨格系を形成する．関節面や椎間板などに存在し，重力などの負荷を和らげる働きがある．また，成長段階においては長管骨の鋳型を形成する（前述）．

3-b 関節の分類

骨と骨との連結部を関節とよぶ．関節は，骨と骨を繋ぎ止め，骨と骨との間の動きを可能にしている（**図11-A-4**）．動きの程度によって以下のように分類される．

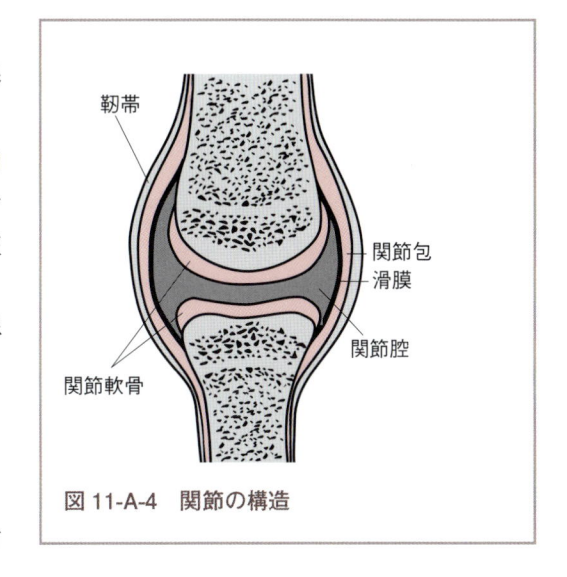

図11-A-4 関節の構造

①不動関節：骨と骨が，軟骨や丈夫な結合組織を介して繋がっているために，動くことができない関節（例：頭蓋骨の間の縫合）．
②半関節：わずかしか動かない関節（例：仙腸関節）．
③可動関節：骨と骨とが滑らかに動きうる関節で，大部分の関節はこれに属する．あらゆる方向に動くことができる多軸性の関節は球関節（例：股関節や肩関節），ドアのように屈伸できる一軸性の関節は蝶番関節（例：膝関節），回転ができる一軸性の関節は車軸関節（例：頸部の環軸関節）とよばれる．

3-c 可動関節と靱帯の構造と機能

1個の可動関節を作る2つの骨の末端は，一般に一方が凸面，他方が凹面をなす．各末端部分は数ミリの厚さの軟骨（関節軟骨）で覆われ，接触部分が滑らかである．2つの骨を繋ぐ結合組織は関節包とよばれ，関節の周りを袋のように包む．関節包に包まれた内部には，関節腔とよばれる空間がある．関節腔は滑液とよばれる粘稠な液で満たされており，この滑液が機械の接触部の摩擦を減ずるために用いる潤滑油に相当する働きをする．関節包の内面は滑膜によって覆われる．関節包に加え，靱帯とよばれる帯状の結合組織が骨と骨をつないで，関節の結合を補強する（**図11-A-4**）．

4. 骨格筋の構造と機能

4-a 骨格筋の作用

骨格筋は次のような作用をもつ．
①運動作用：骨格筋が収縮・弛緩することによって運動が生じる．関節の屈曲に働く筋を

屈筋，伸展に働く筋を伸筋という．例えば上腕二頭筋は肘を曲げる屈筋であり，上腕三頭筋は肘を伸展させる伸筋である．関節の屈曲の際は屈筋が収縮し，伸筋は弛緩する．逆に関節の伸展では伸筋が収縮し，屈筋は弛緩する．このように運動を円滑に行うためには屈筋と伸筋が協調して働く必要がある．
②姿勢保持作用：身体を動かさないときにも骨格筋は一定の緊張状態にあり，関節を安定に支持し，一定の姿勢を保持させる．
③熱の産生：骨格筋の収縮にはエネルギーが消費されるが，この際に副産物として熱が発生する．骨格筋の総重量は全体重の半分近くを占め，安静時でも全産熱量の約40%を産生しており，運動時には約90%にも達する．

4-b 骨格筋の構造

骨格筋の多くは紡錘形で，両端はそれぞれ別の骨に付着する．筋の中心の膨らんだ部分を筋腹という．筋の付着部位のうち，動きの少ない（または体幹に近い）部位を起始とよび，動きの多い（または体幹に遠い）部位を停止とよぶ．起始を2つもつ筋は二頭筋，3つもつ筋は三頭筋とよばれる．筋の起始と停止は腱に移行して骨に付着することが多い（図11-A-5）．

骨格筋の表面は筋膜という結合組織の膜で覆われている．筋膜に緩く覆われることによって，筋肉は収縮する際に滑らかに動くことが可能になる．

4-c 筋線維と筋原線維

骨格筋は筋線維（筋細胞）という細長い細胞が多数集まって構成されている（図11-A-5）．筋線維は直径が約10〜100 μm，長さが数mmから数10cmになる大きな細胞で，複数の核をもつ多核細胞である．

1個の筋線維内には多数の筋原線維が縦方向に密に並んでいる．筋原線維の中にはアクチンからなる細いフィラメントとミオシンからなる太いフィラメントが規則正しく配列している．ミオシンフィラメントが存在する部分は暗く見え，A帯とよばれる．ミオシンフィラメントのない部分は明るく見えI帯とよばれる．A帯とI帯が規則正しい明暗の縞模様を作っているのが横紋である．アクチンフィラメントの一端はZ帯に付着しており，他端はミオシンフィラメントと部分的に平行して走る．Z帯とZ帯の間を横紋筋の構成単位と考え，サルコメア（筋節）とよぶ．筋の収縮はアクチンフィラメントがミオシンフィラメントの方へ滑走することによって起こる．

筋原線維は，筋小胞体や横行小管系によって取り巻かれる．筋小胞体中には大量のCa^{2+}が貯えられている．

4-d 筋収縮の仕組み

運動神経からの刺激を受けると，最初に筋細胞に活動電位が発生し，約10ミリ秒後に収縮が起こる．これは以下の過程を経て引き起こされる．
①運動神経の興奮が神経終末に達し，神経伝達物質であるアセチルコリンが放出される（第7章神経・精神系参照）．

図 11-A-5　骨格筋の微細構造

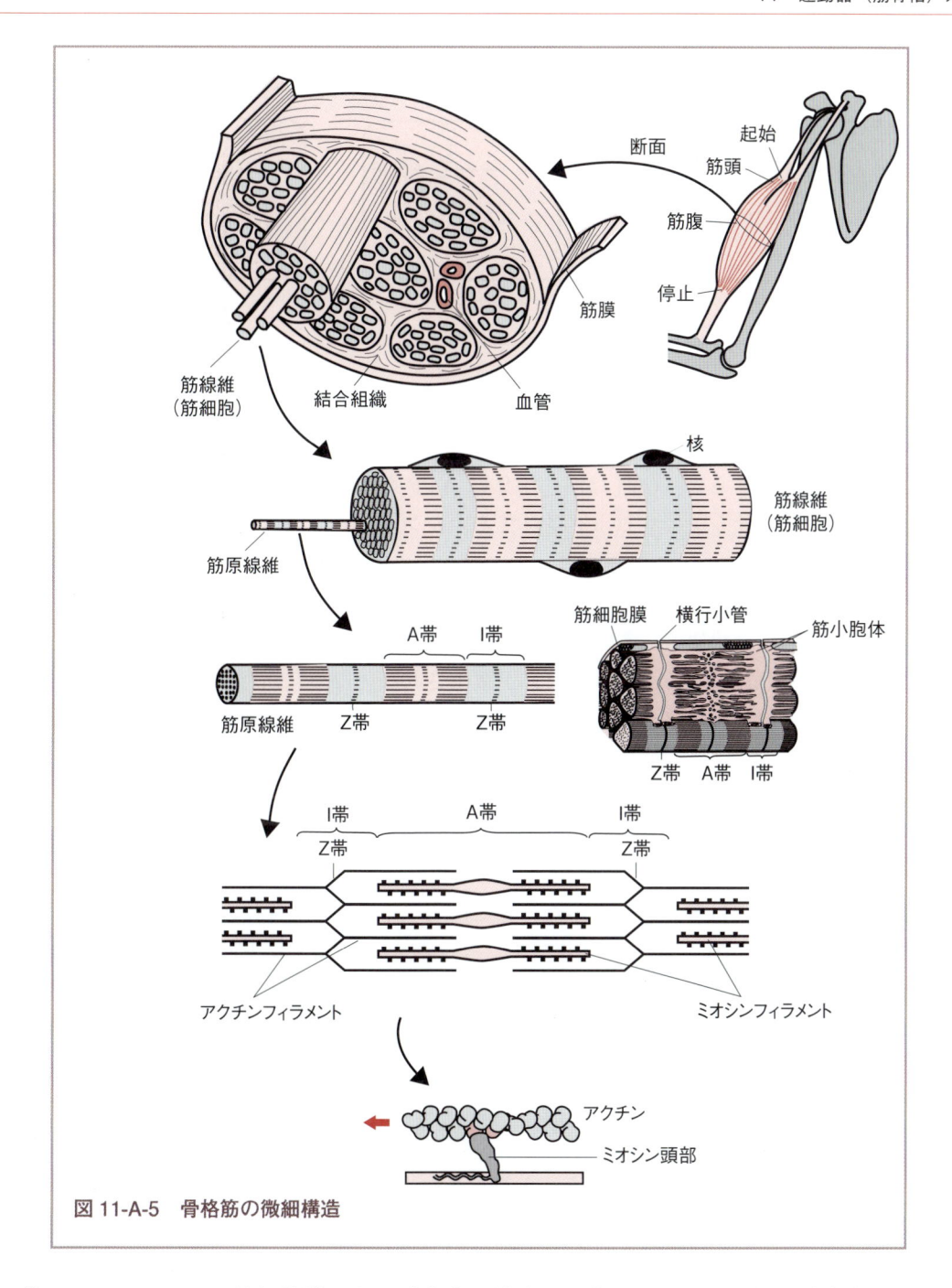

②アセチルコリンが筋細胞膜にある受容体に結合し，筋細胞に活動電位が発生する．
③筋細胞の興奮は横行小管に沿って筋細胞の中に伝えられ，筋小胞体から Ca^{2+} を放出させる．
④アクチンの表面をブロックしている蛋白質（トロポミオシン）が Ca^{2+} の作用によって外れ，ミオシンの頭部がアクチンに結合できる状態になる（図 11-A-5 の下）．
⑤ミオシン頭部が首を振るようにしてアクチンフィラメントを引っ張る（力の発生）．
　Ca^{2+} と ATP のある状態ではミオシン頭部はアクチンに対し，結合・力の発生・解離の

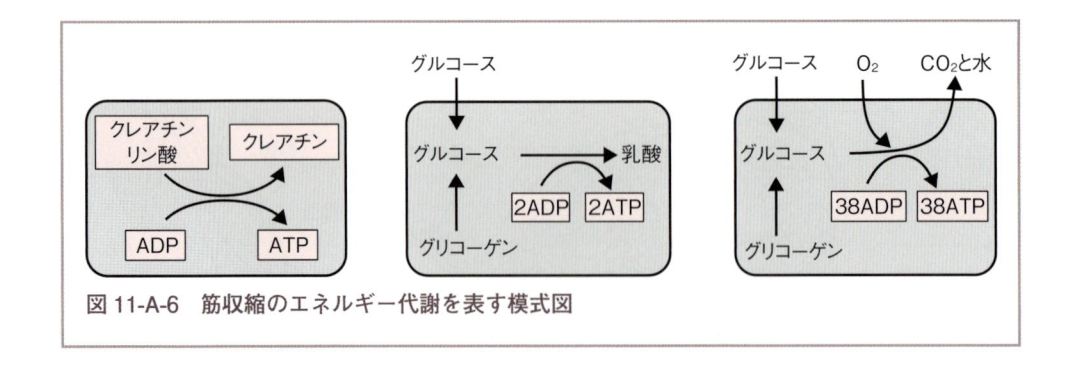

図 11-A-6　筋収縮のエネルギー代謝を表す模式図

サイクルを繰り返し，アクチンフィラメントをミオシンフィラメントに対して滑り込ませる．このサイクルの間に ATP が消費される．

⑥活動電位が終了すると，Ca^{2+} は筋小胞体に ATP を使って取り込まれ，アクチンの表面は再びトロポミオシンでブロックされてミオシンが離れ，筋は弛緩する．

4-e　筋肉の硬直と融解

Ca^{2+} と ATP がない状態ではミオシンはアクチンに結合する．このため ATP が不足すると筋肉は硬直した状態になる．死後，ATP が産生されないために筋肉は硬直する（死後硬直）が，さらに時間が経つとアクチンやミオシンが壊されて，筋肉は融解して柔らかくなる．

4-f　筋収縮のエネルギー代謝

筋収縮のエネルギーは ATP の分解によってもたらされる．この ATP は骨格筋では以下のように動員される．

①数秒程度の収縮には貯えられていた筋線維内の ATP が利用される．
②10 秒程度の運動では ADP がクレアチンリン酸から高エネルギーで結合しているリン酸を受け取って ATP に再生される．この場合は酸素を必要としない（図 11-A-6 左）．
③クレアチンリン酸がなくなると，ブドウ糖の分解によって ATP が作られる．酸素が少ない状態では嫌気呼吸によって ATP が作られ，乳酸を生じる（図 11-A-6 中央）．酸素が筋に十分に供給されると，好気呼吸によってミトコンドリアで効率よく ATP が産生される（図 11-A-6 右）．好気呼吸によって筋収縮を続けるためには，筋血流を保って筋への酸素の供給を保つ必要がある．このような運動を有酸素運動とよび，筋のトレーニングに有効である．
④筋運動が激しくなると，骨格筋の血管は，二酸化炭素や乳酸などの代謝産物の作用によって拡張する．運動時の骨格筋の血流量は安静時の約 10 倍にも増加する．また，呼吸も激しくなり酸素の供給を増やす．しかし，これも限度を越すと酸素供給が間に合わなくなり，筋は嫌気呼吸で ATP を補給するようになる．その結果生じた乳酸が筋に蓄積すると筋疲労を起こす．

4-g　白筋と赤筋

骨格筋線維には白筋線維と赤筋線維とがある．赤筋線維は，酸素を蓄えるためのミオグロ

ビン（ヘモグロビンに似た蛋白）や，ATPを効率よく産生するためのミトコンドリアを多量に含むため，暗赤色を呈する．一般には一つの筋の中にこの二種類の筋線維が混在する．

①白筋線維：収縮速度は早いが疲労しやすいために，速筋線維ともよばれる．速いが持続時間の短い運動に適していて，指の筋肉などに多く含まれる．
②赤筋線維：収縮速度は遅いが疲労しにくいために，遅筋線維ともよばれる．姿勢保持のような持続的な筋収縮に関与し，有酸素運動に適している．

B 全身の骨と筋

1. 頭部の骨と筋

1-a 頭蓋

頭の骨は頭蓋（あるいは頭蓋骨）とよばれる（図11-B-1）．脳を納める脳頭蓋と，顔面の骨格を作る顔面頭蓋とに分けることができる．頭頂骨，前頭骨，後頭骨などは脳頭蓋を作り，上顎骨，下顎骨，鼻骨，頬骨などは顔面頭蓋を作り，側頭骨は脳頭蓋と顔面頭蓋の両方に含まれる．

脳頭蓋のドーム型の天井部は頭蓋冠とよばれ，脳を乗せる底部は頭蓋底とよばれる．頭蓋底は凹凸に富んだ複雑な形をなし，延髄や脳神経，血管などの出入りする多くの孔がある．頭蓋は中に多くの腔所をもち，それぞれの腔所は外部に開いたり互いに繋がったりして複雑な形を作る．

①頭蓋腔：脳を入れる大きな空洞．頭蓋底と頭蓋冠に囲まれた部分．
②眼窩：眼球を入れる深く大きな四角錐型の窪み．前頭骨，頬骨，上顎骨など，多数の骨に囲まれる．
③鼻腔：入り口は梨状口とよばれ，上顎骨と鼻骨で囲まれる．上面は薄い篩骨を介して頭蓋腔と接する（第8章感覚器系と皮膚参照）．
④副鼻腔：鼻腔を囲む骨には副鼻腔とよばれる腔所が発達し，鼻腔に開いている．
⑤口腔：上顎骨や下顎骨などによって囲まれている．歯槽突起とよばれる土手のような骨

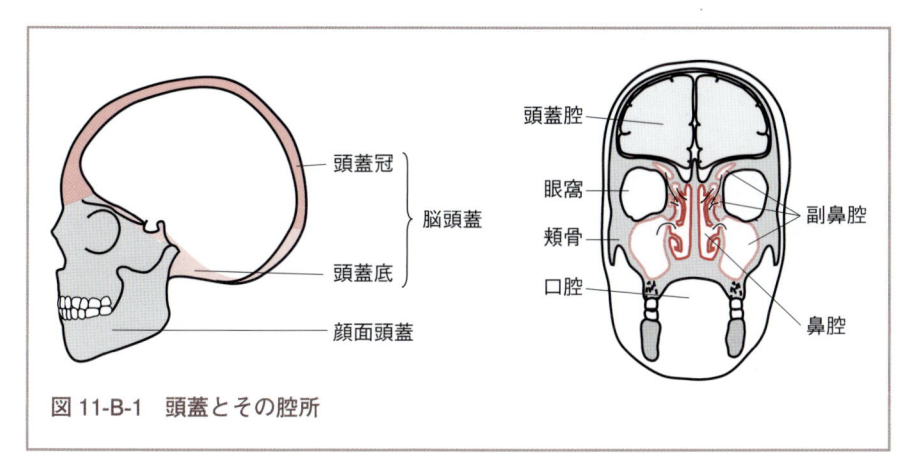

図11-B-1 頭蓋とその腔所

部に歯槽とよばれる窪みが並び，各々の歯槽には一本ずつ歯が植わっている．

1-b 頭部の筋

頭部の筋は顔面神経の支配を受ける顔面筋（表情筋）と，三叉神経（さんさしんけい）の支配を受ける咀嚼筋（そしゃくきん）に区別される．

①顔面筋：顔面の表層に広く存在する薄い筋群（眼輪筋，鼻筋，口輪筋，前頭筋など）．表情筋の多くは骨から起こって皮膚に停止し，顔の皮膚を引っ張ることによって喜怒哀楽などの表情を作る．

②咀嚼筋：下顎骨を動かして咀嚼運動を行う4対の強力な筋（咬筋，側頭筋，外側および内側翼突筋（よくとつきん））で，食物をかむために顎を閉じる．ただし開口は咀嚼筋ではなく，前頸部に位置する舌骨筋群の働きによる（第3章消化器系参照）．

2. 体幹の骨と筋

2-a 脊柱

脊柱は脊椎動物の体軸となる主要な骨格で，脊髄を保護し，頭を運動させ，骨盤と結合する．上下に連結する32〜34個の椎骨および椎間板とからなる（図11-B-2）．椎骨は頸椎7個，胸椎12個，腰椎5個，仙椎5個，および尾椎3〜5個に分けられる．全体として前・後屈，左右への側屈や回旋（かいせん）の運動を行う．

椎骨は椎体と椎弓（ついきゅう）からなる．その間に椎孔（ついこう）という大きな孔を囲み，これは全脊柱を通じて一続きの脊柱管を作り，その中に脊髄を入れる．椎体は椎骨の前部を占める短い円柱で，各椎体の間は椎間板（椎間円板）によって連結される．脊柱に圧力が加わると，椎間板はクッションとして働く．

脊柱は横から見ると緩く弯曲している．前方に凸の弯曲を前弯，後方に凸の弯曲を後弯とよぶ．正常では頸椎は前弯，胸椎は後弯，腰椎は前弯，仙椎と尾椎は後弯を示す．この生理的弯曲は座る，立つ，歩行などの際にバランスをとったり負荷を和らげるのに重要である．胎児では脊柱は全体に後弯を示し，生後座ったり歩いたりすることにより生理的弯曲が形成され，思春期後に完成する．

脊柱の側方への弯曲は側弯とよばれ，軽度のものはよくみられる．また胸部後弯が増強した円背（または亀背）は老人性骨粗鬆症に伴うことが多い．

2-b 胸郭

胸郭は12個の胸椎，12対の肋骨および1個の胸骨からなる円錐形の骨格で，内に囲まれた胸腔には肺や心臓などの重要な臓器が収められて保護されている（図11-B-3）．呼吸運動では吸息時に肋骨が挙上（きょじょう）されることによって胸郭（きょうかく）が拡がる（図9-A-8参照）．

2-c 胸背部の筋

背部の筋は，背中とうなじの浅層に広がる浅背筋と，その深層を走る深背筋とに区別される．胸部の筋は，胸郭前面の浅層の広がる浅胸筋，その深層にあって肋骨を動かす深胸筋（肋

172

図 11-B-2　脊柱と椎骨

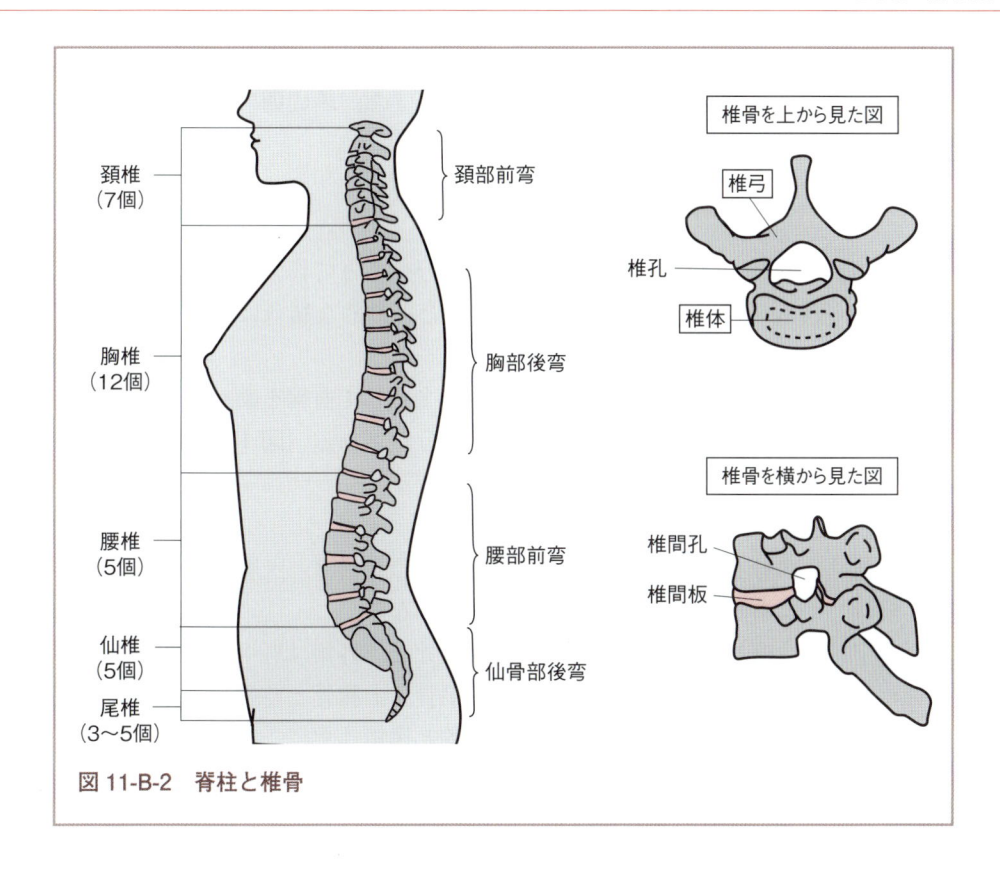

間筋群），横隔膜の三つに大別される．

①浅背筋と浅胸筋：広背筋や三角筋，大胸筋など，主として肩関節の運動にあずかる（後述）．
②深背筋：固有背筋は脊柱や後頭骨などについて，脊柱の両脇を縦に走る．脊柱起立筋は固有背筋の中で最も強大な筋群で，うなじから骨盤の後面にわたって長く存在し，脊柱を直立させたり，反らせたり，横に曲げたりする．
③深胸筋（肋間筋群）：外肋間筋と内肋間筋（第9章呼吸器系参照）．
④横隔膜：胸腔と腹腔の境を作るドーム状の筋（第9章呼吸器系参照）．

2-d　腹部の筋

①腹壁の筋：腹壁の筋は互いに丈夫に重なりあって，腹腔内臓を保護する．また，脊柱の動きを補助し，腹圧をかけ，深呼吸にも関与する．正中部を縦に細長く走る腹直筋と，側腹部を互い違いに重なり合って腹壁の大部分を作る3層の合板の様な側腹筋（外腹斜筋，内腹斜筋，腹横筋）に分類される．
②鼠径靭帯と鼠径管：外腹斜筋の腱膜は下の縁が強くなって，鼠径靭帯とよばれ，腹部と大腿との境をなしている．鼠径靭帯に沿って，鼠径管とよばれる長さ約4〜5cmの細長いトンネルがあり，男性ではここを精索（精管と精巣動静脈などが入っている）が通るので，女性より太い．
③ヘルニア：ヘルニアとは臓器が孔を通って脱出することである．腹壁の抵抗の弱い部位で生じやすい．鼠径ヘルニアは男性に多く，腸の一部が鼠径管から出て，男では陰嚢に

達する．大腿管は，鼠径靱帯の後ろにあってリンパ管が通るが，ここから腸の一部が大腿前面に脱腸する大腿ヘルニアは経産婦に多い．また，臍周囲に起こる臍ヘルニアは新生児や経産婦で多い．

3. 上肢・上肢帯の骨と筋

　上肢は，胴体から離れている自由上肢と，胴の部分にあって体幹と自由上肢とを連絡する上肢帯とに分けられる（図11-B-3）．上肢帯は脊柱と可動的な結合によって連結され，広い運動範囲をもつ．

　上肢の筋は，上腕の運動にあずかる上肢帯の筋，主として前腕を動かす上腕の筋，主として手と指を動かす前腕の筋，および手の筋の4つに分類される（図11-B-4）．

3-a　上肢・上肢帯の骨格

　上肢帯の骨格は，鎖骨と肩甲骨よりなる．自由上肢の骨格は，上腕にある上腕骨，前腕にある尺骨と橈骨，手にある手根骨，中手骨，指骨よりなる．

①鎖骨：S字状に弯曲した細長い骨で，内側は胸骨と，外側は肩甲骨と関節を作る．
②肩甲骨：背部上方にある逆三角形の大きな扁平骨．上腕骨と肩関節を作る．肩甲骨は鎖骨を介して体幹の骨と繋がるが，直接には体幹と連結せずに，主として筋によって胸郭や脊柱と繋がっている．このため胸郭の背面を滑るように大きく動くことが可能で，腕を上に上げるときには肩甲骨も回旋して運動範囲を広げる．
③上腕骨：上腕にある長管骨．近位端は肩甲骨との間で肩関節を作り，遠位端は2つの前腕骨と肘関節を作る．
④尺骨と橈骨：尺骨は前腕の小指側にある長管骨で，中央部は三角柱状を示し，近位端は肘頭となって突出する．橈骨は尺骨に平行して前腕の母指側にある．
⑤手の骨：8個の手根骨と5個の中手骨，5列の指骨（母指が2個，他の指が3個）からなる．

3-b　上肢帯の筋

　浅背筋は背中の最表層を広く覆い，主として脊柱から起こって肩甲骨や上肢骨に停止し，肩関節の運動にあずかる．浅胸筋は，胸郭から起こり肩甲骨や上肢骨について，肩関節の運動にあずかる．

①肩関節の屈曲（上腕を前方へ）：大胸筋の他に，三角筋や上腕二頭筋などが重要．
②肩関節の伸展（上腕を後方へ）：広背筋や三角筋などが働く．
③肩関節の外転（上腕を外側へ）：三角筋や僧帽筋が重要．
④肩関節の内転（上腕を内側へ）：大胸筋と広背筋が重要．

3-c　上腕の筋

　上腕骨を包んで，上腕を形作る筋を上腕の筋とよぶ．肘関節において前腕を屈曲させる筋を屈筋とよび，伸展させる筋を伸筋とよぶ．

①肘関節の屈曲：主力筋としては上腕筋が働き，強く屈曲する時は上腕二頭筋も働く．
②肘関節の伸展：上腕三頭筋が働く．

図 11-B-3　全身の骨格

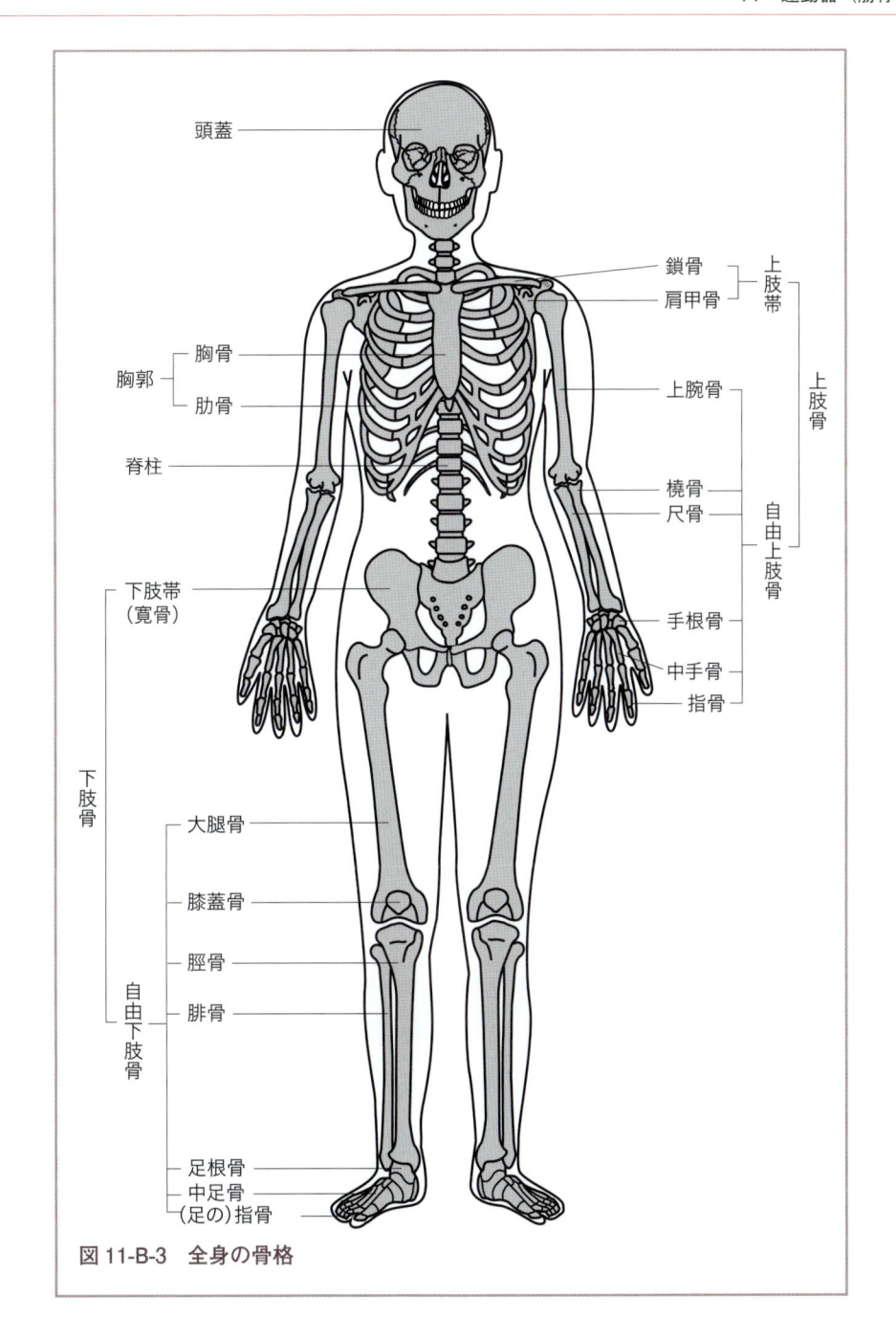

3-d　前腕の筋

前腕には紡錘形の細い筋が数多く存在する．橈側・尺側手根屈筋や橈側・尺側手根伸筋などが手首の運動にあずかる．

3-e　手の筋

手には微妙な指の運動を可能にするため，指の屈曲と開閉にあずかる多数の小さな筋が発達している．このうち母指側の筋は集まって母指球を作り，小指側の筋は小指球を作る．物

をつかむ運動（対立）のためには，特に母指球筋が重要である．

4. 下肢・下肢帯の骨と筋

　上肢と同様に，自由下肢とそれを体幹に連結する下肢帯からなる（図11-B-3）．下肢帯の運動範囲は上肢に比べて狭いが，より大きな荷重に耐え得る．
　下肢の筋は，大腿の運動にあずかる下肢帯の筋，主として下腿を動かす大腿の筋，主として足を動かす下腿の筋，および足の筋の4つに分類される（図11-B-4）．

4-a 下肢帯の骨格

①寛骨：下肢帯を作る不規則な形をした大きな扁平骨で，左右一対ある．腸骨，坐骨，恥骨よりなる．成人ではこの3骨は融合して1つとなる．大腿骨頭との間で股関節を作る．
②骨盤：左右の寛骨（下肢帯）と仙骨，尾骨（体幹）によって作られる，すり鉢状の骨格

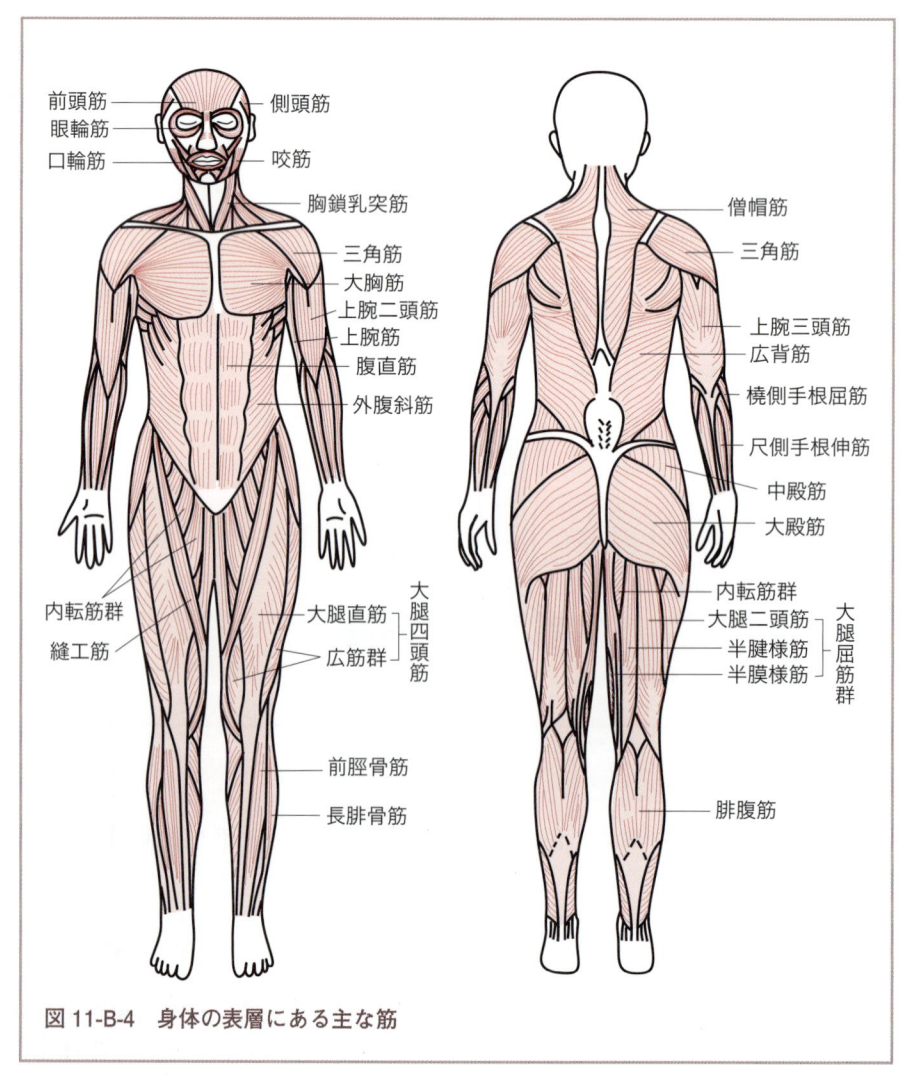

図11-B-4　身体の表層にある主な筋

11—運動器（筋骨格）系

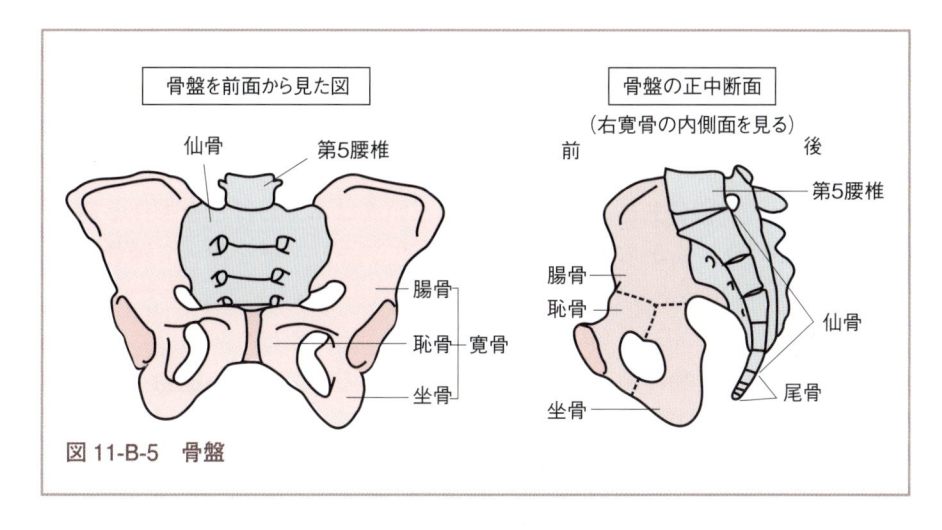

```
骨盤を前面から見た図        骨盤の正中断面
                        （右寛骨の内側面を見る）
   仙骨  第5腰椎          前        後
                                   第5腰椎
                         腸骨
                         恥骨       仙骨
              腸骨
              恥骨 寛骨              尾骨
              坐骨
                         坐骨
図 11-B-5  骨盤
```

である（図 11-B-5）．体幹と下肢を繋ぎ，骨盤内臓を入れて保護する．男女で形態に違いのある骨である．

4-b 自由下肢の骨格

①大腿骨：長管骨のうちで最大の骨である．寛骨との間に作られる股関節は，強靱な靱帯に保護されている．
②脛骨と腓骨：脛骨は下腿内側にある太い骨で，中央部は三角柱状で，鋭い前縁をもつ（弁慶の泣き所）．腓骨は脛骨の外側に平行に走る細い骨である．
③足の骨：7個の足根骨と5列の中足骨，指骨（母指は2個，他の指は3個）からなる．足根骨では，かかとに位置する踵骨が最大で，その後部にはアキレス腱が停止する．

4-c 下肢帯の筋

下肢帯の筋は，骨盤や脊柱下部から起こって大腿骨につき，股関節の運動に働く．
①股関節の屈曲：腸腰筋が重要で，他に縫工筋や大腿直筋なども参加する．腸腰筋は椎骨と腸骨から起こり，腹腔の後ろを走り，骨盤の中を下降して大腿骨に停止する（図11-B-6）．
②股関節の伸展：大殿筋と大腿屈筋群が働く．

4-d 大腿の筋

大腿骨を包んで大腿を形作る筋は，内側にある内転筋群，前面にある伸筋群，後面にある屈筋群の3つに分類される．内転筋群は大腿骨に停止して股関節を内転させる．伸筋と屈筋は下腿の骨に停止して，膝関節の運動に働く．
①膝関節の屈曲：大腿屈筋群（ハムストリングの筋とよばれる）が働く．
②膝関節の伸展：大腿四頭筋が働く．

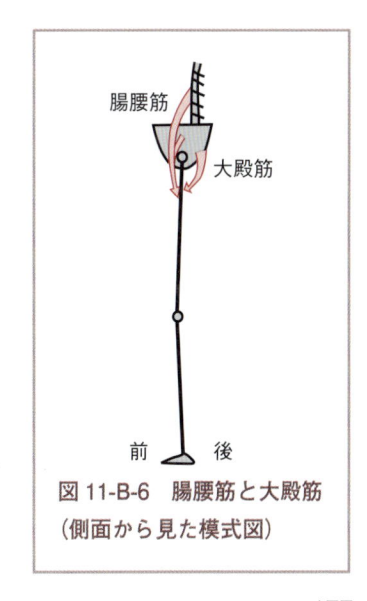

図 11-B-6 腸腰筋と大殿筋
（側面から見た模式図）

4-e 下腿の筋

　下腿の筋は，前面にある伸筋群，後面にある屈筋群，そして外側の腓骨筋群に分けられる．大腿骨または下腿の骨から起こり，大部分は足の骨に停止して，足首や指の屈伸運動に働く．

　①足の背屈：伸筋群（前脛骨筋と長指伸筋）が主として働く．
　②足の底屈：下腿三頭筋が主として働く．下腿三頭筋はふくらはぎを形作る筋で，表層の腓腹筋と深層のヒラメ筋からなる．両者は合してアキレス腱を作って踵骨に停止する．

4-f 足の筋

　足には手と同様に指の運動に働く多数の小さな筋があるが，細かい運動を行わないため手のように発達していない．

12 生殖器系

A 生殖器系の構造と機能

1. 生殖器とその発育過程

1-a 生殖器とは

個体が新しい個体を作る機能を生殖といい，生殖に関わる器官を生殖器という．生殖器は，内生殖器と外生殖器より構成される．男性内生殖器は精巣，精管，精囊，前立腺などからなり，男性外生殖器は陰茎と陰囊よりなる（図12-A-1）．女性内生殖器は，卵巣，卵管，子宮，腟よりなり，女性外生殖器は陰唇と陰核よりなる（図12-A-2, 3）．

1-b 生殖器の分化

胎生第5週頃より，胎芽の副腎の近くに未分化の生殖腺が現れる．生殖腺は直ちに原始生殖細胞を誘引する物質を放出し，卵黄囊に存在していた原始生殖細胞（後に精子や卵子になる）は生殖腺の中へ侵入し，そこで増殖する．胎生第7週頃より生殖腺は，Y染色体の精巣決定因子の存在下では精巣に分化し，非存在下では卵巣に分化する．男性では，精巣から男性ホルモン（アンドロゲン）の一種であるテストステロンが分泌され，これが内生殖器および外生殖器を，以下のように男性型に分化させる．

胎生第7週頃，胎芽はウォルフ管（中腎管）とミューラー管（中腎傍管）とよばれる2対の生殖管をもつ．その後，男性では精巣から分泌されるテストステロン存在下で，ウォルフ管が精管や精囊などに分化する．女性では（テストステロン非存在下），ミューラー管が卵管や子宮，腟などに分化する．

外生殖器は，男性では精巣からのテストステロン存在下で陰茎や陰囊が形成され，女性ではテストステロン非存在下で陰核や陰唇が形成される．

分化した生殖腺は下降し，精巣は最終的に陰囊に，卵巣は小骨盤に入る．男性では精巣の下降に伴い，精管，精巣動静脈，神経，リンパ管も下降し，まとまって精索を作る．精巣の陰囊への下降は通常出生前に完了するが，完成までに生後1年ほどかかることもある．

1-c 思春期以降の成熟

思春期に入ると第二次性徴の発達が起こる（第一次性徴とは，卵巣をもつか精巣をもつかの生殖腺の特徴をいう）．

男性の場合には精子の形成や排出機能が発達し，同時に骨格や筋の発育，声変わりがみら

れる．女性では卵巣からの周期的な排卵によって月経が始まる．また乳腺の発達，皮下脂肪の沈着が起こり，骨盤が広がって女性らしい骨格を呈する．このような現象は視床下部・下垂体内分泌系の活動によって引き起こされる．さらに女性の場合，妊娠や分娩の際にも内生殖器や乳房などに変化がおこる．

1-d 更年期以降の変化

加齢により男女共に性腺の機能は低下し，下垂体から分泌される性腺刺激ホルモンに対して性腺は反応しにくくなり，性ホルモンの分泌が低下してくる．女性の生殖機能は，20歳代をピークに30歳代以降徐々に低下し，45〜50歳頃から月経周期が不規則となり，やがて月経がみられなくなる（閉経）．この閉経前後の数年間を更年期という．更年期には卵巣の機能が低下し，エストロゲン（後述）の分泌が徐々に減少するので，熱感や多量の発汗を伴う顔面の紅潮をはじめ，易疲労感や不安など多彩な身体症状や精神症状が現れるが，自覚症状には個人差が大きい．閉経後は，さらにエストロゲンの分泌が減少し，乳腺，生殖器の萎縮が起こる．また骨吸収が促進されて骨粗鬆症になりやすくなる．

男性においても，40歳前後よりテストステロンの分泌が徐々に低下し，前立腺肥大などが起こる．加齢に伴う精神症状がみられることもあるが，ホルモンとの関係は女性に比べはっきりしない．

1-e 性分化の異常

①真性半陰陽：一つの個体に卵巣と精巣の両組織が存在する病態をいう．
②男性仮性半陰陽：染色体がXYで性腺は精巣であるが，外性器が十分に男性化していない病態をいう．例えば精巣性女性化症では，アンドロゲン受容体異常のためにアンドロゲンに対して不応症となる．テストステロンは分泌されるが，外性器は女性型であり（不完全型では中間型を示す），思春期になると体型および第二次性徴も正常女性観を示すが無月経である．その他，性腺形成不全，テストステロン合成障害などが原因となる．
③女性仮性半陰陽：染色体がXXで性腺が卵巣であるが，外性器が十分に男性化している病態をいう．先天性副腎過形成が有名であるが，母親由来のアンドロゲン（男性ホルモン産生腫瘍のほか，テストステロン製剤や合成プロゲステロン製剤など）も原因となる．

2．男性生殖器の形態と機能

2-a 男性生殖器の構造と働き

男性の生殖器は，精子を造る精巣（睾丸），精子を運ぶ管（精巣上体，精管，射精管），これらの管へ開口する腺（精囊，前立腺，尿道球腺）などの内生殖器，および陰茎，陰囊などの外生殖器よりなる（図12-A-1）．
①精巣：精巣は左右1対の卵円形の器官で，重さ約8gである．各精巣は多数の小葉に分けられ，小葉内にはコイル状の精細管があり，その内部で精子の形成や男性ホルモン（テストステロン）の産生・分泌が行われる．
②精巣上体：精巣にかぶさり，精巣の後部で精管に続く管である．

図 12-A-1　男性生殖器の構造

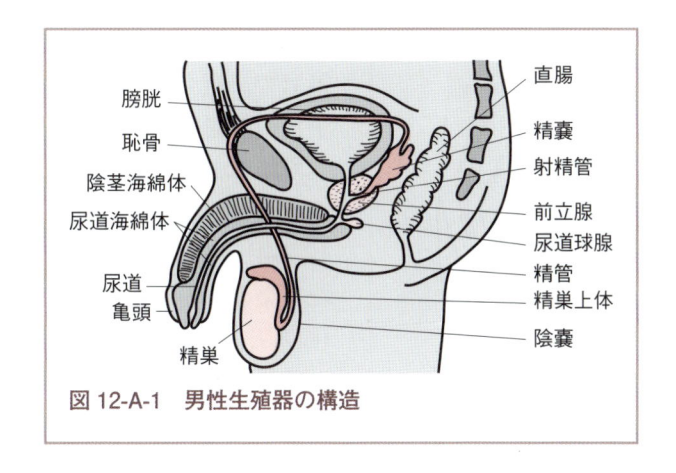

③**精管**：精管は精巣上体より尿道に至る長さ約 40cm の管である．精管のうち前立腺内部を通る部分を射精管とよぶ．
④**付属生殖腺**：前立腺，精嚢，尿道球腺は付属生殖腺とよばれる．これらの腺より分泌された分泌物と多数の精子が合わさって精液となる．尿道は前立腺の中央を貫くため，前立腺肥大症では排尿困難を生じる．
⑤**陰嚢**：陰茎の後ろにある袋で，中隔により左右2つに別れ，それぞれの中に精巣，精巣上体，精管の起始部がある．
⑥**陰茎**：尿道を包む尿道海綿体と1対の陰茎海綿体から成る．海綿体は血管に富む．陰茎の先端は亀頭とよばれる．

2-b　精子の形成

精子は精巣で形成される．精巣は多数の精細管が束になって並んだものである．精細管には精祖細胞とセルトリ細胞，精細管の間を埋める間質にはライディッヒ細胞がみられる．思春期になるとライディッヒ細胞から分泌されるテストステロンの作用により，精祖細胞が成熟して一次精母細胞となり，次いで減数分裂して二次精母細胞となり，さらに分裂して精子細胞（精細胞）となる．精子細胞はセルトリ細胞と物質交換を行って成熟して精子となる．

2-c　勃起と射精

陰茎に触刺激を加えると，陰茎の海綿体が充血して勃起が起こる．射精も陰茎の触刺激によって起こり，精管と前立腺の平滑筋が収縮して，精液を尿道へ射出させ，さらに陰茎の黄紋筋を律動的に収縮させて，精液を尿道から体外に排出させる．勃起と射精はまた，精神的刺激によっても起こりうる．

3. 女性生殖器の形態と機能

3-a　女性生殖器の構造と働き

女性の生殖器は，卵巣，卵管，子宮，腟（内生殖器）と陰唇，陰核など（外生殖器）より構成されている（図 12-A-2, 3）．

図12-A-2 女性生殖器の構造

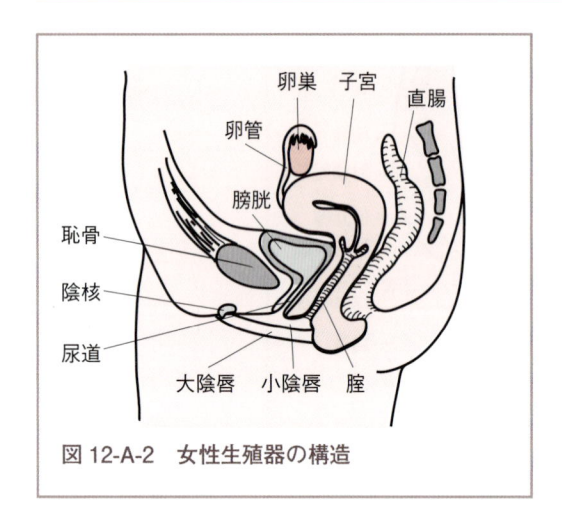

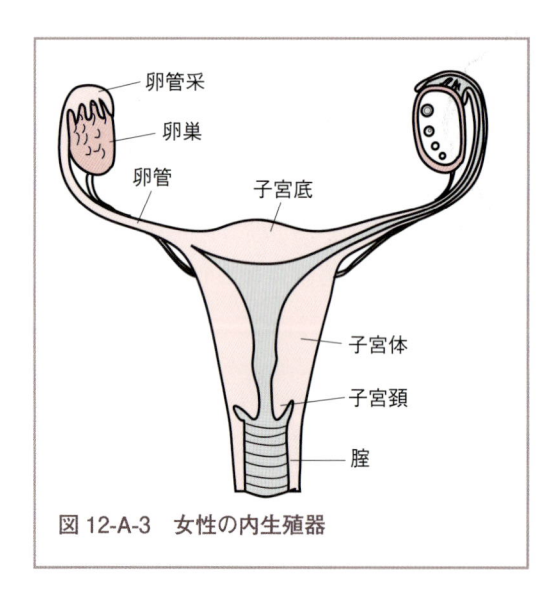

図12-A-3 女性の内生殖器

①卵巣：卵巣は左右1対の親指大の楕円形の器官で，重さ約6gである．卵巣間膜により子宮の両側につながる．卵巣の中には卵胞（発達段階によって原始卵胞，成熟卵胞あるいはグラーフ卵胞，黄体とよばれる）がある（図12-A-4）．思春期以後（11〜13歳）成熟した卵巣より周期的に卵子が作られ放出される（排卵）．卵胞からは卵胞ホルモンが，黄体からは黄体ホルモンが分泌される．

②卵管：卵管は長さ約10cmの管で左右1対ある．卵管は卵巣に直接つながっていない．卵巣から排出された卵子は卵管采とよばれる花びら状の卵管口に入って卵管を通って子宮に運ばれる．卵子と精子の受精は普通卵管内で起こる．

③子宮：子宮は壁の厚い（約2cm），逆さにした洋梨状の中腔器官で，膀胱と直腸の間にある．非妊娠時の子宮は，長さ約7cm，幅（子宮底で）約4.5cm程度である．上方の両端に卵管がつながり，下方は腟につながる．子宮は上から子宮底，子宮体，子宮頚に分けられる．子宮の壁は内膜，筋層，外膜の3層からなる．妊娠時には筋細胞が肥大して子宮は大きくなる．

④腟：腟は長さ約7cmの管で，産道として，また交接器官として機能する．

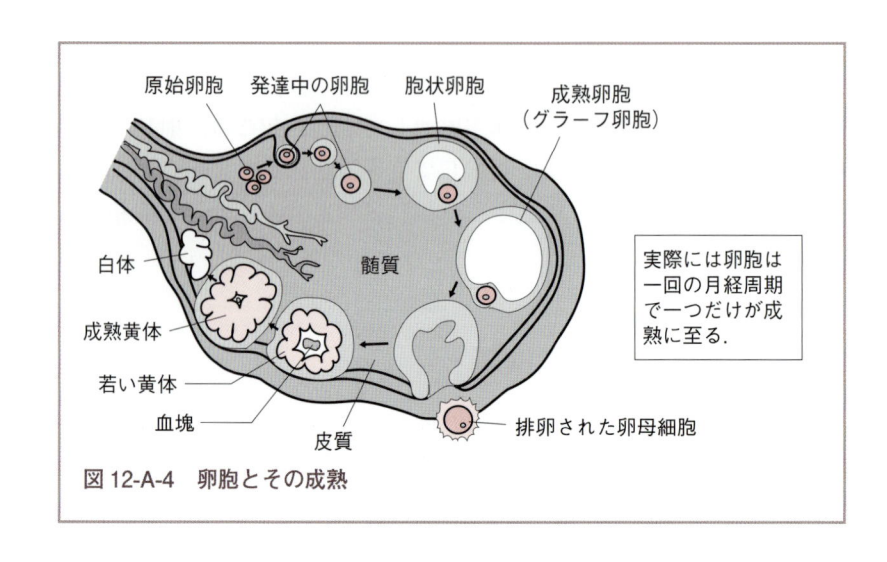

実際には卵胞は一回の月経周期で一つだけが成熟に至る．

図12-A-4 卵胞とその成熟

⑤陰唇と陰核：女性外性器は尿道口と腟口を囲む部分である．皮膚のヒダである大陰唇，その内側に小陰唇があり，左右の小陰唇の間に外尿道口と腟口が開口する．小陰唇が合わさる部分に陰核がある．

3-b 卵胞の発達と黄体の形成

卵胞は卵子を作る．原始卵胞，胞状卵胞，グラーフ卵胞の順に発育する（図12-A-4）．グラーフ卵胞は十分に成熟すると破裂して，卵子を放出する（排卵）．卵子は卵管に取り込まれる．排卵後，卵胞は黄体となる．卵子が精子によって受精すると黄体は妊娠黄体となり，出産まで維持される．受精しなければ黄体は約2週間で退化して白体となる．

ヒトは生後，約100万個の卵胞をもち，出生後に新たな卵胞は形成されない．卵胞は思春期以後，約4週ごとに1個ずつ成熟して，左右の卵巣から交互に卵子が放出される（生殖可能期において合計約400個）．残りの大部分の卵胞は退化して閉鎖卵胞になる．

4. 性周期と排卵の機序

4-a 性周期

女性生殖器には，男性の場合と違って約28日ごとの周期的な変化（性周期）がみられる．この最も明らかな特徴は月経周期（後述）である．一般には月経の最初の日を月経周期の第1日として数える．月経周期から卵巣および子宮内で起きている周期的状態を知ることができる．

4-b 卵巣周期

卵巣周期は，卵胞期，排卵期，黄体期よりなる（図12-A-5）．卵巣の周期は，下垂体前葉より分泌される二種類の性腺刺激ホルモン（FSHとLH）の変化に伴って起こる（後述）．
①卵胞期（1～14日目）：下垂体前葉のFSH分泌が増すにつれて，卵巣で数個の卵胞が成熟し始め，このうち1個の卵胞のみが成長し，ほかは退縮する．卵胞の発育とともに卵胞から分泌される卵胞ホルモン（エストロゲン）が増加し，これによって子宮内膜の増殖が始まる．
②排卵期（14日目頃）：血漿エストロゲン濃度が急激に増加し，これが視床下部に作用して，LHの一過性の急激な分泌増加を引き起こし，その結果排卵が起こる．
③黄体期（14～28日目）：LHの作用で排卵後の卵胞には黄体が形成され，黄体ホルモン（プロゲステロン）が分泌される．受精が行われない場合，黄体はやがて退化し，プロゲステロンのレベルは低下する．受精して妊娠すると，黄体は妊娠黄体として出産時まで続く．

4-c 月経周期

月経周期（子宮内膜周期）は，月経期，増殖期，分泌期に分かれる（図12-A-5）．月経期と増殖期は卵巣周期の卵胞期に，分泌期は黄体期にそれぞれ対応する．
①月経期：子宮内膜の脱落によって腟から出血が起こる．出血期間は平均5日で，出血量

図12-A-5 性周期

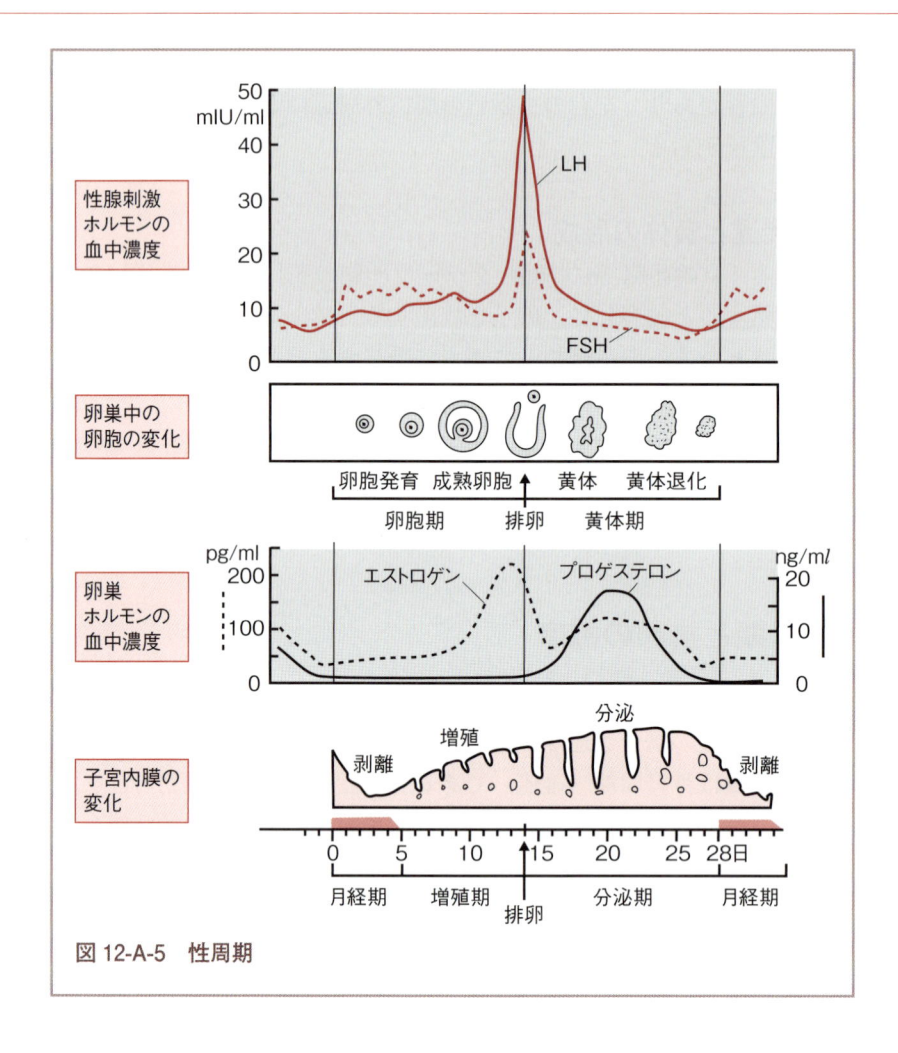

は個人差があるものの平均35mlといわれている．

②増殖期：第5日目頃から，卵胞の分泌するエストロゲンの作用により，子宮内膜が増殖する．

③分泌期：排卵後，黄体の分泌するプロゲステロンの作用により，子宮内膜の分泌腺が活発となり，受精卵が着床しやすい状態となる．受精，着床が起こらないと黄体は退化し，プロゲステロンの分泌が低下して，再び月経期が始まる．

4-d 子宮内膜症

子宮内膜様組織が，卵巣，腹膜，肺などに異所性に発生し，エストロゲンの作用によって月経の度に増殖，剥離，出血を繰り返す病態を子宮内膜症という．月経困難症，性交痛，不妊などを生じる．30～40歳代に多発するが，女性全体で多発傾向にある．増加の原因としては，エストロゲン暴露量の増加やストレスの増加など諸説考えられている．

近年のエストロゲン暴露量の増加の原因としては，食生活の変化や環境ホルモン（内分泌撹乱物質）が考えられるが，晩婚化・少子化（妊娠・授乳中は月経がない）・初経年齢若年化によって，人生を通しての月経の回数が増加し，月経に伴って分泌されるエストロゲンの

総量が増加していることも一因であると考えられる．

5. 性ホルモンとその調節

5-a 精巣からのテストステロン

精巣のライディッヒ細胞からは，男性ホルモン（アンドロゲン）の一種であるテストステロンが生成・分泌される．テストステロンの作用として以下のものがある．

① 精子形成を促進する．
② 男性生殖器の分化・発育を促進し，機能を維持する．
③ 男性の第二次性徴の発現を促す．
④ 筋肉および骨基質の蛋白質合成を促進する（蛋白同化作用）．
⑤ 脳に作用して性欲を亢進させる．

5-b 卵胞からのエストロゲン

卵胞ホルモンを総称してエストロゲンという．エストラジオール，エストロンおよびエストリオールの3種がその代表的なもので，生理作用もこの順に強い．エストロゲンの作用として以下のものがある．

① 卵胞の発育を促す．
② 子宮内膜の増殖を促す．
③ 卵管運動を高め，卵子の子宮腔への輸送を助ける．
④ 女性の第二次性徴の発現を促す．
⑤ 脳に作用して性欲を亢進させる．
⑥ 破骨細胞の抑制，血中コレステロール低下などの作用がある．

5-c 黄体からのプロゲステロン

黄体ホルモンの主なものはプロゲステロンである．プロゲステロンの作用として以下のものがある．

① 子宮内膜の分泌を亢進する．これは受精卵の着床を容易にし，妊娠を維持する作用をもつ．
② 排卵を抑制する．
③ 体温上昇作用をもつ．これにより基礎体温が上昇する．
④ 乳腺の発育を促す．

5-d 下垂体前葉からの性腺刺激ホルモン

性腺刺激ホルモン（ゴナドトロピン；GnH）には卵胞刺激ホルモン（FSH）と黄体形成ホルモン（LH）がある．

① FSH：女性では卵巣における卵胞の成熟を促す．またLHと協調してエストロゲン分泌を促進し，受精の準備をする作用がある．男性では精子の形成を促す．
② LH：女性では成熟卵胞に働き，排卵を誘発する．排卵後は黄体形成を促し，プロゲス

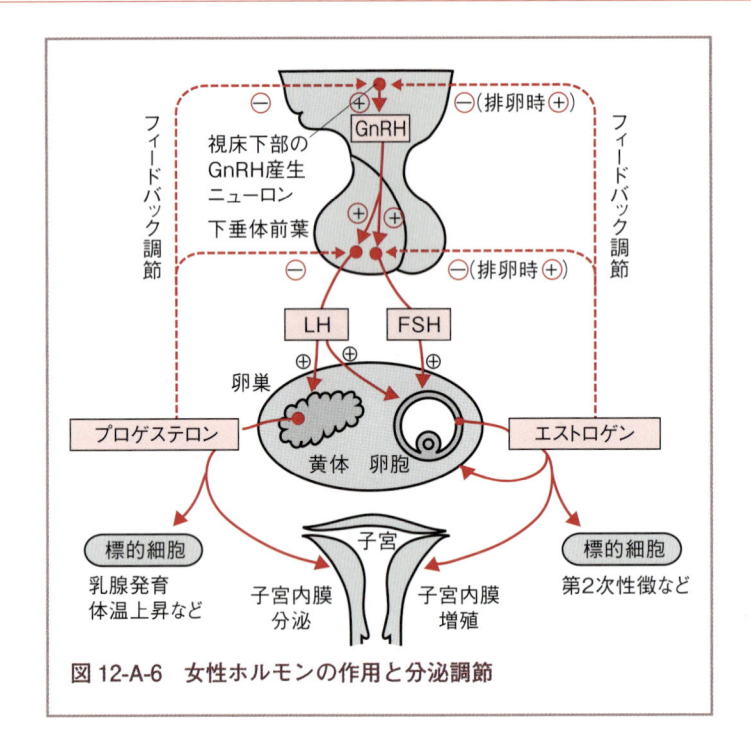

図 12-A-6　女性ホルモンの作用と分泌調節

テロン分泌を増加させ，受精卵の着床しやすい状態を作る作用がある．男性では精巣からのテストステロン分泌を促す．

5-e 性ホルモンの分泌調節

エストロゲンの分泌は下垂体前葉から分泌されるFSHとLHによって刺激される（図12-A-6）．下垂体前葉からのFSHとLH分泌は，視床下部ホルモンであるGnRHによって調節される．エストロゲンは，視床下部のGnRHおよび下垂体前葉のFSHとLHに対して負のフィードバック調節を行うことにより，エストロゲン分泌を抑制することができる．一方，排卵の24時間前の血中エストロゲン濃度の上昇は，脳に対して正のフィードバック作用を及ぼしてLHの一過性の急激な分泌増加（LHサージ）を引き起こし，その結果排卵が起こる．

プロゲステロンの分泌も下垂体前葉のLHによって刺激される．また，プロゲステロンは視床下部のGnRH分泌および下垂体前葉のLH分泌に対して負のフィードバック調節を行う．

男性ではテストステロンの分泌がLHにより刺激され，テストステロンがGnRHおよびLH分泌に対して負のフィードバック調節を行う．

6．受精・妊娠・分娩

6-a 受精・着床・妊娠・胎盤

排卵後の卵細胞は約1日，また女性生殖器内に入った精子は2日程度の寿命をもつ．したがって，排卵の2日前から1日後までの期間（3日間）の性交によって最も受精しやすく，

妊娠しやすい．受精は通常卵管で行われる．1回の射精で2～3億個の精子が放出される．放出された精子は卵子に向かって子宮を経て卵管へと進む．この中の1個の精子が卵子に侵入し受精すると，直ちに卵子の表面が変化してほかの精子が侵入できないようになる．受精後，受精卵は直ちに卵割とよばれる細胞分裂を始めながら子宮腔内に移動して，子宮内膜に着床し妊娠が始まる．

妊娠すると受精卵の一部と子宮内膜とによって，胎児と母体を連結する胎盤が形成される．受精卵が子宮粘膜に着床して胎盤が作られ出すと，胎盤からヒト絨毛性ゴナドトロピン（hCG）というホルモンが大量に分泌される．

妊娠母体の血漿や尿中のhCGは受精後2週間前後（妊娠満4週前後）から検出されるので，妊娠反応として利用されている．これをきっかけとして卵巣や胎盤，下垂体から分泌される種々のホルモンの分泌状態に変動が起こる．妊娠によって，母体の下垂体前葉から分泌される排卵を促すホルモンの分泌は抑えられ，次の排卵は起こらず，月経も停止する．

胎児は胎盤を通して，酸素や栄養を取り込み，代謝の結果不要となった二酸化炭素や老廃物を放出することによって成長する．胎児は子宮内で約38週間発育を続ける．

6-b 分娩

受精後約38週間（妊娠満40週）で出産が近づくと，子宮の収縮性が増強する．胎児が産道を降下し始めると，子宮頸部が伸展されることによって反射性に下垂体後葉からのオキシトシン分泌が増大し，子宮筋を一層収縮させる．オキシトシンは，一方では子宮内膜におけるプロスタグランディンの生成を促進するので，プロスタグランディンの作用によっても子宮収縮が強くなる．その結果，子宮の激しい収縮（陣痛）が起こり，胎児およびその付属物（胎盤，臍帯，羊膜，羊水）が排出される．これを分娩という．

6-c 乳房・乳腺と乳汁の産生・分泌

乳房は大胸筋の筋膜の上，前胸部の左右に一対ある（図12-A-7）．乳房の中央には乳頭が突出しており，その周囲には乳輪がある．乳腺は10～20個の（乳）腺葉から成り，各腺葉が集まって乳管を形成して乳頭へ開く．

女性では思春期以降は女性ホルモン分泌が高まり，乳腺の発達と脂肪の蓄積によってふくらみをもった乳房の形となる．妊娠中はホルモンの作用により乳腺はさらに発達する．

分娩により胎盤が排出されるとプロラクチンが乳腺に作用し，乳汁の産生と分泌を高める．乳頭に刺激が加わると，乳頭の感覚神経が活動し，その感覚性情報は脳内の視床下部に伝えられる．その結果，下垂体後葉からオキシトシンが分泌され，乳腺周囲の筋上皮細

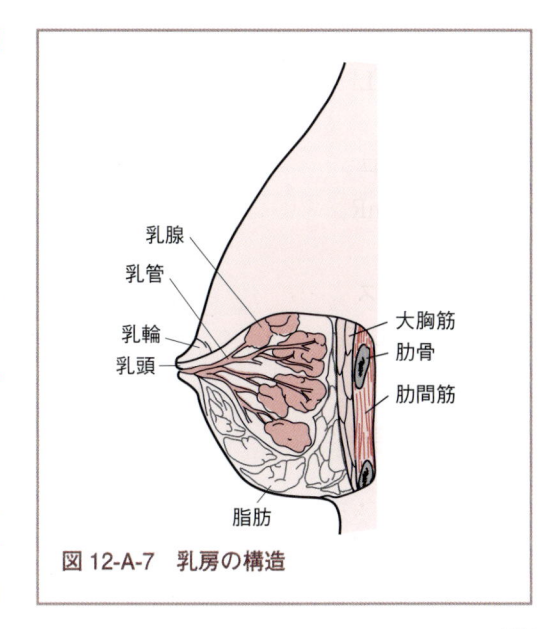

図12-A-7　乳房の構造

胞を収縮させて，乳汁の排出を促す（射乳反射）．

　分娩後，授乳によってプロラクチン分泌が継続し，乳汁の産生が促される．またプロラクチンは，下垂体前葉ホルモンである LH と FSH の分泌を抑制するので，排卵が抑えられる．そのため授乳中は妊娠が起こりにくい．

＜参考および引用図書＞

1) Alberts B, Bray D, Lewis J, Raff M, Roberts K, Watson JD（中村桂子, 藤山秋佐夫, 松原謙一郎・監訳）：細胞の分子生物学（第3版）．教育社，1995.
2) Aschoff J, Wever R：Naturwissenschaften．20：447，1958.
3) 東 博彦, 阿部光俊, 長 紹元, 都築暢之, 二ノ宮節夫：整形外科サブノート（改訂第4版）．南江堂, 1996.
4) 藤田尚男, 藤田恒夫：標準組織学・各論（第3版）．医学書院，1992.
5) 藤田恒太郎：人体解剖学（改訂第41版）．南江堂，1993.
6) Gertz SD（山内昭雄・訳）：リープマン神経解剖学（第2版）．メディカル・サイエンス・インターナショナル，1996.
7) Greenspan FS, Forsham PH（井村裕夫・監訳）：内分泌学．金芳堂，1988.
8) Hald T, Bradley WE: The Urinary Bladder, Neurology and Dynamics. Willimas and Wilkins, Baltimore, 1982.
9) House EL, Pansky B（川北幸男, 山上 栄・訳）：機能的神経解剖学．医歯薬出版，1975.
10) Jacob SW, Francone CA, Lossow WJ：Structure and Function in Man(4th ed). Saunders, 1978.
11) Kahle W, Leonhardt H, Platzer W（越智淳三・訳）：解剖学アトラス（第3版）．文光堂，1990.
12) 北岡建樹：楽しくイラストで学ぶ水・電解質の知識．南山堂，1995.
13) 河野邦雄, 伊藤隆造, 堺 章：解剖学．医歯薬出版，1991.
14) Krieger DT, Hughes JC：Neuroendocrinology. Sinauer, 1980.
15) Midgley AR(Hafez ESE, Evans TN eds)： Human Reproduction. Harper & Row, 1973.
16) 森 於菟, 平沢 興, 小川鼎三, 森 優, 岡本道雄, 大内 弘, 森 富, 山田英智, 山元寅男, 養老孟司：分担解剖学・第1〜3巻（第11版）．金原出版，1982.
17) Netter FH：ネッター解剖学図譜・英語版（第2版）Novartis, 1997.
18) Penfield W, Rassmussen T : The Cerebral Cortex of Man. Macmillan, New York, 1950.
19) Rowell LB(Zelis R ed)：The Peripheral Circulations. Grue & Stratton, 1975.
20) 佐藤昭夫, 佐藤優子, 五嶋摩理：自律機能生理学．金芳堂，1995.
21) 佐藤昭夫, 佐伯由香：人体の構造と機能．医歯薬出版，2002.
22) 佐藤優子, 佐藤昭夫, 山口雄三：生理学．医歯薬出版，1991.
23) Schmidt RF 編（内薗耕二, 佐藤昭夫, 金 彪・訳）：神経生理学（改訂第2版）．金芳堂，1988.
24) Solomon EP, Phillips GA：Understanding Human Anatomy and Physiology. Saunders, 1987.
25) Thews G, Vaupel P：Autonomic Functions in Human Physiology. Springer-Verlag, 1985.
26) 富松昌彦：Nursing Mook 2 消化器疾患ナーシング．学習研究社，2000.
27) Tortora GJ, Anagnostakos NP: Principles of Anatomy and Physiology(5th ed). Harper & Row, 1987.
28) Vander AJ, Sherman J, Luciano D: Human Physiology；The Mechanisms of Body Function(8th ed). McGraw-Hill, 2001.

和文索引 (斜体は解剖図記載分．読み方は以下にまとめた⇒右：う，左：さ，骨：こつ，舌：ぜつ，頭：とう)

〈あ〉

アウエルバッハ神経叢　42
アキレス腱　178
アクチン　168
アクチン線維（アクチンフィラメント）　14, *169*
アゴニスト　27
アシドーシス　31, 32
アセチルコリン　126
アセチルコリン受容体　126
アデニン　8, 9
アデノシン　13
アデノシン三リン酸　13
アドレナリン　90, 100
アフィニティー・クロマトグラフィー　22
アフィニティー精製法　22
アポクリン汗腺　*136*, 138
アポトーシス　4
アミノ酸配列　10
アミノ酸配列分析装置　23
アミノ酸誘導体ホルモン　90
アミン型ホルモン　90
アルカローシス　31, 32
アルドステロン　87, 90, 99
アレルギー　157
アンジ（ギ）オテンシンⅠ　87
アンジ（ギ）オテンシンⅡ　87
アンタゴニスト　27
アンドロゲン　90, 99, 103, 185
悪性貧血　156

〈い〉

イオンチャネル内蔵型受容体　27
インクレチン　50
インスリン　90, 101
イントロン　10
位置覚　139
胃　*40*
胃角　*40*
胃間膜　59
胃結腸反射　45
胃小窩　*42*
胃腺　*42*
胃相　50
胃体　*40*
胃大腸促進反射　45

胃底　*40*
胃抑制ペプチド　50
異化作用　4
移行上皮　17, *18*, *81*
遺伝　7
遺伝暗号　9
遺伝形質　7
遺伝子　7
遺伝子組替え技術　22
遺伝子増幅法　23
遺伝子多型　11
遺伝情報　10
遺伝性疾患　11
一塩基多型　11
一次能動輸送　15
咽頭　*40*, *54*, *143*
咽頭相　54
咽頭扁桃　74, *143*, 143
陰窩　43
陰茎　181
陰嚢　181
飲食作用　16
飲水中枢　116

〈う〉

ウィルキンス　9
ウィルヒョウ　3
ウラシル　8, 9
右リンパ本幹　73
右脚　*63*
右鎖骨下静脈　73
右心　61
右心室　*62*, 63
右心房　*62*, 63
右葉　56
運動器系　163
運動系　122
運動神経　122
運動野　119

〈え〉

エキソン　10
エクソサイトーシス　16
エクリン汗腺　*136*, 138
エステル結合　22
エストロゲン　90, 103, 185
エドマン分解法　23
エナメル質　52
エリスロポエチン　157

エンドサイトーシス　16
エンハンサー　10
壊死　4
永久歯　52
液性調節　26
腋窩リンパ節　73
腋窩静脈　70
腋窩動脈　69
延髄　67, 115
塩基　5
塩基対　9
塩酸　46
遠位曲尿細管　77
遠位尿細管　77
遠心性神経　105
嚥下　54
嚥下運動　54

〈お〉

オキシトシン　90, 95, 187
オッディ括約筋　41, *56*, *57*
オリゴデンドログリア　107
オリゴ糖　22
黄色骨髄　152
黄体ホルモン　103, 185
黄体期　183
黄体形成ホルモン　185
黄疸　138, 156
横隔膜　*40*, *62*, 145, 173
横隔膜弛緩　146
横隔膜収縮　146
横行結腸　*41*
横行小管　*169*
横紋筋（横紋）　19, *39*, 42, 168
音波　135
温痛覚　123

〈か〉

カイロミクロン　48, 154
カテコールアミン　100
カテコールアミン受容体　126
カリウム　21
カルシウム　21, 97
カルシウム代謝調節ホルモン　97
カルシトニン　90, 97
カロチン色素　138
ガス交換　147
ガストリン　50

下行結腸　41
下肢骨　175
下肢帯　175
下垂体　89,91,115
下垂体機能低下症　95
下垂体前葉ホルモン　93
下大静脈　62,70,75
下腸間膜動脈　57
下部食道括約筋　39
化学シグナル　25
化学的消化　45
可動関節　167
顆粒球　158
介在版　63
回旋　164
回腸　41,41
回盲弁　44
灰白質　113
海綿質　165,165
開口分泌　16
解糖　12
解剖学的死腔　149
外因性発熱物質　35
外殻温度　32
外眼筋　132
外頚静脈　70
外頚動脈　69
外呼吸　141
外肛門括約筋　42
外耳　134
外耳道　134
外生殖器　179
外側翼突筋　53
外腸骨静脈　70
外腸骨動脈　69
外転　164
外転神経　121
外尿道括約筋　81
外腹斜筋　176
外分泌腺　17
概日リズム　35,116
角質層　136
角膜　132
角膜反射　134
拡張期血圧　66
核　3,4,106
核酸　8,21
核磁気共鳴　23
核小体　3,5
核心温度　32
核膜　3,4
顎下腺　52,53
括約筋　41

活動電位　16,107
滑液　167
滑膜　167
滑面小胞体　3,13
滑車神経　121
褐色脂肪組織　33
肝管　56
肝細胞索　56,56
肝小葉　56,56
肝静脈　70
肝臓　40,55,56,56
肝門　56
換気　141
間期　5
間質液　29
間接ビリルビン　156
間脳　113,115,116
寛骨　175,176
感覚器　129
感覚受容器　136
感覚上皮　17
感覚野　120
関節　167
関節腔　167,167
関節軟骨　167
関節包　167,167
関連痛　140
緩衝系　31
眼圧　132
眼窩　171
眼球　132
眼房　132
眼輪筋　176
顔面神経　121
顔面頭蓋　171,171
顔面動脈　69

〈き〉

キャップ構造　10
キャノン　28
キロミクロン　48
企図振戦　117
気管　143
気管支　143
気管支軟骨　144
気管分岐部　40
気管軟骨　143,144
気道　141
起始部　40
起立性低血圧　68
基質　18
基礎代謝　33
基礎代謝量　33

基底層　136
器官　1
器官系　1
機械的消化　45
機能局在　119
拮抗物質　27
弓状動脈　69
吸息　146
吸息ニューロン　149
吸息中枢　149
嗅覚　131
嗅覚受容器　131,131
嗅覚伝導路　131,131
嗅神経　121
狭窄部　40
狭心症　71
胸郭　142,145,172,175
胸管　73
胸骨　175
胸鎖乳突筋　176
胸式呼吸　146
胸腺　74
胸大動脈　69
胸壁　145
胸膜腔内圧　145
胸膜内圧　145
強膜　132
矯正視力　133
局所ホルモン　91
局所性調節　67
近位尿細管　77
近見反応　134
筋原線維　169
筋細胞膜　169
筋収縮　170
筋小胞体　169
筋性防御　140
筋節　19
筋線維　169
筋組織　2,19
筋層　42,42
筋紡錘　111

〈く〉

クエン酸回路　12
クッシング症候群　99
クラインフェルター症候群　7
クリアランス　80
クリスタ（クリステ）　12
クリック　9
クレチン病　96
クレブス回路　12
クローニング　23

クロマチン　6
クロモゾーム　6
グアニン　8,9
グリア　20
グリア細胞　107
グルカゴン　90,102
グルコシド結合　22
グレーブス病　96
区域気管支　143
空腸　41,41
屈曲　164
屈筋　174

⟨け⟩

ケリカー　17
形質細胞　159
頚リンパ節　73
脛骨　175,177
頚動脈洞　68
血圧　66
血液　19,151
血液の組成　151
血液凝固因子　160
血液空気関門　144
血液循環　25
血液―脳関門　107,112
血管　136
血友病　161
血流　66
結合組織　2,18,18
結膜　132
血管抵抗　67
血色素　155
血小板　153,159
血漿　29,153
血清　154
血栓症　161
血糖値　102
血糖調節中枢　116
血餅　154,159
結腸ヒモ　44
月経期　183
月経周期　183
犬歯　52
肩甲骨　174,175
言語野　120
原核生物　3
原形質　12
原始生殖細胞　179
原尿　76
減数分裂　7

⟨こ⟩

コドン　10
コラーゲン　4,18
コルチゾール　90
コレシストキニン　50,51
コレステロール　57
コンドロイチン硫酸　19
コン症候群　100
ゴナドトロピン　94,185
ゴルジ小胞　14
ゴルジ装置　3,14
ゴルジ体　14
古皮質　118
呼吸　141
呼吸ポンプ　66
呼吸器系　141
呼吸曲線　148
呼吸鎖　12
呼吸性アシドーシス　31
呼吸性アルカローシス　31
呼息　146
呼息ニューロン　149
呼息中枢　149
固有肝動脈　56,56
口蓋垂　52
口蓋扁桃　52,74
口腔　40,52,171
口腔相　54
口唇　52
口輪筋　176
広筋群　176
広背筋　174,176
甲状腺　89,95
甲状腺ホルモン　90,95
甲状腺剤中毒　97
甲状腺刺激ホルモン　90,93
甲状軟骨　143
交感神経　67,106
交感神経幹　126
交感神経系　26,124,126
向下垂体ホルモン　93
抗体　159
抗利尿ホルモン　85,94
更年期　180
肛門　41
拘束性換気障害　149
咬筋　53,176
後脛骨静脈　70
後脛骨動脈　69
恒常性　28
虹彩　132
高張性脱水　85

高比重リポ蛋白　154
喉頭　143
喉頭蓋　143
硬口蓋　52
酵素　4
膠原線維　4,19,136,137
興奮の伝達　109
興奮の伝導　108
骨　165
骨髄　152
骨髄腔　165
骨粗鬆症　166,180
骨組織　18,19
骨盤　176,177
骨盤神経　127
骨膜　164,165,167
骨格筋　19,163,169
骨格筋ポンプ　66
骨幹　164,165
骨端　164,165
骨端軟骨　165

⟨さ⟩

サーカディアンリズム　35,116
サーファクタント　145
サイトカイン　159
サイトゾル　12
サルコメア　19
サンガー法　23
左脚　63
左鎖骨下静脈　73
左心　61
左心室　62,63
左心房　62,63
左葉　56
作用物質　27
鎖骨　174,175
鎖骨下静脈　70
鎖骨下動脈　69
坐薬　49
再分極相　108
細静脈　61,65
細動脈　61,65
細胞　1,2
細胞外マトリクス　4,17
細胞外液　28,29,82
細胞骨格　14
細胞質　12,106
細胞質基質　12
細胞質分裂　12
細胞小器官　1,4,11
細胞体　106
細胞内液　28,29,82

索引

細胞内寄生説　13	歯槽骨　*52*	小弯　*40*
細胞内呼吸　12	歯肉　*52*	松果体　*89*
細胞分裂　5	耳下腺　*52*,53	消化管　*39*
細胞膜　*3*,14	耳介　*134*	硝子体　*132*
最高血圧　66	耳管咽頭孔　*143*,143	硝子軟骨　19
最低血圧　66	自動性　63	漿膜　*42*,42
臍ヘルニア　174	自由下肢骨　*175*	上行結腸　*41*
三角筋　174,*176*	自由上肢骨　*175*	上行大動脈　*69*
三叉神経　121	自律機能　124	上肢　174
三次能動輸送　15	自律神経系　*26*,*28*,*105*,124	上肢骨　*175*
三尖弁　63	自律神経性調節　67	上肢帯　*175*
酸塩基平衡　83	軸索（軸索突起）　*20*,*25*,*106*	上大静脈　*62*,*70*
酸化的リン酸化　12	膝窩静脈　*70*	上腸間膜動脈　57
酸素化ヘモグロビン　147	膝窩動脈　*69*	上皮細胞　*2*
酸素飽和度　147	膝蓋腱反射　111	上皮小体　97
残気量　148	膝蓋骨　*175*	上皮組織　*2*,17
〈し〉	質量分析法　24	上腕筋　174,*176*
シークエンサー　23	尺骨　174,*175*	上腕骨　174,*175*
シークエンス　23	尺骨静脈　*70*	上腕三頭筋　174,*176*
シグナル伝達　27	尺骨動脈　*69*	上腕静脈　*70*
シトシン　8,9	尺側手根伸筋　*176*	上腕深動脈　*69*
シナプス　*20*,*25*,*26*,109	尺側皮静脈　*70*	上腕動脈　*69*
シュライデン　3	手根骨　*175*	上腕二頭筋　174,*176*
シュワン　3	主膵管　*56*	娘細胞　7
シュワン細胞　*106*,107	主要組織適合性抗原複合体	常染色体　6
シンガー　14	162	常染色体性遺伝　11
子宮　182	受動輸送　*15*,78	蒸発　34
子宮内膜症　184	受容体　*16*,*25*	静脈　*61*,*62*,*65*
支持組織　18	受容体複合体　27	静脈血　62
支配神経　163	樹状突起　*20*,*106*	静脈叢　68
死腔　149	収縮期血圧　66	静脈弁　*65*,*66*
糸球体　76	終脳　117	静脈網　68
糸球体傍装置　77	集合管　*77*,78	食事誘発性産熱反応　33
糸球体毛細血管　77	十二指腸　*40*,*41*,*56*	食道　*39*,*40*,*143*
糸球体濾過障壁　78	十二指腸腺　43	食道相　54
糸球体濾過量　79	重層上皮　*17*,*18*	食欲中枢　116
刺激伝導系　64	重層扁平上皮　*17*,*18*	心音　65
思春期　179	絨毛　43	心外膜　63
指骨　*175*	縦隔　62	心筋　*19*,63
脂質　21	循環器系　61	心筋梗塞　71
脂質二重層　14	循環血液量　67	心室中隔　63
視覚　132	女性仮性半陰陽　180	心周期　64
視覚伝導路　133	女性生殖器　181,*182*	心尖　62
視細胞　133	小臼歯　*52*	心臓　*62*,62
視床　115	小循環　62	心底　62
視床下部　*89*,*91*,*115*,124	小唾液腺　*52*,53	心電図　65
視床下部ホルモン　91	小腸　*40*,*41*	心内膜　63
視神経　*121*,*132*	小腸運動　45	心嚢　63
歯冠　*52*	小腸粘膜　43	心拍出量　*65*,67
歯頸　*52*	小脳　*113*,117	心拍数　65
歯根　*52*	小胞体　13	心房性ナトリウム利尿ペプチド
歯髄　*52*	小胞　*3*	87
	小網　59	心房中隔　63

193

心膜　63	髄膜　113	線維　18
伸筋　174		線維芽細胞　*2*,19
伸張反射　111	〈せ〉	線維素溶解　160
伸展　164	セカンドメッセンジャー　27	線維軟骨　19
神経ホルモン　91	セクレチン　50,51	線溶　160
神経系　105	セットポイント　35	前脛骨筋　*176*
神経膠細胞　19,107	セメント質　*52*	前脛骨静脈　*70*
神経細胞　*2*,20,*106*	生殖器　179	前脛骨動脈　*69*
神経終末　*106*	生殖腺　179	前庭器官　135
神経線維　107,*136*	生体膜　14	前庭動眼反射　135
神経組織　*2*,20	生命中枢　115	前庭反射　135
神経伝達物質　25,26,125	生理活性物質　25	前頭筋　*176*
真核生物　2	成長ホルモン　90,93	前頭連合野　120
真性半陰陽　180	成長ホルモンの分泌異常　95	前立腺　*81*
真皮　*136*,136	声帯　143	蠕動運動　44,45
深胸筋　173	声門　143	
深掌動脈弓　*69*	性染色体　6	〈そ〉
深背筋　173	性腺刺激ホルモン　90,94,103,	ソマトスタチン　90,102
深部感覚　138,139	185	咀嚼筋　*53*
深部痛覚　139	精管　181	粗面小胞体　*3*,*12*,*13*
新皮質　117,*118*,119	精丘　*81*	組織　1,17
親水性　20	精子　181	鼠径ヘルニア　173
靱帯　*167*,167	精巣　*89*,180	鼠径リンパ節　*73*
腎盂　*75*,77	精巣上体　180	鼠径管　173
腎血流量　79	静止電位　16,30,107	鼠径靱帯　173
腎血漿流量　79	静止膜電位　16	相同染色体　6
腎小体　*76*,76	赤色骨髄　152	僧帽筋　*176*
腎静脈　*70*,*75*,76	脊髄　68,*113*,114	僧帽弁　63
腎臓　*75*,75,*89*	脊髄視床路　123	総頸動脈　*69*
腎単位　76	脊髄神経　120,*121*	総蠕動　45
腎動脈　*69*,*75*,*76*,77	脊髄神経節　114	総胆管　*56*,57
腎盤　77	脊髄断面　*114*	総腸骨静脈　*70*
	脊柱　172,*175*	総腸骨動脈　*69*
〈す〉	摂食中枢　116	象牙質　*52*
スターリングの法則　67	節後神経　125	臓器感覚　139
ステロイド剤　100	節前神経　125	臓側腹膜　*59*,59
ステロイドホルモン　90	切歯　*52*	足根骨　*175*
スパイログラム　148	赤筋線維　171	足底動脈弓　*69*
スプライシング　10	赤血球　153,154,*155*	足背動脈　*69*
水晶体　*132*	舌　*52*	速筋線維　171
膵液　47	舌咽神経　121	側頭筋　*53*,*176*
膵液分泌　51	舌下神経　122	側腹筋　173
膵管　*57*,57	舌下腺　*52*,53	
膵臓　40,*57*,57,*89*	舌乳頭　130	〈た〉
膵体　*57*	舌扁桃　74	ターナー症候群　7
膵島　101	染色糸　6	ダウン症候群　7
膵頭　*57*	染色質　6	多シナプス反射　111
膵尾　*57*	染色体　6	多糖　22
錐体外路系　123	浅胸筋　173,174	多列上皮　17,*18*
錐体路　123	浅掌動脈弓　*69*	多列線毛上皮　17
随意筋　19	浅側頭動脈　*69*	唾液アミラーゼ　53
髄質　*75*	浅背筋　173,174	唾液腺　40,*52*,53
髄鞘　*106*	腺性ホルモン　91	大網　59

代謝　4	胆汁酸　55	〈て〉
代謝異常　4	胆汁色素　55	テストステロン　90,103
代謝性アシドーシス　31	胆石　57	デオキシリボ核酸　5,8
代謝性アルカローシス　32	胆嚢　*40,56,57*	低体温　35
体液　28,82	胆嚢管　*56*	低張性脱水　85
体温調節　34	蛋白質　21	低比重リポ蛋白　154
体温調節中枢　32,116	蛋白質シークエンサー　23	鉄　21
体循環　*61*	男性ホルモン　103,185	鉄欠乏性貧血　157
体性感覚　129	男性仮性半陰陽　180	転移 RNA　10
体性感覚野　120	男性生殖器　*181*	転写　10
体性神経系　26,28,105,122	弾性線維　*136,137*	伝達　20
対光反射　134	弾性軟骨　19	伝導　20,34
対立遺伝子　6	〈ち〉	伝令 RNA　10
大臼歯　*52*		伝令 RNA 前駆体　10
大胸筋　174,*176*	チミン　8,9	電解質　21
大十二指腸乳頭　41,*56*	チャネル　16	電解質コルチコイド　90,99
大静脈　*61*	知覚器　129	電子伝達系　12
大蠕動　45	遅筋線維　171	〈と〉
大唾液腺　53	緻密質　*165*,165	
大腿ヘルニア　174	蓄尿　81	ドメイン　*15*
大腿屈筋群　*176*,177	腟　182	努力性肺活量　148
大腿骨　*175*,177	中間径線維　14	等張性脱水　85
大腿静脈　*70*	中間比重リポ蛋白　154	橈骨　174,*175*
大腿深動脈　*69*	中耳　*134*	橈骨静脈　*70*
大腿直筋　*176*	中手骨　*175*	橈骨動脈　*69*
大腿動脈　*69*	中心窩　*132*,134	橈側手根屈筋　*176*
大腿二頭筋　*176*	中心体　*3*	橈側皮静脈　*70*
大腿四頭筋　*176*	中枢神経系　105,*113*	糖　5
大腸　40,*41*	中枢性化学受容器　150	糖質　21
大殿筋　*176*,177	中足骨　*175*	糖質コルチコイド　90,98,99
大動脈　*61*,*62*,63	中殿筋　*176*	糖尿病　103
大動脈弓　*62*,68,*69*	中皮　17	頭蓋　*171*,171,*175*
大動脈弁　63	虫垂　*41*,41	頭蓋腔　171
大脳　*113*	肘正中皮静脈　*70*	頭蓋骨　171
大脳基底核　117,*118*	長腓骨筋　*176*	頭相　50
大脳半球　117,*118*	超低比重リポ蛋白　154	同化作用　4
大脳皮質　117,119	腸液　47	洞房結節　*63*
大脳辺縁系　117,*118*,118	腸間膜　*42*,*59*,59	動眼神経　121
大伏在静脈　*70*	腸腺　43	動脈　*61*,*62*,65
大弯　40	腸相　50	動脈血　62
第二次性徴　179	腸内細菌　49	動脈硬化症　65
脱分極　16,107	腸腰筋　177	瞳孔　*132*,133
脱分極相　108	跳躍伝導　108	瞳孔括約筋　133
脱腸　173	聴覚　134	瞳孔散大筋　133
単シナプス反射　111	聴覚伝導路　135	特異動的作用　33
単位膜　14	直接ビリルビン　156	特殊感覚　129
単球　158	直腸　*41*	突然変異　11
単層円柱上皮　17,*18*	沈殿法　22	〈な〉
単層上皮　17,*18*	〈つ〉	
単層扁平上皮　*18*		ナトリウム　21
単層立方上皮　17,*18*	椎骨　172	ナトリウムポンプ　29
炭水化物　21	爪　137	内因子　47
胆汁　47,55		

〈な〉

内因性発熱物質　35
内頚静脈　*70*
内頚動脈　*69*
内呼吸　141
内肛門括約筋　42
内耳　*134*
内耳神経　121
内生殖器　179,*182*
内臓感覚　129
内臓求心性線維　124
内臓痛覚　140
内側翼突筋　*53*
内腸骨静脈　*70*
内腸骨動脈　*69*
内転　164
内転筋群　*176*
内皮　17
内分泌細胞　*25*
内分泌腺　17,*89*
軟口蓋　*52*
軟骨　167
軟骨組織　*18*,*19*
軟骨内骨化　165

〈に〉

ニコルソン　14
ニューロン　20,106
二次能動輸送　15
二重螺旋　*8*
二重螺旋構造モデル　*9*
日内リズム　35
日周期　35
乳頭　*187*
乳頭部　*132*,*134*
乳糜槽　*73*
乳房　*187*,187
尿のpH　84
尿の浸透圧　84
尿管　75,77,*81*
尿管口　*81*
尿細管　76,78
尿細管周囲の毛細血管　*77*
尿細管分泌　79
尿失禁　82
尿生成　75
尿道　75,*81*
尿路　75
妊娠糖尿病　103

〈ぬ〉

ヌクレオシド　*8*
ヌクレオチド　5,*8*,22

〈ね〉

ネガティブフィードバック　91
ネクローシス　4
ネフロン　*76*,76
熱痙攣　35
熱疲労　35
熱射病　35
熱中症　35
粘液　46,53
粘膜　*2*,2,*42*,42
粘膜下層　*2*,2,*42*,42

〈の〉

ノルアドレナリン　90,100,126
能動輸送　15,78
脳幹　113,114,*115*,124
脳血流　112
脳室　113
脳神経　120,121
脳脊髄液　*112*,113
脳頭蓋　*171*,171

〈は〉

ハバース管　*165*
ハバース層板　*165*
ハンチントン舞踏病　118
バセドウ病　96
バソプレシン　85,90,94
パーキンソン病　117
パラクリン　91
パラホルモン　91
肺　*61*,141,144
肺活量　148
肺呼吸　141
肺循環　*61*,62
肺静脈　*61*,*62*,*63*
肺動脈　*61*,*62*,*63*
肺動脈弁　63
肺胞　144
肺胞換気量　149
肺迷走神経呼吸反射　150
排尿　82
排尿筋　*81*
排卵期　183
白質　113
橋本病　96
発熱　35
白筋線維　170
白血球　153,157
発汗　138
反射弓　110
反射中枢　110

〈ひ〉

半関節　167
半月ヒダ　44
半腱様筋　*176*
半膜様筋　*176*
伴行静脈　68,*70*
伴性遺伝　11
伴性劣性遺伝　11

〈ひ〉

ヒアルロン酸　19
ヒストン　6
ヒス束　*63*
ヒト・ゲノム・プロジェクト　8
ヒト白血球抗原　162
ビタミンD　76,98
ビリルビン　57,156
皮下脂肪　*136*
皮下組織　*136*,136
皮脂腺　*136*
皮質　75
皮膚　*136*,136
皮膚感覚　138
皮膚血管拡張　34
皮膚常在細菌叢　137
泌尿器系　75
脾臓　74
腓骨　*175*,177
腓骨動脈　*69*
腓腹筋　*176*
微絨毛　*3*
微小管　14
鼻腔　142,171
糜汁　40
必須アミノ酸　22
必須脂肪酸　22
表在性感覚　138
表皮　*136*,136
表面活性物質　145
標的細胞　*25*
貧血　156

〈ふ〉

ファーター乳頭　41
フィードバック機構　28,32,92
フィブリン　160
フォルクマン管　*165*
フック　3
ブドウ糖・アミノ酸の再吸収　79
ブルンネル腺　43
プチアリン　53
プラスミン　160

プルキンエ線維　*63*	ペプチド結合　*22*	水交換量　*83*
プロゲステロン　*90,103,185*	ペルオキシソーム　*14*	脈圧　*66*
プロモーター　*10*	平滑筋　*2,19,19,39*	脈拍　*66*
プロラクチン　*90,93,187*	平滑筋細胞　*2*	〈む〉
不随意筋　*19*	壁側腹膜　*59,59*	ムチン　*46,53*
不動関節　*167*	壁内神経叢　*42*	無機質　*21*
付着リボソーム　*3,13*	扁桃　*74*	無髄線維　*107,107*
負のフィードバック機構　*91*	〈ほ〉	〈め〉
副甲状腺　*89,95,97*	ホメオスタシス　*28*	メドゥーサの頭　*58*
副甲状腺ホルモン　*90*	ホルモン　*25,27,89*	メラニン色素　*137,138*
副甲状腺機能亢進症　*98*	ホルモン性調節　*67*	メンデル　*7*
副甲状腺機能低下症　*98*	ボーマン嚢　*75,76*	迷走神経　*67,122,127*
副交感神経　*67,106,127*	ポリソーム　*13*	免疫グロブリン　*159*
副交感神経系　*26,124,126*	ポリリボソーム　*13*	〈も〉
副神経　*122*	補体　*159*	毛　*136*
副腎　*89,98*	母性遺伝　*13*	毛幹　*136*
副腎アンドロゲン　*90,99*	放射　*33*	毛根　*136*
副腎髄質ホルモン　*98*	放出ホルモン　*90,93*	毛細リンパ管　*72*
副腎髄質ホルモン分泌　*101*	放熱　*33*	毛細血管　*61,66,72*
副腎性器症候群　*100*	縫工筋　*176*	毛帯路　*123*
副腎皮質　*98*	房室結節　*63*	盲腸　*41*
副腎皮質ホルモン　*98*	傍糸球体装置　*77*	網膜　*132,132*
副腎皮質機能低下　*100*	傍分泌　*91,26*	門脈　*56,56,68*
副腎皮質刺激ホルモン　*90,93*	傍分泌細胞　*25*	門脈─体循環吻合　*58*
副鼻腔　*171*	膀胱　*75,81*	〈ゆ〉
腹圧性尿失禁　*82*	膀胱平滑筋　*81*	輸出細動脈　*77*
腹腔動脈　*57,69*	翻訳　*10*	輸入細動脈　*77*
腹腔内循環　*58*	〈ま〉	有髄線維　*107,107*
腹式呼吸　*146*	マイスネル神経叢　*42,43*	幽門　*40*
腹大動脈　*69,75*	マクロファージ　*158*	幽門部　*40*
腹直筋　*173,176*	マグネシウム　*21*	遊離リボソーム　*3,13*
腹膜　*2,2,59,59*	マススペクトロメトリー　*24*	優性遺伝　*11*
腹膜腔　*59,59*	膜性骨化　*165*	〈よ〉
物質代謝　*2,4*	膜蛋白　*15*	葉気管支　*143,144*
振子運動　*44,45*	膜内酵素　*27*	抑制ホルモン　*90,93*
噴門　*40*	末梢神経系　*105,120*	〈ら〉
糞便　*49*	末梢性化学受容器　*150*	ライディッヒ細胞　*185*
分子標的薬　*24*	慢性甲状腺炎　*96*	ランゲルハンス島　*57,89,101,101*
分節運動　*44,45*	〈み〉	ランビエの絞輪　*106*
分泌蛋白質　*16*	ミエリン　*20*	裸眼視力　*133*
分娩　*187*	ミオシン　*168*	卵管　*182*
分裂期　*5*	ミオシンフィラメント　*169*	卵巣　*89,182*
〈へ〉	ミトコンドリア　*3,12*	卵巣周期　*183*
ヘーリング・ブロイエル反射　*150*	ミトコンドリア遺伝　*13*	卵胞　*182*
ヘモグロビン　*147,155,155*	ミネラル　*21*	卵胞ホルモン　*103,185*
ヘルニア　*173*	味覚　*130*	卵胞期　*183*
ヘンレループ　*76,76,77*	味覚受容器　*130*	
ベルナール　*28*	味覚伝導路　*130,131*	
ペースメーカー　*63*	味蕾　*131*	
ペプシノーゲン　*46*	水　*20*	
ペプチドホルモン　*90*		

卵胞刺激ホルモン　185	リンパ節　72,74	連合野　120
〈り〉	リンパ毛細管　*72*	〈ろ〉
リーベルキューン腺　43	リン酸　5	ロドプシン　132
リガンド　16,26	利尿作用　86	濾胞　95
リセプター　16	立毛筋　*136*	肋間動脈　*69*
リソソーム　*3*,14	流動モザイクモデル　15	肋骨　*175*
リボソーム　*3*,13	輪状ヒダ　*43*	〈わ〉
リボソーム RNA　10	〈れ〉	ワトソン　9
リボ核酸　5	レセプター　16	腕頭静脈　*70*
リンパ　19,72	レプチン　104	腕頭動脈　*69*
リンパ液　*29*,158	レニン　87	
リンパ系器官　73	劣性遺伝　11	

欧文索引

〈ギリシャ〉
γグロブリン　159

〈単位〉
％肺活量　148

〈時計数字〉
Ⅰ型糖尿病　103
Ⅱ型糖尿病　103

〈数字〉
1回換気量　148
1秒率　148
3大栄養素　20

〈A〉
A帯　*169*
ＡＢＯ式血液型　162
ACTH　90,93
ADH　90,94
ANP　87
ATP　13

〈B〉
B細胞　159
Bernard　28
BMR　33

〈C〉
cAMP　27
Cannon　28
CCK　50
codon　10
CRH　90
Crick　9

〈D〉
DIC　161
DNA　5,8

〈E〉
enhancer　10
exon　10

〈F〉
FSH　90,103,185

〈G〉
gene　7
GFR　79
GH　90,93
GIH　90
GnH　94,185
GnRH　90

〈H〉
Hb　155
HbO_2　147
HDL　154
HLA　162

〈I〉
I帯　*169*
IDL　154
intron　10

〈K〉
Kölliker　17

〈L〉
LDL　154
LH　90,103,185

〈M〉
Mendel　7
MHC　162

〈N〉
Na-K-ATPase　29
Nicolson　14
NMR　23

〈P〉
PIH　90
PRL　90,93
promotor　10
PTH　90

〈R〉
RBF　79
Rh式血液型　162
RNA　5,8
RPF　79

〈S〉
S状結腸　*41*
Schleiden　3
Schwann　3
sequence　23
sequencer　23
Singer　14
SNP　11

〈T〉
T_3　90
T_4　90
T細胞　159
TCA回路　12
transcription　10
translation　10
TRH　96
TSH　90,93,96

〈V〉
Virchow　3
VLDL　154

〈W〉
Watson　9
Wilkins　9

〈X〉
X線結晶構造解析　23
X染色体　6

〈Y〉
Y染色体　6

【編著者略歴】

原田玲子　Harada, Reiko
東京大学医学部医学科卒業．医師，医学博士．東京大学医学部解剖学教室講師，群馬大学医学部非常勤講師，大阪大学大学院医学系研究科特任講師を経て，現在は宝塚医療大学教授．

原田彰宏　Harada, Akihiro
東京大学医学部医学科卒業．医師，医学博士．東京大学医学部附属病院内科研修医，東京大学医学部解剖学教室講師，群馬大学生体調節研究所教授を経て，現在は大阪大学大学院医学系研究科教授．

小林直人　Kobayashi, Naoto
東京大学医学部医学科卒業．医師，医学博士．順天堂大学医学部解剖学第一講座講師を経て，Alexander von Humboldt 財団（ドイツ）の奨学研究員としてハイデルベルク大学医学部解剖学教室に2年間留学．その後，愛媛大学医学部解剖学第一講座助教授を経て，現在は愛媛大学医学部総合医学教育センター長・教授および教育・学生支援機構副機構長・教育企画室長．

【著者略歴】

鍵谷方子　Kagitani, Fusako
東京工業大学生命理工学部卒業．理学博士．お茶の水女子大学大学院助手，筑波大学理療科教員養成施設非常勤講師を経て，現在は人間総合科学大学大学院教授および東京都老人総合研究所協力研究員．

内田さえ　Uchida, Sae
共立薬科大学薬学部（現・慶応義塾大学薬学部）卒業，お茶の水女子大学大学院修了．理学博士，薬学博士．お茶の水女子大学大学院客員助教授を経て，現在は東京都健康長寿医療センター研究所研究員．

人体の構造と機能および疾病の成り立ち
人体の構造と生理機能　　　　　　ISBN978-4-263-70515-5

2007年12月10日　第1版第1刷発行
2016年8月20日　第1版第9刷発行

編著者　原　田　玲　子
　　　　原　田　彰　宏
　　　　小　林　直　人
発行者　大　畑　秀　穂

発行所　医歯薬出版株式会社

〒113-8612　東京都文京区本駒込1-7-10
TEL.（03）5395-7626（編集）・7616（販売）
FAX.（03）5395-7624（編集）・8563（販売）
http://www.ishiyaku.co.jp/
郵便振替番号 00190-5-13816

乱丁，落丁の際はお取り替えいたします　　　　印刷・あづま堂印刷／製本・明光社

© Ishiyaku Publishers, Inc., 2007. Printed in Japan

本書の複製権・翻訳権・翻案権・上映権・譲渡権・貸与権・公衆送信権（送信可能化権を含む）・口述権は，医歯薬出版(株)が保有します．
本書を無断で複製する行為（コピー，スキャン，デジタルデータ化など）は，「私的使用のための複製」などの著作権法上の限られた例外を除き禁じられています．また私的使用に該当する場合であっても，請負業者等の第三者に依頼し上記の行為を行うことは違法となります．

|JCOPY|＜(社)出版者著作権管理機構 委託出版物＞
本書をコピーやスキャン等により複製される場合は，そのつど事前に(社)出版者著作権管理機構（電話 03-3513-6969，FAX 03-3513-6979，e-mail : info@jcopy.or.jp）の許諾を得てください．

人体の構造と機能および疾病の成り立ち
人体の構造と生理機能

- ■原田玲子　宝塚医療大学
- ■原田彰宏　大阪大学大学院医学系研究科
- ■小林直人　愛媛大学医学部総合医学教育センター　編著

● 国試ガイドラインの「人体の構造と機能および疾病の成り立ち」のなかの「人体の構造と生理機能」に関するすべての，重要かつ基本的な知識を1冊にまとめたテキスト．
● 国試出題で重視されている「人体の構造と機能」「個体の調節機能と恒常性」「消化器系」などに重点を置き記述．解剖学と生理学の領域に関して詳細な解説を加えている．

■B5判　2色刷　210頁　定価（本体2,600円＋税）

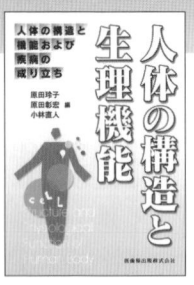

ISBN978-4-263-70515-5

おもな目次
- 1 人体の構造と機能
- 2 個体の調節機能と恒常性
- 3 消化器系
- 4 循環器系
- 5 腎・尿路系
- 6 内分泌系
- 7 神経・精神系
- 8 感覚器系と皮膚
- 9 呼吸器系
- 10 血液・造血器
- 11 運動器(筋骨格)系
- 12 生殖器系

人体の構造と機能および疾病の成り立ち　第2版
疾病の成因・病態・診断・治療

- ■竹中　優　神戸女子大学家政学部　編著

● 国試ガイドラインの「人体の構造と機能および疾病の成り立ち」の中の「疾病の成因・病態・診断・治療」に関する項目をすべて網羅し，進歩する臨床医学のエッセンスを学べる最適なテキストとして，それぞれの疾患を理解するうえで必要な疾患の成因，病態から診断，治療にいたるまでを簡潔に記述．

■B5判　2色刷　344頁　定価（本体3,500円＋税）

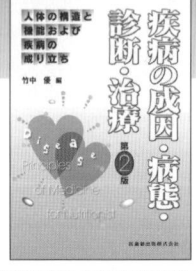

ISBN978-4-263-70586-5

おもな目次
- 1 疾患診断の概要
- 2 疾患治療の概要
- 3 疾患による細胞・組織の変化
- 4 栄養と代謝
- 5 消化器系
- 6 循環器系
- 7 腎・尿路系
- 8 内分泌系
- 9 神経・精神経
- 10 呼吸器系
- 11 血液・造血器・リンパ系
- 12 運動器(筋骨格)系
- 13 感染症
- 14 免疫，アレルギー
- 15 悪性腫瘍

人体の構造と機能および疾病の成り立ち
栄養成分の構造・機能・代謝

- ■小野章史　川崎医療福祉大学医療技術学部　編著

● 解剖生理学や生化学によって健常状態の「からだの構造と機能」の基礎知識を学んだうえで疾病について理解し，さらに臨床栄養学に繋げていけるよう編集したうちの1冊．
● 国試ガイドラインの「人体の構造と機能および疾病の成り立ち」の中の「栄養成分の構造・機能・代謝」に関する項目をすべて網羅！

■B5判　2色刷　178頁　定価（本体2,700円＋税）

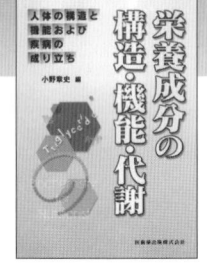

ISBN978-4-263-70555-1

おもな目次
- 1 総論―「人体の構造と機能および疾病の成り立ち」を学ぶために
- 2 栄養成分の構造と機能
- 3 生体エネルギー学
- 4 栄養と代謝
- 5 情報高分子の構造と機能

医歯薬出版株式会社　〒113-8612 東京都文京区本駒込1-7-10　TEL.03-5395-7610　FAX.03-5395-7611　http://www.ishiyaku.co.jp/